生物医学工程系列教材
现代医学成像科学丛书

CT原理与技术

丛书主编 陈武凡
主　　编 余晓锷　龚　剑
副 主 编 卢　晶　马建华
编　　委 陈武凡　余晓锷
　　　　 龚　剑　卢　晶
　　　　 马建华　康立丽
　　　　 张怀岑　林木炎

科学出版社
北　京

内 容 简 介

本书从原理和技术两方面对计算机断层扫描设备（CT）进行全面的分析、论述。主要内容包括设备构成、重建算法和设备参数三大板块。设备构成单元中以CT设备的主要组成为线索，介绍了球管、探测器等关键部件的作用、原理和维护等；重建算法单元中从经典的滤波反投影算法着手，逐步介绍了平行线束、扇形线束和锥形线束的重建算法；设备参数单元重点介绍了剂量、图像分辨力、噪声、层厚等关键参数的影响因素、表征和测量方法等。同时对CT图像伪影的形成原因、表现形式和校正方法进行了全面的阐述。

本书主要适用于生物医学工程专业、医学影像学专业本科教学，也可供从事医学影像诊断和设备维修的相关人员及CT设计研究人员与高等院校研究生参考。

图书在版编目(CIP)数据

CT原理与技术／余晓锷，龚剑主编．—北京：科学出版社，2013

（现代医学成像科学丛书）

生物医学工程系列教材

ISBN 978-7-03-037044-0

Ⅰ．①C… Ⅱ．①余… ②龚… Ⅲ．①计算机X线扫描体层摄影-高等学校-教材 Ⅳ．①R814.42

中国版本图书馆CIP数据核字（2013）第268341号

责任编辑：刘 畅／责任校对：桂伟利

责任印制：徐晓晨／封面设计：迷底书装

科学出版社出版

北京东黄城根北街16号

邮政编码：100717

http://www.sciencep.com

北京凌奇印刷有限责任公司印刷

科学出版社发行 各地新华书店经销

*

2014年1月第 一 版 开本：787×1092 1/16

2025年12月第十四次印刷 印张：16

字数：410 000

定价：59.80元

（如有印装质量问题，我社负责调换）

丛书序

现代医学成像科学丛书含《MRI 原理与技术》、《CT 原理与技术》、《PET 原理与技术》、《超声原理与技术》与《现代医学图像分析》五种，终于陆续脱稿并交付出版，实在令人欣慰，本套丛书的出版也将会给读者带来全新、全方位的感受。本丛书内容范围属于信息科学与医学科学的综合交叉领域，前四书分别解决四大医学影像系统的成像科学问题，最后一书面向临床数字化分析诊断的复杂需求提供解决方案。它们均为当前研究热点，也是电磁学、光学、计算机科学与临床医学等学科综合知识创新的基础。如今，国际范围内从事该领域研究的队伍在迅速扩大，不同国家的政府研究基金也在不断增强，系统整理本领域的技术原理、应用及前沿成果显得很有必要。

此五书是本团队执行两项国家“973”计划项目“重要临床医学信息处理关键科学问题研究”（NO. 2003CB716100）与“现代医学成像与高维图像分析关键科学问题研究”（NO. 2010CB732500）十余年来研究成果的部分总结，也是本团队承担国家精品课程“现代医学成像技术”建设的物化表达。毋庸置疑，本丛书强力的写作基础与精心的内容编著，倾注了写作团队每位作者的心血。本丛书的主要特色，是在适当地顾及学科发展历史之前提下，结合国内外同行与我们的科研成果，处处凸显“现代”，即当下之成就，以帮助读者尽快地掌握创新的学术思想与先进的当代技术，并迅速跨入学科领域的研究前沿。可以坦言，本丛书的系统性、完整性与先进性在国内同类著作中极具特色。

本丛书为本领域内高年级本科生和研究生而编写，因其兼具教材与专著之特色，亦可作为从事相关研究人员的参考书。

丛书主编为本丛书的写作制订基本框架、规范写作内容、指导相关细节，最后通阅校正。各分册主要由冯前进博士、余晓锷博士、康立丽博士、卢广文博士、马建华博士、冯衍秋博士、张煜博士、吕庆文博士、王青博士、路利军博士、边兆英博士、郝立巍博士等分别组织完成。他们的教学、科研任务繁重，故即便是在他们各自熟知的专业领域，要抽空拣字成文实属不易，在此谨向这些年轻人致以衷心的感谢。

由于材新式异，无范本可参，丛书中必有不当之处，请读者不吝指正，则作者修改可期。

陈武凡

2014 年 1 月于羊城

前　言

生物医学工程系列规划教材《CT 原理与技术》共分七章，第一章对 CT 的发展史和相关术语进行概括介绍；第二章详细介绍 CT 设备的主要构成，对 X 射线管、探测器和滑环等关键部件的发展、作用和维护进行归纳和探讨；第三章分步介绍 CT 图像的重建算法，由简单的平行束重建出发，进而介绍和分析扇形束、锥形束重建算法；第四章详细介绍 CT 剂量的表达方法、影响因素，重点介绍目前 CT 的研究热点——低剂量成像技术；第五章介绍 CT 设备的关键参数的测量，参数涵盖了扫描参数、图像性能参数、机械参数等；第六章介绍 CT 图像的多种类型的伪影的表现、成因和解决方法，包含与系统物理特性相关的伪影、与患者相关的伪影、与设备系统性能相关的伪影等，本章内容贯穿了所有章节的相关知识点；第七章以西门子的 Somatom Plus 单排螺旋 CT 为例，详细介绍 CT 设备的基本构造和结构原理。

本书配套的教学材料主要体现在国家级精品课程现代医学成像技术中，该电子课程中有与之配套的教学讲义、课件和录像。与第七章配套的多媒体仿真课件《CT 原理与结构》已经正式出版。

本书由南方医科大学及南方医院从事影像技术科研、教学和设备维修方面的人员参与编写。全书内容的布局、编写分工由丛书主编陈武凡教授负责，余晓锷负责所有内容的汇总和定稿。各章节的作者如下：

第一章　X-CT 设备概论（余晓锷，龚剑）

第二章　CT 扫描成像系统（余晓锷，卢晶）

第三章　CT 图像重建（马建华，陈武凡）

第四章　CT 剂量（余晓锷，张怀岑）

第五章　CT 系统参数与测试（余晓锷，林木炎）

第六章　CT 图像伪影（余晓锷，康立丽）

第七章　CT 扫描机实例（卢晶）

感谢高海英、叶思等研究生在本书编写中给予的帮助。由于编者水平有限，本书不足之处在所难免，还请读者批评指正，以便将来再版时修改。

编　者

2013 年 11 月

目　录

第一章　X-CT 设备概论

第一节　CT 的基本含义

一、常规 X 射线摄影的局限性

常规 X 射线摄影在临床上的应用打开了无损检查的新局面，但常规 X 射线摄影一直伴有一个难以克服的局限性。图 1.1.1（a）说明了常规 X 射线图像的形成过程，图像中所有的结构和组织都被重叠在一起，从而导致整个图像模糊不清，无法突出感兴趣部分。成像将人体的三维信息沿着 X 射线的方向重叠在一起形成一幅二维图像。图 1.1.1（b）是一幅肺部 X 射线照片，图中肋骨和肺部重叠。因此，尽管图像空间分辨力很高，但低对比度分辨力却很差。为此，人们研究出了常规 X 射线断层方法，并将这一成果应用于临床。

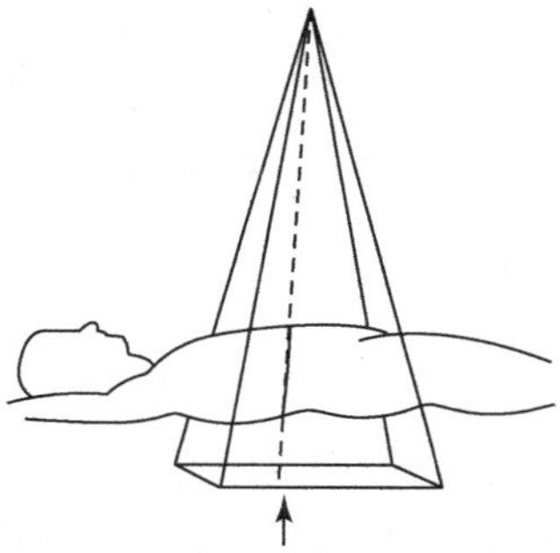

(a)

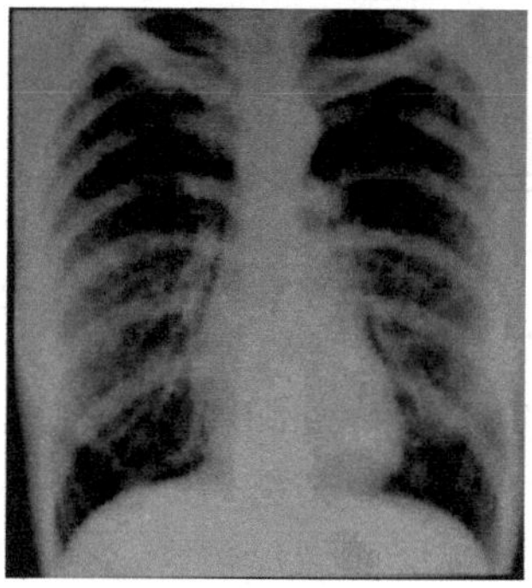

(b)

图 1.1.1　常规 X 射线图片的形成机理（a）和典型的肺部 X 射线照片（b）

常规断层法（conventional tomography）也叫平面断层成像法（planigraphy）或者厚层断层摄影法（zonography）。这种方法的发明者是 Bocage，早在 1921 年，Bocage 对他设计的设备进行了描述：这种设备可以抹掉相邻层面的信息，突出感兴趣层面的内容。设备的主要组成有：一个 X 射线球管、一张 X 射线胶片和一台同步机器装置。同步装置的目的是确保球管和 X 射线胶片同步运动。常规断层法的原理如图 1.1.2 所示。为了简便起见，我们只考虑两个孤立的点 *A* 和 *B*。假设这两个点都在患者体内，点 *A* 被定位在焦平面（focal plane）内，而点 *B* 在焦平面外。点 *A* 和点 *B* 在胶片上的投影分别用 *A*1 和 *B*1 来表示，此时在胶片上产生的图像与普通放射没有任何区别。如果将 X 射线管和胶片同步反向移动（如在图 1.1.2 中，X 射线管向左移动，胶片向右移动）到另一个位置，我们想弄清楚由固定点 *A* 所产生的阴影 *A*2 是否与 *A* 在没有移动前的阴影 *A*1 重叠。这个问题可以通过计算 X 射线管和 X 射线胶片与 *A* 点的相对距离来验证，在图中可以看出移动前 *B* 点的投影 *B*1 和移动后的投影 *B*2 并没有重叠。其原因是 *B* 点在焦平面外，从 *B* 点到 X 射线管的距离与从 *B* 点到胶片的距离的比值严重偏离 *A* 点所对应的比值。所以，当 X 射线管和胶片相向移动时，*B* 点在胶片上的投影是一条线段。同样的道理，所有不在焦平面的点的投影都是一条条线段，而且应该注意到投影的密度有所降低，这是因为从点到线，投影分布在一个扩大的范围里，而在焦平面上的点的投影均落在同一个点上，并且对应点的密度并没有降低。

因此，我们将常规断层法总结如下：在常规断层摄影中，X 射线源向某一方向移动时，照相的底片相对于 X 射线源向相反的方向移动，患者处于这两者之间。当底片移动时，只有一个平面摄影图像对底片相对保持不动，这个平面在底片上聚焦，而别的平面是模糊的。此法的缺点是：那些不需要的平面的模糊投影降低了理想图像的对比度，如图 1.1.2 所示。由此可见，常规断层法的发明及应用依然不能克服传统 X 射线摄影图像重叠的缺陷，人们一直在致力于寻求一种新的方法来克服普通断层的不足，CT 的产生为我们给出了最终的答案。

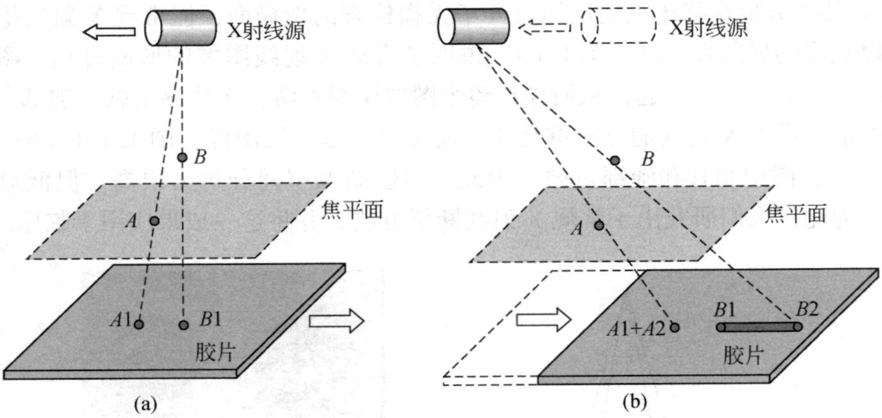

图 1.1.2　常规 X 射线断层示意图

何为 CT？CT 是 Computed Tomography 的缩写。根据 Webster 词典，Tomography 来自于希腊词根“tomos”，它的含义是“断层”，具体解释为：通过对某一个单层面成像而形成的 X 射线摄影技术，这幅层面像仅包含这个层面内的内容，而消除了相邻层面的信息。简言之，CT 是指由投影重建图像。1980 年 Herman 对“由投影重建图像”给出了一个比较完整的解释：由投影重建图像是指由已知一定位置的线积分（投影）来重建某类物理特性的二维分布。CT 通常有两类投影，一类是发射（emission）CT，这类 CT 的放射源在患者体内（如核医学设备）；另一类是透射（transmission）CT，这类 CT 的放射源在患者体外（如 X-CT、MRI 等）。在本书中，如果不加特别说明，所指的 CT 均为 X-CT。

二、CT 图像形成过程

（一）数据采集阶段（图 1.1.3）

在数据采集阶段，球管发射 X 射线，发射出的射线穿过人体一个欲成像的层面。穿过此层面的 X 射线由探测器测量。为了获得足够的信息以产生完整的图像，线束必须围绕人体的断面旋转，从各个角度采集数据。一般要进行数百次的采样，每次采样的断面数据都存储在计算机的存储器中。

数据采集阶段涉及的参数有：采集模式（scanning mode）、球管电压（tube voltage）、球管电流（tube current）、扫描时间（scan time）、螺距（pitch）、扫描长度（scan length）、层厚（slice width/slice thickness/section width）、扫描野（scan field of view，SFOV）、扫描矩阵（scan matrix）。

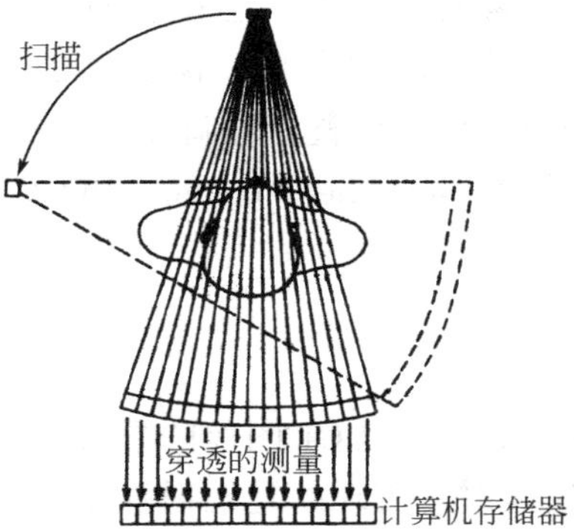

图 1.1.3 CT 图像形成的扫描阶段

（二）图像重建阶段（图 1.1.4）

CT 图像产生的第二个阶段就是图像重建，这主要由阵列处理机进行。图像重建是将原始数据转成显示数据的过程。图像是由各个图像像素的矩阵构成的，每个像素由一个数值或 CT 值来表示。每个像素的具体值与相应体积单元（体素）的组织密度有关，重建后的数字图像被存储在计算机存储器内。

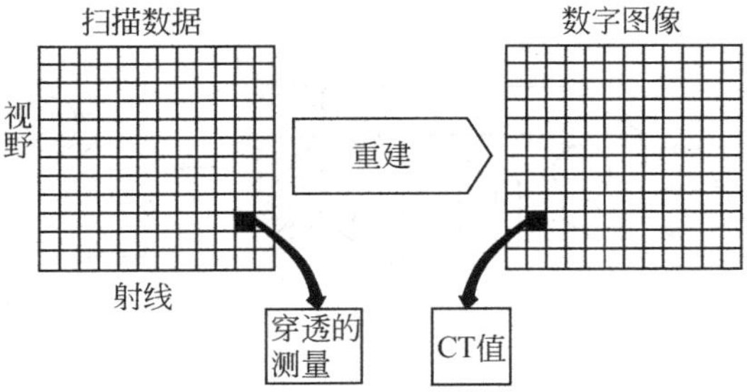

图 1.1.4 CT 图像形成的重建阶段

图像重建阶段涉及的参数有：重建矩阵（reconstruction matrix）、重建算法（reconstruction algorithms）、插值方法（interpolation method）和重建间隔（reconstruction interval，RI）。

（三）图像显示阶段（图 1.1.5）

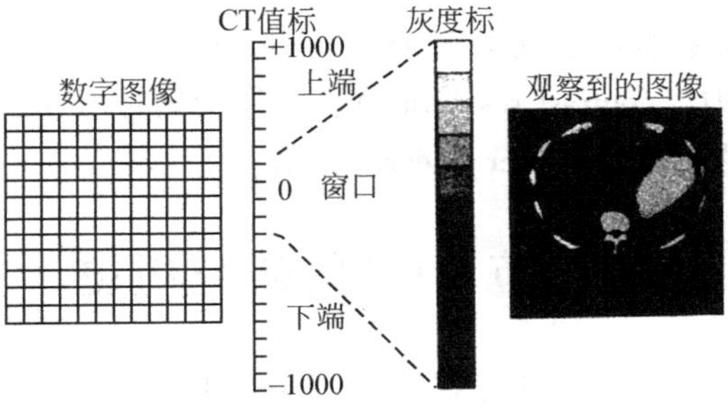

图 1.1.5 CT 图像形成的显示阶段

显示阶段主要任务是把数字图像转换成视频显示，以便直接观测或记录在胶片上。这个阶段由 D/A 转换器部件完成。在所显示的图像中，像素的 CT 值和灰度梯度间的关系是由操作者选用的窗位决定的。通过窗位高低的调整，可调节所显示的图像的亮度和对比度。

与显示阶段相关参数：显示野（display field of view，DFOV）、窗宽（window width，WW）和窗位（window level，WL）。

三、CT 图像的基本特点

虽然普通放射和 CT 都使用 X 射线，但 CT 图像的数量要比普通放射图像的数量多出许多。如图 1.1.6（a）所示，普通放射所表现的是辐射强度改变后的分布图像，而且是叠加图像，沿着 X 射线焦点到探测器的射线方向上的所有结构，即这些射线方向上所有的体素都对辐射的衰减起作用，每个像素显示的是所有衰减作用的总和。

图像对比度是由两个相邻的像素或区域在强度上的差异形成的。普通放射照片的对比度是由像骨骼这样的高衰减结构和对比介质决定的，或者由人体厚度的差异决定。低衰减结构，尤其以软组织为典型，它的成像作用在大多数情况下被完全覆盖了。在普通放射中，这个本质上的问题是无法消除的。而 CT 图像的对比度直接来自于相邻体素的衰减值，而不是由穿过人体路径的线积分产生的。对比度是由局部组织决定的，而相邻的或叠加的结构则不会或很少产生影响［图 1.1.6（b）］。因此，组织的密度或成分上的任意微小的差异，原则上说都能够通过足够的对比度来显示。

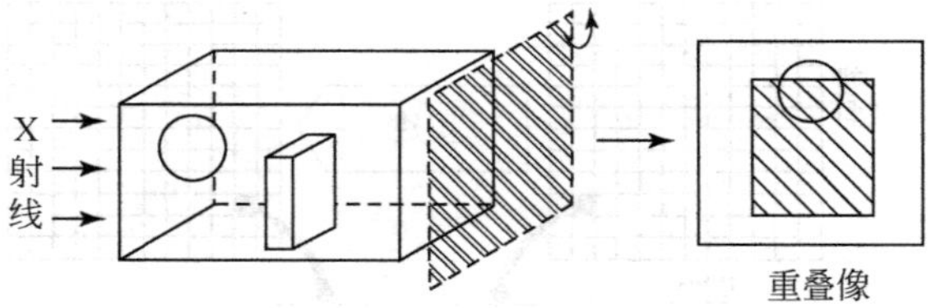

(a)

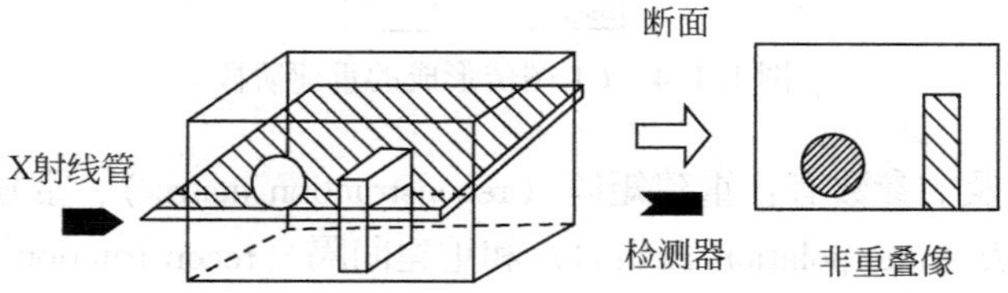

(b)

图 1.1.6　普通 X 放射与 X-CT 的比较

与图像质量相关的参数有：空间分辨力（spatial resolution）、纵向分辨力（longitudinal resolution）、对比度分辨力（contrast resolution）、图像均匀性（image uniformity）、图像噪声（image noise）、CT 值线性（CT number linearity）等。

第二节　CT 的研究历史

1895 年，伦琴（Roentgen）发现 X 射线（图 1.2.1）。1895 年 11 月 8 日，德国物理学家 Roentgen 在 Wurzburg 大学做实验时发现 X 射线后，X 射线很快被用到医学上。1896 年 1 月 23 日，伦琴在德国物理学会上宣布 X 射线的发现并展示了他夫人的手部 X 射线照片。

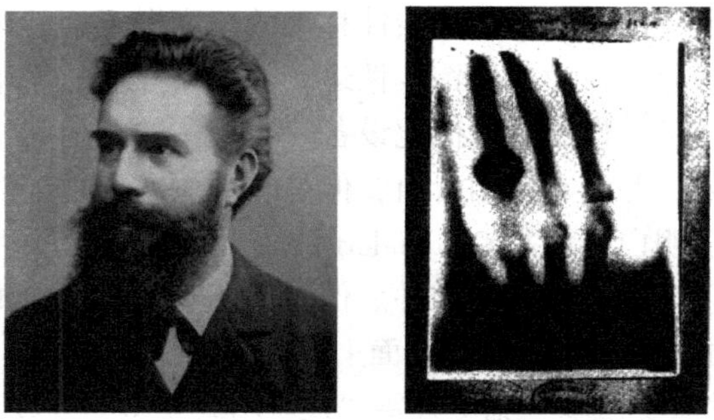

图 1. 2. 1　Roentgen 发现 X 射线

1917 年，奥地利数学家 Radon 提出了图像重建理论的数学方法（图 1. 2. 2）。他指出对二维或三维的物体可以从各个不同的方向上投影，然后用数学方法计算出一张重建的图像。当时这种方法应用在无线电、天文学的图像重建中。

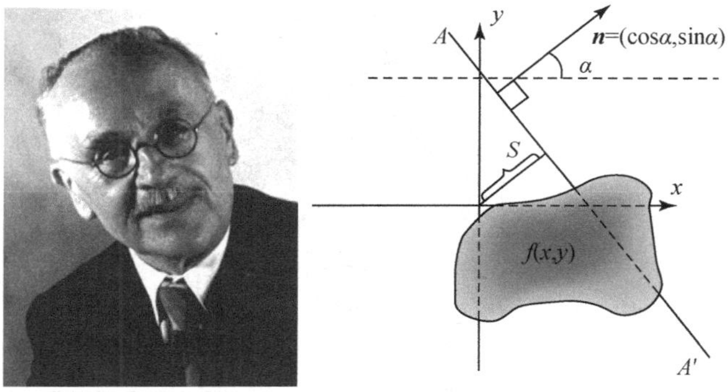

图 1. 2. 2　Radon 提出并证明了由投影重建图像的理论

1955 年，从澳洲移民美国的天文学家 Bracewell，打算利用 RF 望远镜描绘太阳黑子的地图时，由于他没办法让巨大的无线电碟形天线对焦在他所相中的太阳表面地区，因此他把投影处理当成一项工程技术上的挑战。他首先根据取自很狭窄细条上的数据重建出太阳影像，然后再利用这一系列的一维空间的细条重建二维空间的地图。1956 年，Bracewell 第一次将一系列由不同方向测得的太阳微波发射数据，运用傅里叶变换（Fourier transform）重建的方法，绘制了太阳微波发射图像。由于接收天线只能聚焦并接收某一极薄的窄条上的发射的微波，故一次所测量得到的是从太阳表面某一窄条发射出的总发射量，然后根据这一系列的投影值来绘制一个局部活动的图像。这就给了人们一个启示：如何从人体某段的射线投影得到该人体段的图像。

1961 年，天文学家 W. H. Oledendorf 做了一个称为“旋转-平移”的试验，实现了最早的图像重建。如图 1. 2. 3 所示，他的方法是用碘 131 源发射出平行校正射线束，并用碘化钠晶体光电倍增管检测器检测。把一个 10cm×10cm×4cm 的塑料块作为被测标本，塑料块中还插入了一些铁钉和铝钉。将这块物体放在一个小平车上，并用一个时钟马达将它沿一短轨道以 8cm/h（厘米/小时）的速度拉动。所有部件均安装在一个留声机转盘上，其旋转速度是 16r/min（转/分）。γ射线束通过转盘的旋转中心，此塑料块也被拉过该旋转中心。整个系统运转时，射束被正处于旋转中心上的那些钉子的线性运动所调制，而不在旋转中心上的钉子以二倍旋转速率调制射束。由于所提供的线性移动的速度慢于旋转速度，我们可以用一个低通滤波器将这些二倍频率分离，而只保留线性运动对射束强度的作用。一个全过程约需一个小时来完成，这时它重建了一根单线。但此设备是不实用的，因为通过模型的所有射束虽然被检测，但未被储存起来，并没有使用价值，但是它第一次实现了医学上建立断层图像的设想。虽然原理看起来浅显明白，但是 Oledendorf 的模型却涵盖了日后所有电脑化断层摄影扫描仪的基础概念——除了现代数字化电脑外。他已经证明，如果要测量某一点上的辐射密度（也就是该点吸收辐射的能力），必须先把平面上其他点的效应分离出去。Oledendorf 设计的模型能获得如此成功，令他大受激励，觉得只要“逐步增大模型的维数与灵敏度，将来扫描头部就不成问题了”。带着这个想法，把伽马射线换成 X 射线，就可以应用在患者身上，于是 Oledendorf 在 1960 年申请了专利，1961 年在《生医电子学》（Bio-Medical Electronics）期刊上发表论文，1963 年获得专利权。

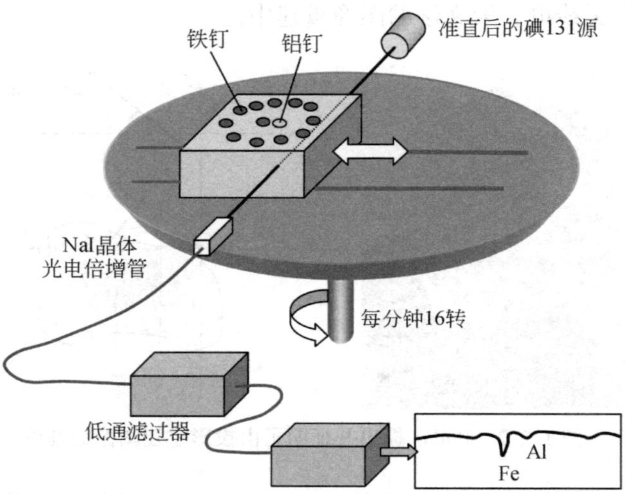

图 1.2.3　W. H. Oledendorf 的旋转-迁移实验

放射线专家 David Kuhl 的实验与 Oledendrof 的设计大同小异，但他选择的受测体是人体，按照 Kuhl 的说法：“我们建立了一个系统，让志愿者自己注射放射性化合物，然后再检查放射性物质在他们肺部的什么区位，以便了解他们的身体处在压力下会发生什么变化。通过横断面影像，来看看放射性物质跑到什么地方。”通过实验，Kuhl 获得了第一张放射线穿越活体到达对边的探测器所得到的体内断层影像。这张照片随论文发表在 1966 年 8 月的医学期刊 *Radiology* 上。这是有史以来第一张发射放射线穿越活体到达对边的探测器所得到的体内切面影像。渐渐地，CT 扫描的要素一一成熟。事后 Kuhl 回想，当时他手边其实已拥有数年后问世的商业化 CT 机型的所有基本要素，包括数学式。当时，他只需要把实验中的伽马射线改成穿透性较强的 X 射线，就可以做出一台 CT 扫描机了。

1963 年，美国教授 Cormack 进一步发展了从 X 射线投影重建图像的准确数学方法。他意识到掌握 X 射线吸收系数的重要性，因此他在文章中详细叙述了所做的实验。如图 1.2.4 所示，该试验是用一个铝圆筒，周围用环状木材围上，射线源采用 Co-60，使用了一个盖革计数管为探测器，然后对其进行扫描而得剖面图像，扫描后采用傅里叶变换法获得铝和木材的实际吸收系数。他是正确应用图像重建数学方法获得吸收系数的第一个研究者，从而为

CT 技术的研究打下了基础。

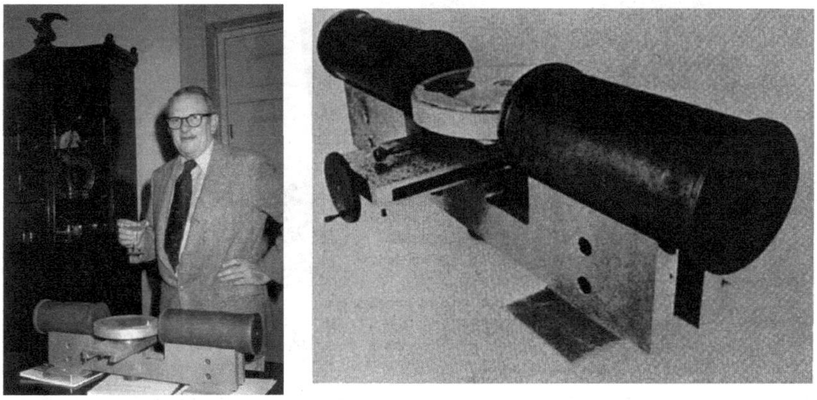

(a) (b)

图 1.2.4 Cormack（a）和他的吸收系数实验（b）

1967～1970 年，在 EMI 实验中心的 Hounsfield 博士［图 1.2.5（a）］提出了断层的方法，这种方法仅需从单一平面获取投射的读数。因此，每个光束通路都可以看成是联立方程的许多方程之一。通过解这组联立方程才能获得该平面的图像。在此基础上，采用数学模拟法加以研究。如图 1.2.5（b），采用同位素作射线源做试验，此试验用 9 天的时间产生数据，用 2.5 个小时重建一幅图像。如图 1.2.5（c）所示，实验结果最终能够区分相差 4% 的衰减系数，而不是理论上的区分相差 0.5% 的衰减系数。

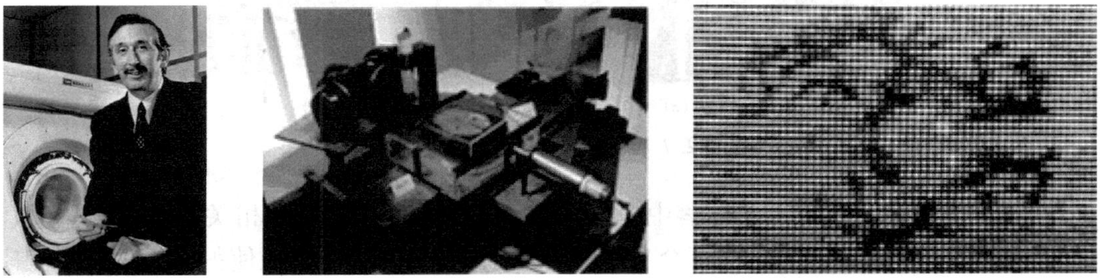

(a) (b) (c)

图 1.2.5 Hounsfield（a）的和他的试验装置（b）及生成的图像（c）

尽管许多人提出了 CT 的思想，但是 Hounsfield 首先把这个思想发展为 CT 扫描机，因此他被认为是发明了“自从伦琴 1895 年发现 X 射线以来，在放射、医学、医学物理和相关学科领域里，没有能与 CT 相比拟的发明”。为此，1979 年他和 Cormack 获得 Nobel 医学奖。

1971 年 9 月，英国的 Atkinson Morley 医院安装了第一台原型设备 EMI Mark I［图 1.2.6（a）］，并在神经学家 James Ambrose 和 Louis Kreel 的参与下，于 1971 年 10 月 1 日检查了第一个患者，检查之前医生怀疑患者有脑瘤。对此患者进行扫描后获得的 CT 图像如图 1.2.6（b）所示，这幅图像的确把怀疑的脑瘤部分显示了出来。当时的扫描参数为：4.5min 的扫描时间、20s 的重建时间、13mm 的图像层厚、图像显示矩阵为 80×80、重建方法为代数重建方法。

1972 年 Hounsfield 和 Ambrose 在英国放射学家年会上发表正式论文，宣告了 EMI 扫描机的诞生，同年 11 月在北美放射学会（RSNA）年会上向全世界宣布。

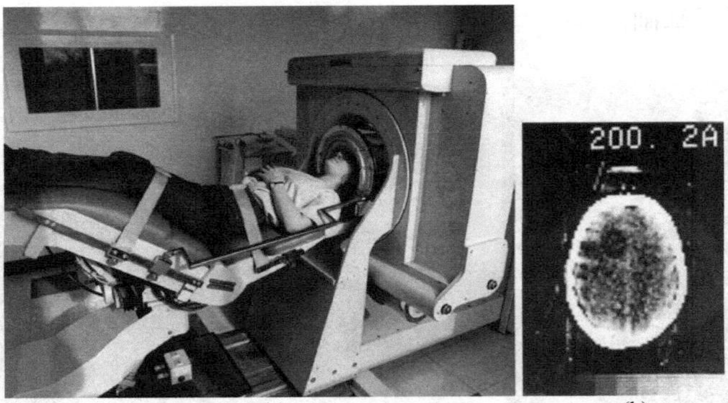

(a) (b)

图 1.2.6　世界上第一台 CT 原型设备（a）和由这台设备产生的 CT 图像（b）

1973 年末，第一台商用 CT 投放市场（图 1.2.7），同时发布了由 EMI 头部 CT 机扫描获取的图像及相关宣传手册。

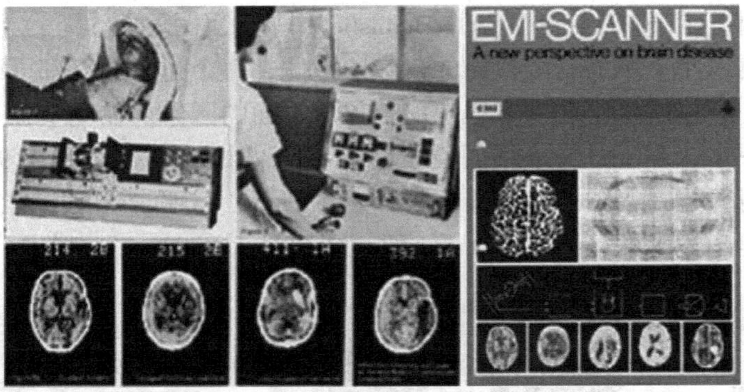

(a) (b)

图 1.2.7　第一台商用 CT 及宣传手册

同年，美国 George Town 医学中心工程师 Ledley 开始了 CT 相关工作的研究（图 1.2.8）。1974 年，他设计和制作了全身 CT 扫描机，该扫描机的出现使得 CT 的扫描范围得以扩大。Ledley 以他创建的公司名称将这台全身 CT 命令为 Disco。

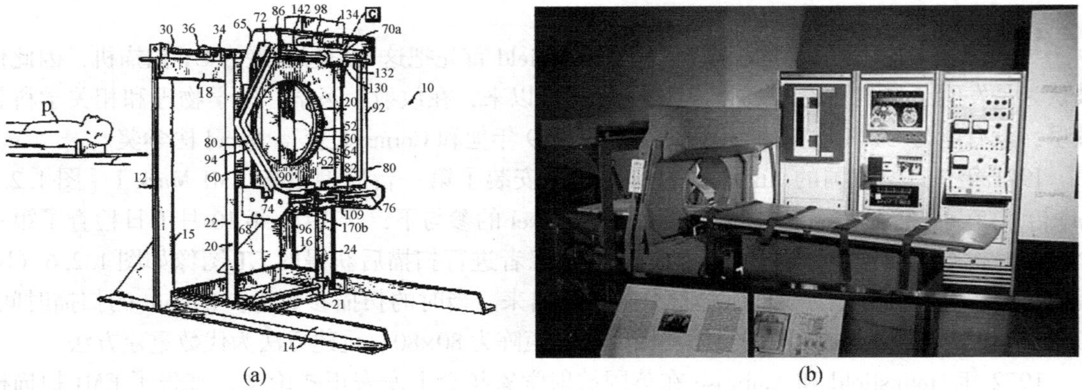

(a) (b)

图 1.2.8　Ledley 博士申请专利中所描述的 ACTA 的机械草图（a）和第一台全身 CT 原型图（b）

第三节 X-CT 成像的基本概念

一、在 CT 中测量什么

（一）线性衰减系数

线性衰减系数（linear attenuation coefficient）一般用字母μ表示。当 X 射线穿过物体时，存在着三种过程影响 X 射线的衰减，它们是相干散射、光电效应和康普顿效应。所以，可以定性地认为 CT 机中的线性衰减系数是这三种效应的总和（图 1.3.1）。

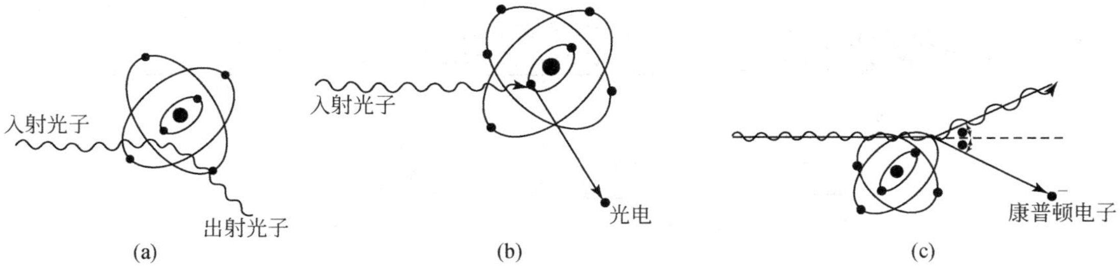

图 1.3.1 诊断范围内 X 射线与物质的三种作用

（a）相干散射；（b）光电子效应；（c）康普顿效应

（1）相干散射：是 X 射线与物质相互作用发生干涉的散射过程。如图 1.3.1 所示，在相干散射时，X 光子与原子中的电子碰撞，X 射线仅改变方向继续前进而能量不变，也即波长不变。虽然相干散射在整个诊断 X 射线范围内都会发生，由于 CT 所用的 X 射线的能量比较高，所以相干散射对 CT 影响不大，但它的存在会导致 CT 分辨力下降，照片产生灰雾。

（2）光电吸收：是指入射 X 光子消失，它的全部能量传给原子内的内层电子。光电效应受以下因素制约：光子能量、原子序数、轨道电子的结合能。具体说来，也就是 X 射线光子能量稍大于轨道电子的结合能时，最易发生光电效应。

（3）康普顿效应：在 CT 所用的较高能量的 X 射线中，康普顿散射起主导作用。在这种相互作用过程中，X 光子通常与原子的外层电子碰撞，X 光子以部分能量给予电子，使电子带着动能弹出。X 光子失去一些能量后，改变方向而散射（波长增加了）。如果这种散射线在成像过程中被记录到，就会减弱细节的可见度。为此，须在患者和探测器之间放置窄的准直器，从而把散射光子挡住。对于经厚板滤过的 X 射线束来说，在肌肉和其他组织中，几乎所有的相互作用都是康普顿散射。只有在原子序数较高的物质中，光电过程才明显，如在骨骼和钡剂、碘剂等造影剂中。

在诊断学中，三种基本作用出现的相对几率随物质的原子系数和光子能量不同而有很大差别。图 1.3.2 分别显示了水、致密骨和碘化钠中三种基本作用发生的相对几率。由图可以看出：在水中，对低能 X 射线，光电效应占主导地位，对高能 X 射线，则康普顿效应是主要的，相干散射比重比较小，软组织对 X 射线的吸收与水很相似；在致密骨中，低能 X 射线时，光电效应的比重很大，较高能量时，康普顿效应是主要的，相干散射仍占很小比重；在碘化钠中，由于原子系数比较高，无论光子能量如何变化，都是光电效应占绝对优势，而康普顿效应甚至还不如相干散射那么重要，后两者所占比重都很小。所以在诊断中，常采用钡剂和碘剂作为造影剂，以提高光电效应发生几率，增大天然组织的对比度。在空气中，各种作用的总数很少，但每种作用的相对百分数几乎相同。

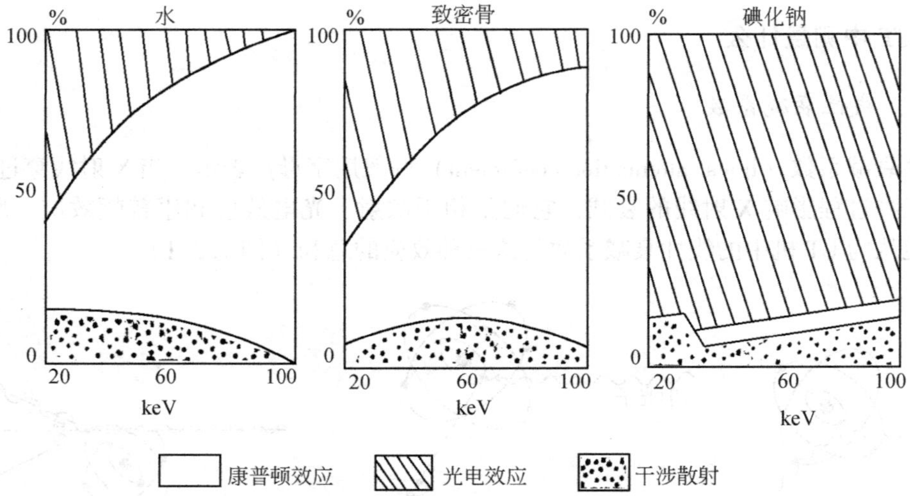

图 1.3.2 在诊断学中各种基本作用发生的相对百分数

我们知道线性衰减系数在性质上主要由康普顿效应、光电效应和相干散射三部分构成，X-CT 成像从本质上说是线性衰减系数成像，目的就是要在重建中求解出各个体素的 μ 值，因此，快速准确地计算出 μ 值就是 CT 图像重建的唯一目标。那么在 X-CT 中是根据哪些测量参数来获得 μ 值的呢？μ 值为什么能够反映组织的密度分布呢？

一般说来，当一束射线通过人体时会由于吸收与散射而衰减，如图 1.3.3 所示，射线被吸收的总数取决于它穿过的物质的密度、原子组成及 X 射线束的光能频谱。在 X 射线能量相同的情况下，密度大的物质对射线的衰减更大，如图 1.3.4 所示。

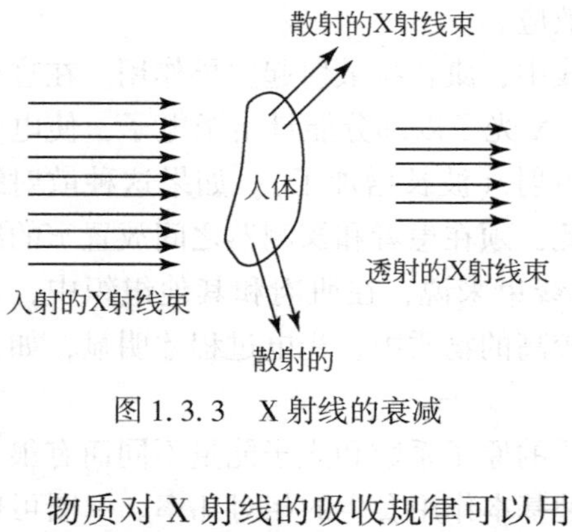

图 1.3.3 X 射线的衰减

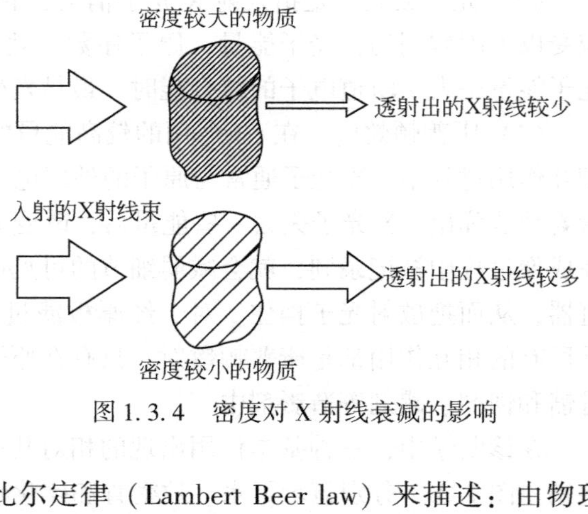

图 1.3.4 密度对 X 射线衰减的影响

物质对 X 射线的吸收规律可以用朗伯-比尔定律（Lambert Beer law）来描述：由物理学的吸收定律（朗伯定律）可知，当一单色线束通过一密度均匀的小物体时，其能量与物质的原子相互作用减弱，减弱的程度与物质的厚度和组成成分或吸收系数有关，可用下式表达

$$I = I_0 e^{-\mu d} \tag{1.3.1}$$

式中，I_0为入射 X 射线强度；I 为穿过均匀密度物体后透射的射线强度；μ 为物质对该波长

的线性衰减系数；d 为穿过均匀密度物体的路径长度；e 为自然对数的底。

由式（1.3.1）可知，物质的 μ 值与 X 射线的能量、物质的原子系数及密度有关，d 或 μ 越大，则 I 越小，即 X 射线衰减越大。还应注意，式（1.3.1）得出的前提条件是 X 射线束通过物体的密度是均匀的。然而，在实际的 CT 扫描中所照射的人体是由多种物质组成的，也即沿着每一射线路径中的物质（如骨骼、软组织、空气等）的衰减系数是不一样的。我们假设将物体分成为若干等长的小段，每段长度为 d，且 d 足够小，从而设想每段的密度是均匀的。

如图 1.3.5 所示，如果我们假定每个段内的衰减系数是均匀的，而长度为 d 的第一段的 X 射线的入射强度为 I_0，从第一段穿出的 X 射线强度为 I_1，则

$$I_1 = I_0 e^{-\mu_1 d} \tag{1.3.2}$$

从第二段穿出的 X 射线强度为 I_2，则

$$I_2 = I_1 e^{-\mu_2 d} \tag{1.3.3}$$

其中，μ_1 为第一小段的衰减系数；I_1 为第二小段的入射强度；第二段的衰减系数为 μ_2；I_2 为从第二段出来的射线强度。

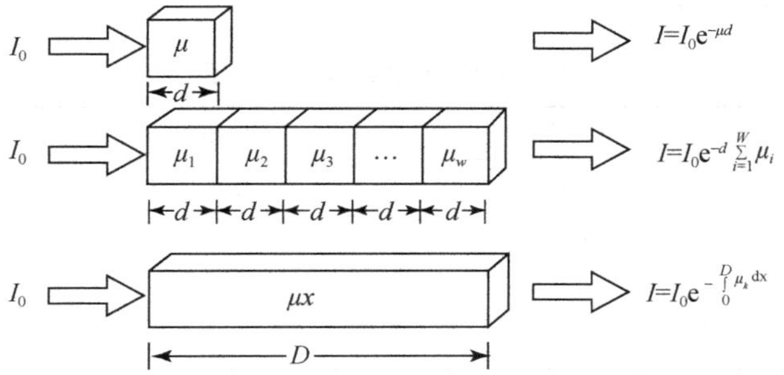

图 1.3.5　衰减系数的定义

以此类推，对于第 n 段有

$$\begin{aligned} I_n &= I_0 e^{-(\mu_1 d+\mu_2 d+\cdots+\mu_n d)} \\ &= I_0 e^{-d(\mu_1+\mu_2+\cdots+\mu_n)} \end{aligned} \tag{1.3.4}$$

改写上式为

$$\mu_1 + \mu_2 + \cdots + \mu_n = \frac{1}{d}\ln\frac{I_0}{I_n} \tag{1.3.5}$$

式（1.3.5）在 X 射线穿过的路径上，如果已知 d、I_0、I_n，则物体的衰减系数总和是可以计算出来的。然而，一个方程是不能解出 n 个未知数的，因此必须做多方向投影建立多个方程式，才能算出所有的 μ 值来。

（二）CT 值

在 CT 应用中，线性衰减系数 μ 并不具有很强的描述性，其在很大程度上取决于 X 射线光谱能量。因此，相对于水的衰减计算出来的衰减系数被称为 CT 值。为了纪念 CT 的发明者，将 CT 值的单位指定为 Hounsfield 单位（Hu）。

CT 值的定义是：某种物体的 X 射线衰减系数减去水的衰减系数再被水的衰减系数除后，乘以 1000，如下式所示

$$CT值 = \frac{\mu_{物} - \mu_{水}}{\mu_{水}} \times 1000 \quad (1.3.6)$$

上式被称为 Hounsfield 公式。按此比例，水和每一种相当于水的组织，即 $\mu_T = \mu_{水}$，其 CT 值为 0，而空气对 X 射线的吸收衰减很小，在实际应用中常以 0 考虑，所以空气的 CT 值为 -1000。水的 CT 值不受 X 射线能量的影响，因此水的 CT 值就成为 CT 值标尺上的固定点。使用 CT 值后，它不仅表示某物质的吸收衰减系数本身，而且也表示各种不同密度组织的相对关系。

CT 值与密度、X 射线能量以及算法有关。衰减系数大于水的物质的 CT 值为正；衰减系数小于水的物质的 CT 值为负。在软组织内，当康普顿作用占优势时，CT 扫描机一般都在高的管电压下工作。康普顿作用的线性衰减系数的大小主要由物质密度决定。因此，至少对于软组织来说，CT 值与组织密度是密切相关的。密度小于水的组织一般具有负的 CT 值。正的 CT 值表示组织密度大于水。另外，如果采用不同的机器进行扫描，相同的组织不一定产生相同的 CT 值。这是因为 X 射线束的能量（kV 和滤过作用）和系统的定标方法的差异所致。假如 CT 值是供分析用，如测定骨的密度，那么通常都需要同时扫描患者和一组参照资料。表 1.3.1 列出了一些组织的 CT 值。

表 1.3.1　一些组织的 CT 值

人体组织	CT 值	人体组织	CT 值
骨密质	1000	脂肪	-100
钙质	60	水	0
脑白质	36	血液	16
脑灰质	24	凝固的血	56 ~ 70

Hounsfield 标尺是没有上限的。在临床 CT 中，假如提供的 CT 值范围为 -1024 ~ +3071Hu，则可以获得 4096（$=2^{12}$）个不同的 CT 值，每个像素由 12 位数据表示。CT 值范围更大的图像重建，专门应用于工业，在特殊的医学应用方面有很大价值。例如，在金属内修复部位附件进行骨骼成像，并测定其密度和结构。

二、CT 如何采集投影数据

CT 虽然称为断层摄影扫描装置，但是在具体的扫描过程中还是存在三种不同的扫描模式：定位像、轴向（断层）扫描和螺旋扫描。无论进行断层扫描还是螺旋扫描，都必须首先进行定位像的扫描。

（一）定位像

定位像是 CT 扫描的第一步，对定位像的叫法不同，一般不同的厂家在临床应用时有不同的叫法，如 topogram，scanogram，scout view 或者 pilot scan。获取定位像是为了确定要扫描的病变部位，选择扫描的层面和扫描的区域，在此基础上再进行轴向扫描或者螺旋扫描。在进行 CT 断层扫描之前，医生需要通过仔细的观察定位像，确定病变位置，从而确定需要进行断层扫描的具体位置和需要的断层像片数。同时，由于定位像内包含有许多重要信息（如腹部扫描时可以观察到肠道积气的情况），特别是对于小的病变或斜位扫描，如肺内小结节或椎间盘等部位，对其进行仔细观察是很有必要的。

如图 1.3.6 所示，在 CT 定位像的扫描过程中，球管和探测器在所需要的角度保持不动（正位或侧位），患者随着床缓慢进入机架内，当床到达所要求位置时，球管开始持续曝光，同时探测器开始接收信号；床继续前进，直达指定停止位置，球管停止曝光。因此，定位像类似于普通 X 射线图像，并不属于断层图像。

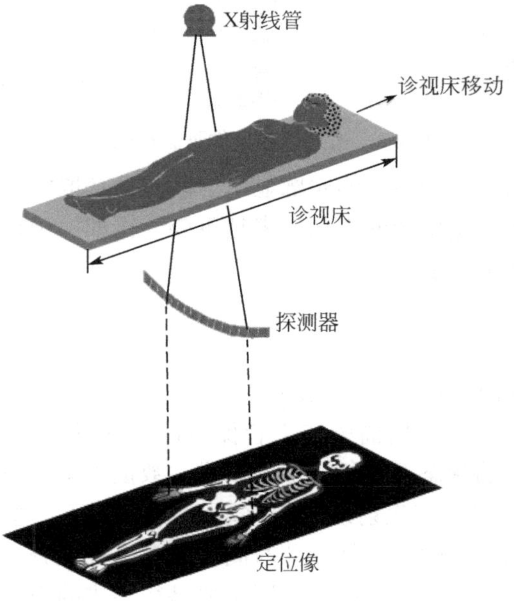

图 1.3.6　获取定位像时，X 射线管保持静止同时，诊视床在连续匀速运动

原则上，可以在不同的角度上获取定位像（图 1.3.7），最常用的是前后位（anterior - posterior，a. p）和侧位（lateral）。图 1.3.7 是胸部的前后位定位像，图中层厚为 8mm，层间隔为 10mm。如果要扫描腰椎的话，则必须将机架倾斜（图 1.3.8），这样才能获取脊椎位置的图像。

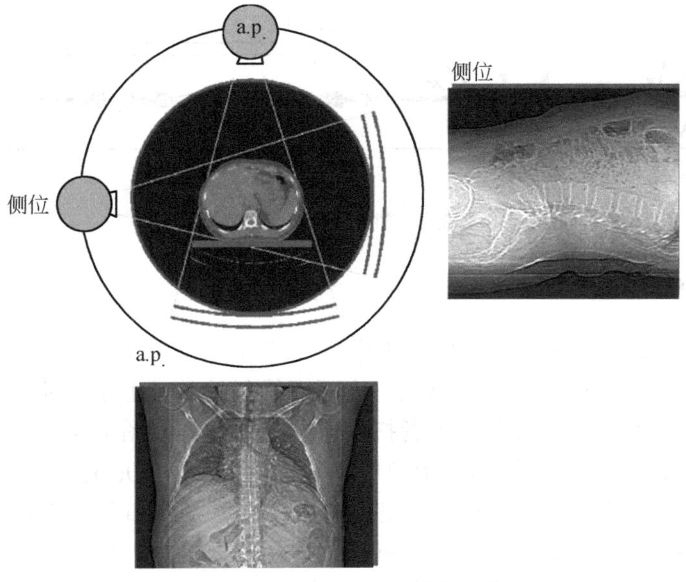

图 1.3.7　不同角度上的定位像

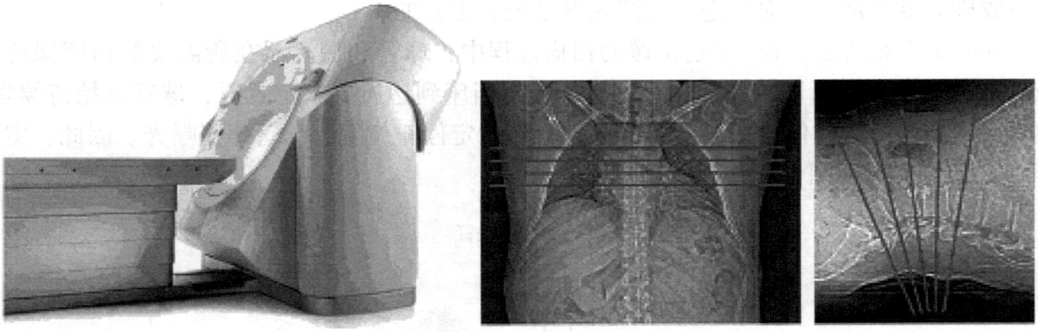

图 1.3.8　机架倾斜条件下获得的定位像

要求定位像具有好的被扫描器官的轮廓显示，因此，获取定位像时可以采用边缘增强算法。随着设备的不断发展，定位像的作用越来越重要。比如，现在设备经常使用的毫安调节技术就是在定位像的基础上发展的。

（二）轴向扫描

如图 1.3.9 所示，轴向扫描（axial scanning）模式包含两个阶段：数据采集阶段和非数据采集阶段。在数据采集阶段，扫描床和患者保持静止而球管和探测器以匀速围绕患者旋转，此时要求患者在屏气的状态下进行一层面扫描。数据采集阶段完成后，非数据采集阶段就开始了，此时 X 射线管停止产生射线，床移动到下一层面。由于机械运动和患者呼吸运动等限制，使得在两次扫描之间需消耗一些时间，完成全部检查一般需几分钟，而且存在层间扫描信息中断等现象。机械运动限制的原因主要是待扫描的患者体重一般大于 100 磅。加载如此重的患者床从一个位置移向另一个位置需要一定的时间（包括床的加速、匀速、减速等过程），同时人体器官在加减速时也会产生位移。为减少这些运动产生的伪影，就必须降低扫描时间。

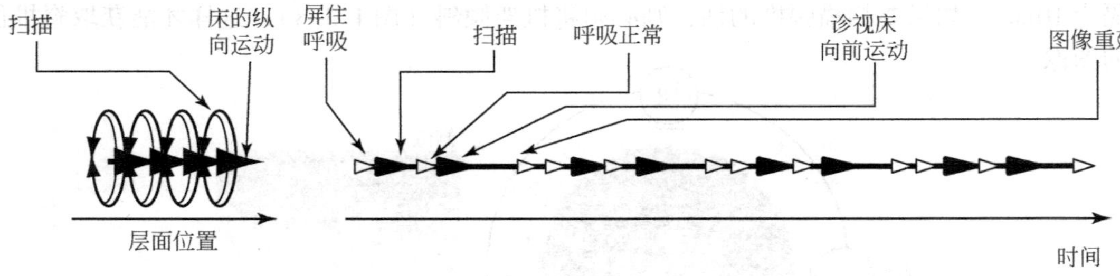

图 1.3.9　轴向扫描时间流程图

（三）螺旋扫描

螺旋扫描（spiral scanning）是螺旋 CT 中一种特有的方式。这种扫描方式使得原始数据获取的时间大大缩短了，横断层面可以在一次呼吸均匀的基础上重建而得到。

在进行螺旋扫描时，X 射线源与患者扫描床同时运动，如图 1.3.10 所示。

螺旋 CT 的连续扫描，使扫描范围在 24～30s 内达到 24～30cm，可满足绝大部分不同部位的 CT 检查。多数患者可在一次屏气中完成扫描，避免了漏扫和重扫；由于避免了呼吸运动引起的扫描遗漏，它具有在选定位置及间隔上进行回顾性重建的能力，所以提高了病灶检出率。螺旋 CT 的连续扫描使扫描时间缩短，不但有利于危重患者的检查，而且在增强扫描

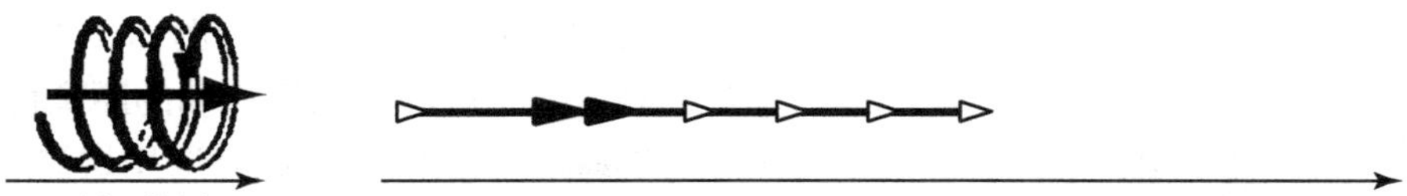

图 1.3.10　螺旋扫描时间流程图

时可使几乎全部扫描都在增强高峰期完成，因此，不但能获得最佳增强效果，还能减少造影剂用量。螺旋 CT 提高了病灶密度测量的准确性，由于可在 z 轴任何部位进行图像重建，因而保证了任何病灶均可以在其中心进行图像重建，减少了部分容积效应的影响；任何部分均可进行多断面或三维图像重建，而且由于螺旋 CT 扫描时避免了病变部位的移动，因而重建图像质量很好，扫描时间短，使患者更容易接受或耐受 CT 检查。这对危重患者的检查及只能短时间保持功能极限位的快速诊断更有意义。

螺旋扫描的数据流程与轴向扫描有所不同。表现在：①参数设置不同。由于螺旋扫描是一种连续扫描方式，扫描得到的是体积数据，所以在设置参数时增加了扫描的起始位置、螺距大小等。②螺旋扫描收集的不是平面数据，而是螺旋扫描下的原始体积数据。③对扫描得到的原始数据不能直接利用卷积反投影等方法进行图像重建，而必须对原始数据进行插值，然后对插值后的数据再进行平面图像重建。④可以利用原始数据进行 2D/3D 的图像分析和重建。

具备螺旋扫描方式的 CT 称为螺旋 CT。探测器为单排的螺旋扫描为单层面螺旋 CT（single slice spiral CT，SSCT），探测器为多排的螺旋扫描方式下的 CT 为多层面螺旋 CT（multislice spiral CT，MSCT）。所有的螺旋 CT 都具备轴向扫描和定位像扫描方式。

螺距是区别螺旋扫描和轴向扫描的最重要的一个参数。它是螺旋扫描下定义的一个参数，而且在单层面螺旋 CT 和多层面螺旋 CT 下定义不同。

在 SSCT 中，螺距定义为机架旋转一周进床距离 d 与扫描时设置准直器宽度 s 的比值，即

$$\text{Pitch} = \frac{d}{s} = \frac{vt}{s} \tag{1.3.7}$$

其中，v 是进床速度（mm/s）；t 是机架旋转一圈所用的时间（机架旋转周期）；单位为秒（s）。举例来说，准直器宽度为 3mm，进床速度为 9mm/s，且机架旋转周期为 0.5s，则此时螺距为 1.5∶1。注意：在这里我们用准直器宽度而不是层厚来定义螺距，这是因为与常规的断层扫描方式不同，螺旋扫描产生的图像的层厚不但与准直器宽度有关，还取决于螺距和重建算法。从螺距的定义可以看出，螺距越大，扫描的效率越高，相同时间里扫描的范围越大，同时单位体积内的扫描数据量也相应减少，特别是当螺距选取得非常大时，采样的间距也就会很宽。这里需要澄清一个常见的误解，有些人认为当螺距为1∶1时可以得到均匀的扫描，采样没有空隙也没有重叠，其理由是在这种情况下机架每旋转一周诊视床前进的距离刚好等于层厚。然而事实上，这一结论只有对等中心附近的区域才是成立的。绝大部分的商业 CT 扫描仪，X 射线焦点尺寸都小于 1mm（在 z 轴方向），而临床上常用的层厚一般是 1～10mm，所以在 z 轴方向上，X 射线束是梯形，扫描的区域样本也是梯形。考察间隔一个机架旋转周期的两个相邻射束，就会发现探测器附近的某些区域被重复采样了，而焦点附近的某些区域却没有被扫描到，只有等中心处的区域被均匀扫描，如图 1.3.11 所示。

当被扫描的物体在 z 轴上变化剧烈时，应采用螺距为 1，对应层厚等于每旋转一周扫描床移动的距离。例如，头部的弯曲部分或血管的弯曲部分，增加螺距就增加了扫描的覆盖区

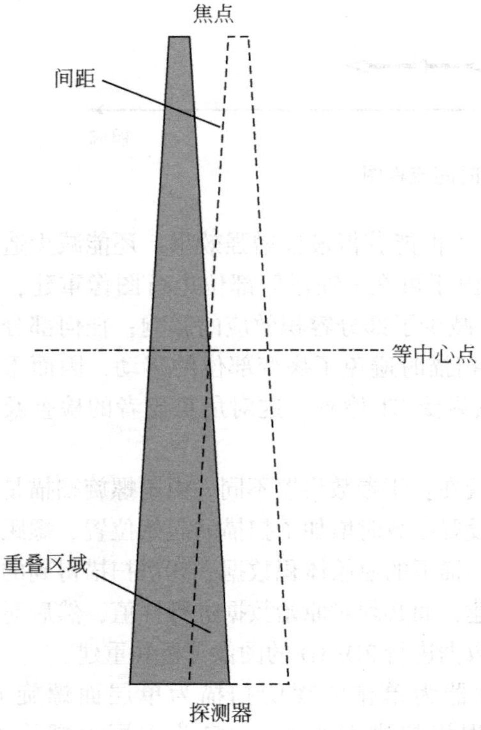

图 1.3.11　在螺距为 1 : 1 时的间距和存在的重叠区域

域，同时减少了扫描时间。例如，当螺距为 1.5 时，也就是每旋转一周床移动的距离比准直器限定的层厚度超过 50%，此时选用层厚 10mm，则每旋转一周床进动 15mm，用于胸部、腹部、骨盆的扫描很理想。快速扫描可以消除运动伪影，而且一次屏气就能完成螺旋扫描的数据获取。

与 SSCT 机类似，MSCT 同样具有普通扫描和螺旋扫描两种方法。但在螺旋扫描模式下，MSCT 中对螺距的定义有了新的含义，这是因为在 MSCT 中层厚与 X 射线宽度并不相等。

在 MSCT 机中，不同厂家对螺距的定义不同，分别表示为 $Pitch_X$ 和 $Pitch_Z$：

$Pitch_X$ = 球管旋转一周诊视床移动的距离/X 射线侧准直器孔径大小

$Pitch_Z$ = 球管旋转一周诊视床移动的距离/探测器侧准直器孔径大小

起初，Philips 公司采用 $Pitch_X$ 定义螺距，另外 3 家公司采用 $Pitch_Z$ 定义螺距。目前大多数公司采用 $Pitch_X$ 方法来定义。下面举例说明它们的区别及特点。

由上面对螺距不同的定义和例子可知，$Pitch_X$ 由设备参数（X 射线侧准直器大小及球管旋转一圈时床所移动的距离）来决定，但 $Pitch_Z$ 将随着重建的层数发生变化。

与 SSCT 机一样，MSCT 机与螺距的关系也是当螺距值增加时，系统性能发生变化。但不同的是，二者的关系不是呈线性关系。并且，在一定的螺距值时，由于沿着 z 轴的采样密度不一样，会有一个最优化的螺距值。

螺旋扫描技术的实现依赖于滑环技术，滑环在第二章有介绍。

三、如何构建 CT 图像

在扫描阶段，对人体进行扫描后，重建阶段基于相应的重建算法来完成各个体素 CT 值的计算。此阶段相关的参数物理意义十分明确。

FOV 是 field of view 的简写，它是指在扫描期间所测量的区域。具体而言，FOV 决定了在 x-y 平面 X 射线的照射范围。FOV 和矩阵共同决定了像素的大小。像素是显示图像的基本单元，其定义为

$$像素 = FOV/矩阵大小 \tag{1.3.8}$$

由于被扫描的人体的组成是不均匀的，在应用中是将其分成很多小块，这种被分成许多密度均匀的小立方体，我们称之为体素。体素是构成 CT 图像信息的基本单元。由于被准直的 X 射线是有一定厚度的，所以在 CT 中得到的图像实际上是反映了人体一个三维体层的情况。体素越小图像越清晰。体素的大小由下式决定

$$体素 = FOV \times slice(层厚)/矩阵 \tag{1.3.9}$$

所以 CT 力争较多的原始数据，而原始数据又与采样点数和探测器数目有关。

图 1. 3. 12 表明了像素、体素和层厚的概念。在图中，二维 CT 影像对应的是患者的三维体层，也就是说三维被压缩至二维显示。然而，与常规平面胶片所不同的是，CT 影像的层厚非常薄，且层厚可以调节。图像像素对应的是体素值。体素和像素采用同一坐标系统，像素值代表对应体素的平均吸收特性而在影像中显示出来。

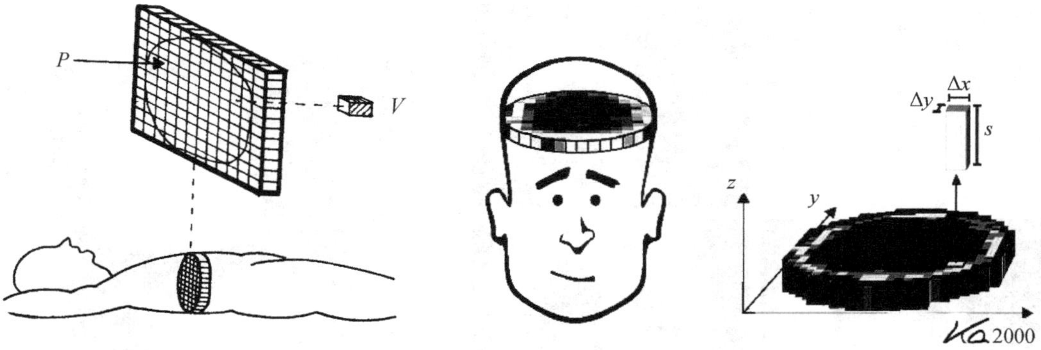

图 1. 3. 12　体素、像素和层厚的概念

四、怎样显示 CT 图像

一般 CT 值的范围在-1024 ~ +3096Hu，有几千个灰阶，无论是在显示器还是在胶片上，都无法一次显示区别这么多的灰阶。人眼通常最多能辨别 60 ~ 80 个灰阶。为了解决这个问题，就引出了窗宽和窗位的概念，也就是所谓的窗口技术。

窗位（window level，WL）：将某一 CT 值对应于灰度级中心的位置，这个 CT 值表示窗位。窗宽（window width，WW）：表示所显示 CT 值的范围。通过窗宽的调节，可以把任何一段 CT 值扩大到整个灰度范围内。

窗位功能起着控制显示对比度的作用，根据窗位设置，可以把组织分为三种类型。CT 值比所设置的窗口下限低的组织在图像中显示为黑色；CT 值比所设置的窗口上限高的组织为白色；CT 值介于窗口上、下限（窗宽大小）之间的组织则形成灰度不同的图像。

图像对比度与设置的窗口的上下限的差值有关（图 1. 3. 13）。小窗口可以使图像产生高的对比度，这是因为用相差大的灰度形成了相差小的组织的图像。窗口设置得大虽然可以使

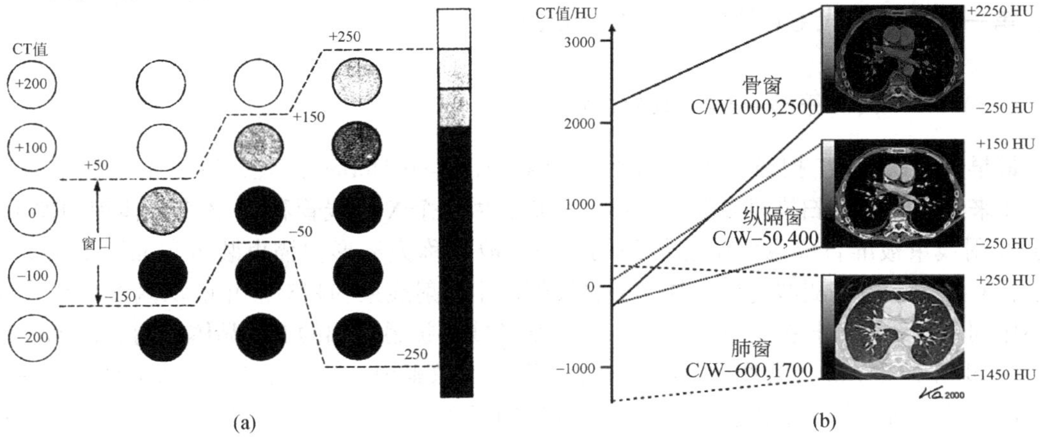

图 1. 3. 13　（a）窗口技术与对比度；（b）同一组原始数据下，
选用的 WW 和 WL 不同，显示的图像也不同

图像的对比度降低，但能把可见度扩展到较宽的 CT 值范围内。窗口技术可以把难以区分的组织的 CT 值从整个范围内突出出来，然后把它们显示在整个灰度标上，这也是获得高对比灵敏度图像的一个重要因素。

CT 图像的显示也逐渐地从轴向 CT 向多平面显示演变，由 2D 向 3D 发展（图 1.3.14）。

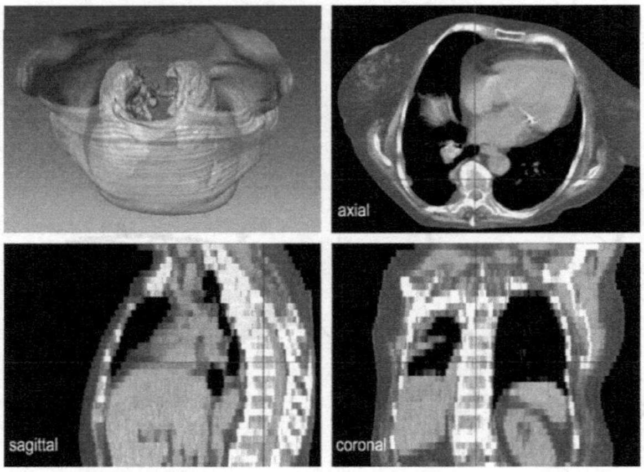

(a)

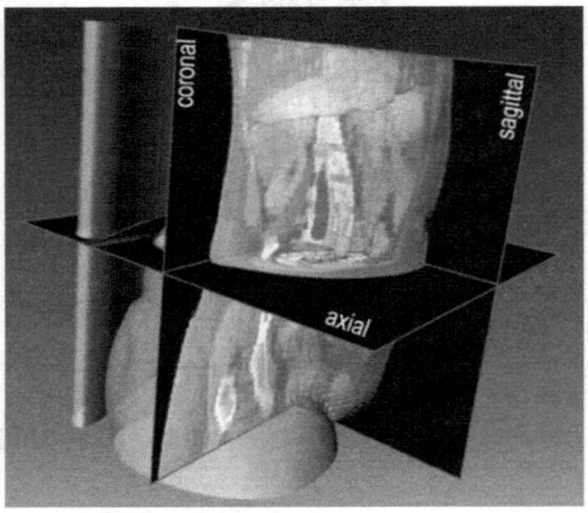

(b)

图 1.3.14　CT 图像的表达（a）和基于轴向断层图像来构建 3D 体积图像（b）

第四节　各类 CT 扫描机

CT 机一经投入临床应用，与之相关的技术可谓日新月异。1975 年，已出现了各种不同型号的 CT 机型。仅在美国，头部和全身 CT 设备数量达到 300 台。一大批的神经学家、放射学家、物理学家、工程师和数据处理专家都潜心钻研这项技术，研究如何获取和评判 CT 图像。越来越多的厂家和研究所开始致力于 CT 的研制工作，使得 CT 技术的发展非常迅猛。CT 研究进入了一个辉煌的时期。在 CT 发展的几十年间，已经历了从第一代到第五代 CT，从轴向扫描方式到螺旋扫描方式，从 SSCT 到 MSCT。CT 的应用从单纯的影像诊断扩展到用于放疗方面的定位。

一、第一代～第四代 CT 扫描机（图 1.4.1）

（一）第一代（平移+旋转扫描方式）

最早的第一代 CT 扫描机于 1971 年安装在 Atkinson Morley 医院，以后生产的一般都用 Mark I 来表示。这类扫描机多属于头部专用机，由一个 X 射线管和 2～3 个晶体探测器组成，由于 X 射线束被准直成像铅笔芯粗细的线束，故又称为笔形扫描束装置。如图 1.4.1（a）所示，X 射线管与探测器连成一体，X 射线管产生的射线束和相对静止的探测器环绕人体的中心作同步直线平移扫描运动。穿过人体头部的线束被另一端的 NaI 晶体探测器接收。第一代 CT，矩阵为 80×80，共产生 6400 个显示单元（像素值），所以只要方程式大于像素数，就可以计算出每个像素点的值。在第一代 CT 扫描机中有 43 200 个投影数据，而只有 6400 个像素点，显然可以满足其要求。其实 160×160＝25 600 也小于 43 200，同样可满足要求。在第一代商品化 CT 中，EMI 用 160×160 的矩阵替代了 80×80 的矩阵（图 1.4.2）。

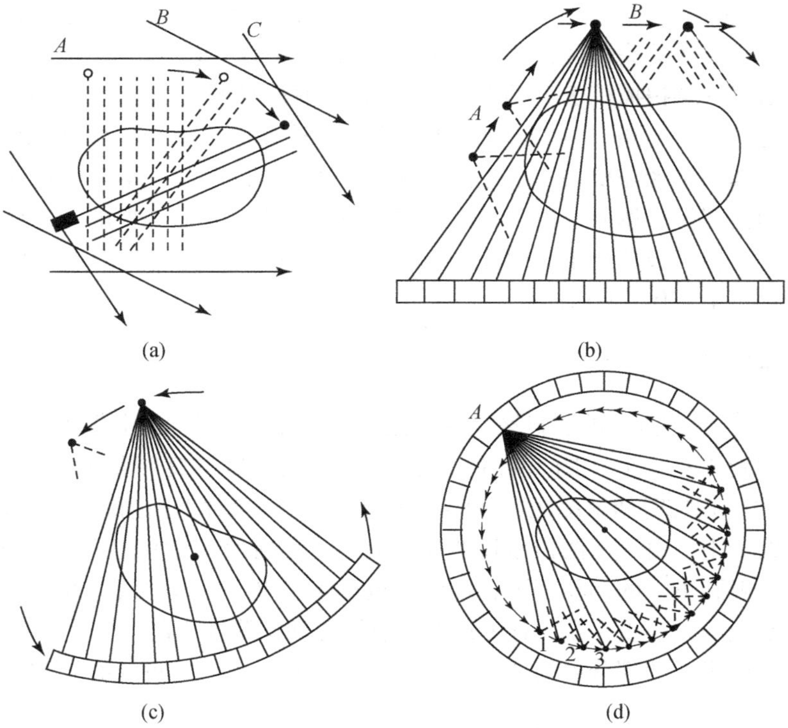

图 1.4.1　第一代～第四代 CT 机扫描方式

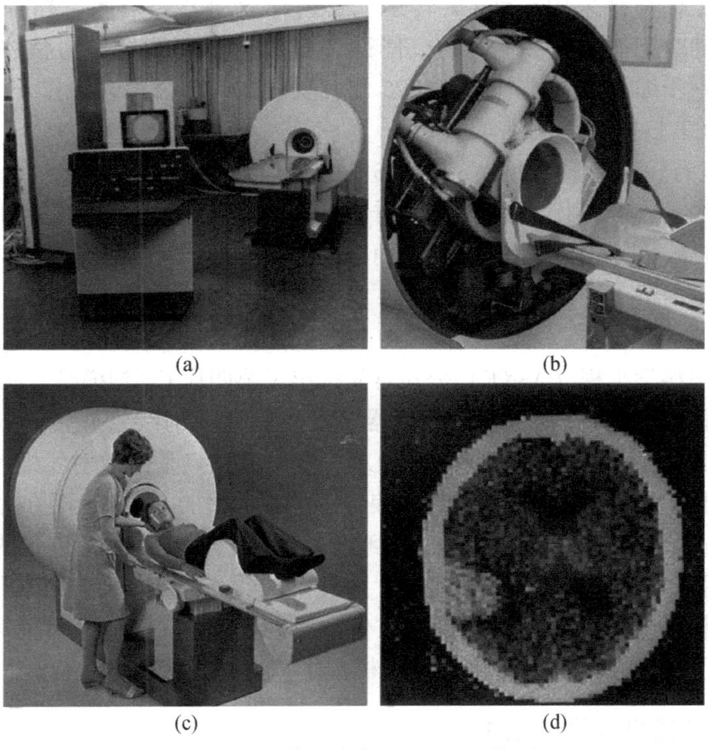

图 1.4.2　第一代商用 CT 机整体图

(a)、(b) 显示了将机器机架打开的情形；(c) 显示正在为患者进行扫描前的准备；

(d) 是头部扫描图片，矩阵大小为 80×80

在EMI型CT扫描机中，患者的头部被放置在一个圆形橡胶帽中，这样是为了确保X射线的路径穿过水或患者的头部区，从而避免X射线束穿过空气。

第一代EMI型CT扫描机X射线利用率很低，扫描时间长，通常需要3～5min的时间，重建一幅图像的时间为5min，所以在做CT检查时，计算机重建上一幅图像的同时收集下一幅图像的数据，如果患者需要扫6个层面，则需要35min的时间。第一代扫描机基本能够满足人体头部的扫描图像。然而，由于扫描时间比较长，很难抑制图像的运动伪影，尤其是在扫描腹部时，运动伪影极其严重。因此，第一代CT扫描机首先需要改进的是扫描时间长的问题，于是产生了第二代CT扫描机。

（二）第二代（平移+旋转扫描方式）

第二代CT与第一代CT的明显区别在于把第一代单一笔形X射线束改为扇形线束，探测器数目也增加到3～30个［图1.4.1（b）］。每次扫描后的旋转角由1°提高至3°～30°，这样旋转180°时，扫描时间就缩短到20～90s。但这个时间对于扫描腹部器官来说仍然不能避免运动伪影的产生。由于探测器数目增加，就用连续扇形X射线替代了每个笔形射线束。扇形线束可以照射到更大的体积范围，但同时也产生了更多的散射线。此外，每个探测器的性能和灵敏度必须一致。由于第二代CT的X射线源和探测器之间的每束X射线没有分别被准直，结果使投向患者的部分射线照射在探测器的间隔中而没有得到有效利用。

（三）第三代（旋转-旋转扫描方式）

第一代和第二代都是采用平移+旋转运动，这种运动方式限制了扫描速度的进一步提高。为了减少运动时间而取消平移运动，使得X射线管和探测器作为整体只围绕患者做旋转运动，从而进一步缩短了扫描时间。1975年，美国的GE公司首先推出了这种方式的CT机，称为第三代CT扫描机［图1.4.1（c）］。

第三代CT机有较宽的扇形角（30°～45°），可以包括整个被扫描体的截面，探测器的数目也极大地增加了，第三代CT扫描机的扫描时间已经缩短到3～5s。目前应用最为广泛的螺旋CT机是在第三代CT机基础上发展而来的。

（四）第四代（旋转-静止扫描方式）

1976年，美国科学工程（AS&E）公司首先推出了第四代CT扫描机［图1.4.1（d）］。它用600个探测器排成圆周，扫描方式是探测器静止而只有X射线管旋转，扇形线束角度也较大，单幅的数据获取时间缩短至2s。第四代CT扫描机的缺点是对散射线极其敏感，因此在每只探测器旁加一小块翼片作准直器。但这却浪费了空间，增加了患者所受的辐射剂量。

第四代CT扫描机探测器数量最多的达到72 000个，这就加大了设备的成本，并且这么多的探测器在扫描过程中并没有充分利用，因此第四代CT扫描机与第三代CT扫描机相比已没有明显的优势了，所以只有极少量厂家生产第四代CT扫描机。目前第四代CT机在临床上仍在应用，但是厂家已经不会生产这类机型了。

二、第五代CT扫描机（图1.4.3）

1972～1976年，CT有了突飞猛进的发展，先后经历了四代CT。可是人们仍在致力于CT设备的改进，生产的第五代CT机在扫描时间上有了极大的改善，扫描时间已缩短至毫秒级，它可以用作心脏的扫描。

第五代 CT 的 X 射线管与前四代有着本质的区别。如图 1.4.4 所示，它的 X 射线管是一个大型特制扫描电子束 X 射线管，探测器有 864 个。这 864 个探测器是被安装在两个固定环内，每个环分别包含 432 个探测器。

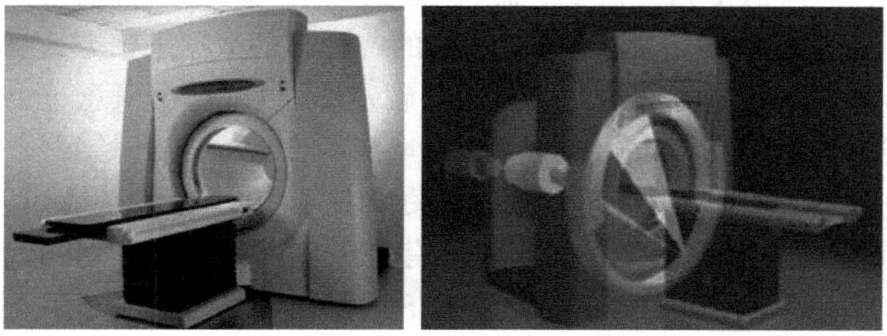

图 1.4.3　第五代 CT 机外观

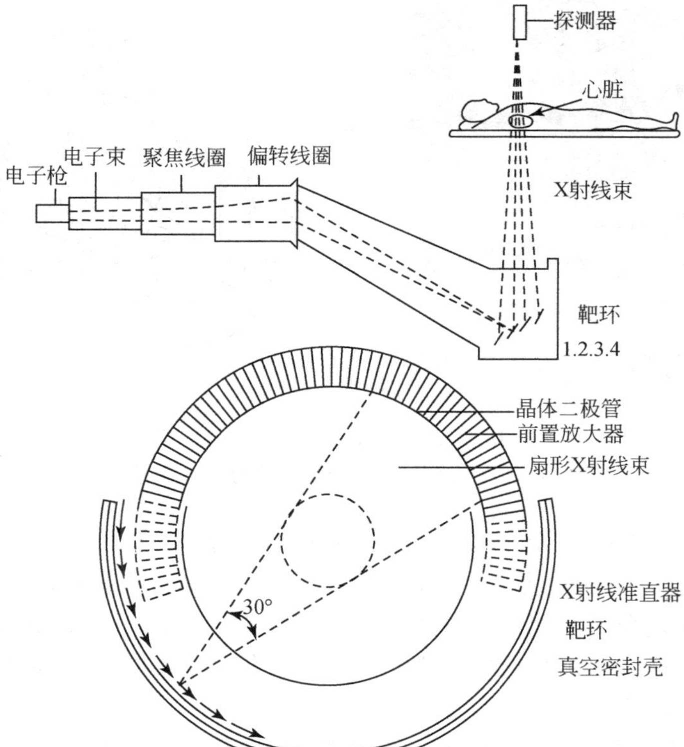

图 1.4.4　第五代 CT 扫描机结构原理图

其工作过程为：由电子枪发射电子束，经聚焦后由偏转线圈控制，使电子束旋转，并轰击四个平行的钨靶环，从而获得旋转的 X 射线源，采用双列探测器阵列来收集扫描数据。由于有 4 个靶环，一次可进行 4 层扫描，扫描一次可获得 8 幅图像，所以对心脏、冠状动脉及心血管的研究有特殊的作用。由于时间分辨力高，所以具备减少运动伪影、提高造影剂的利用率和动态研究等特点。超高速 CT 机对射线源要求比较高：130kV；热容量为 9MHU；靶基质量比传统 CT 扫描机好 100 倍。

三、螺旋 CT 机

在设备发展早期，以“各代”CT 机来概括设备的递进和变化，但是，由于许多新技术的应用和新的扫描方式的出现，“代”已经不能反映设备的先进与否。因此，在第五代 CT 扫描机后，就不以代命名 CT 扫描机了。命名 CT 的方式以数据采集的模式来命名。螺旋 CT（Spiral CT）就是在传统轴向扫描的基础上增加的一种新的数据采集方式。

螺旋 CT 是容积医学图像方面的一个重大突破。螺旋 CT 这个概念于 1987 年首次在专利方面的文献上出现；W. A. Kalender 博士（图 1.4.5）于 1988 年开始螺旋 CT 方面的研究工作，对螺旋 CT 进行物理性能测试和临床研究的论文于 1989 年发表在北美放射学会议上；与此同时，对与螺旋扫描密切相关的插值方法有了更深入的探讨。1990 年出现了第一台专用于螺旋扫描的 CT 机（西门子 SOMATOM PLUS），两年后螺旋 CT 机中的螺旋扫描方式得以重视和应用。

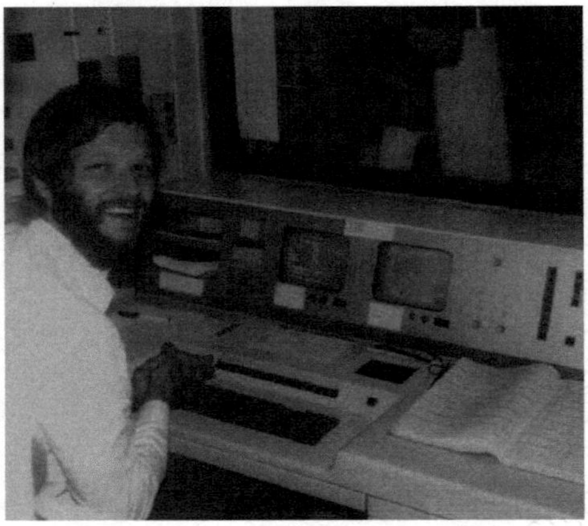

(a)

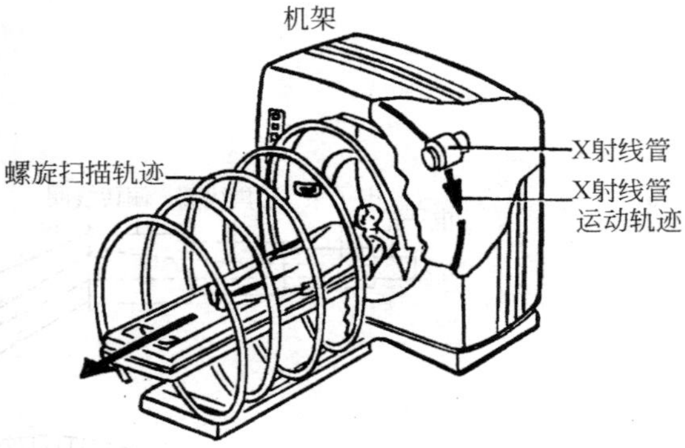

(b)

图 1.4.5　Kalender 博士（a）于 1988 年开展螺旋 CT 方面的研究工作，（b）为螺旋扫描时扫描部件的运动轨迹

螺旋 CT 是在电器性能和计算机得到改进的基础上为减少运动伪影而发展起来的。在螺旋扫描中，X 射线球管的焦点是在一个圆形路径中连续旋转，然而相对于患者来说它的轨迹是螺旋形的，这就是今天“螺旋”一词的由来。英语中 Spiral CT 和 Helical CT 是同义词，都是螺旋的意思，这两个词都可以在文献中找到，但 Spiral CT 一词应用更广泛，于是在 1989 年选定用“Spiral”一词。

螺旋 CT 是指对整个容积进行快速连续扫描，它取代了在 z 轴方向上不连续采样的传统扫描模式。它是指在机架连续旋转的同时扫描物体在 z 轴方向上连续移动。与常规扫描不同的是螺旋扫描在 z 轴方向上是连续采样，在数据采集过程中 X 射线球管的焦点相对于扫描物体来说呈螺旋轨迹，在数据处理过程中增加了 z 轴内插法，可以回顾性地对任意位置的图像进行重建。滑环技术的应用是螺旋 CT 得以实现的先决条件。

四、多层面螺旋 CT 机

多层面螺旋 CT 机（multislice CT，MSCT）意指扫描仪旋转一圈能获得大于 1 层的图像。与单层面 CT 机（SSCT）相比，多层面 CT 机的主要特征是探测器采用 2D 分布（图 1.4.6），目前的探测器从几排到几十排不等，因此，MSCT 有时又被称为多排探测器 CT（multidetector CT，MDCT）。由于在 MSCT 中层面数并不等于探测器的排数，因此 MDCT 有时容易带来误解，而 MSCT 可以明确地表明设备的特点，本文均称为 MSCT。这里需要提及的是所有的 MSCT 都是在第三代螺旋 CT 机基础上发展而来的，也就是说，探测器呈弧面排列。此外，所有的 MSCT 机都具备螺旋扫描方式。

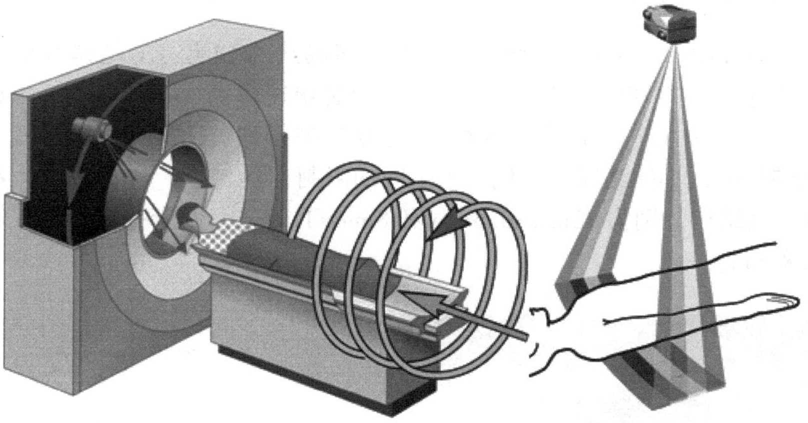

图 1.4.6　MSCT 的扫描方式和探测器的 2D 分布

1992 年 Elscint CT Twin flash 的问世是 MSCT 在临床的首次应用。这类 CT 机采用了双排探测器结构，能够同时获得两个断层的图像，因此有时又被称为双螺旋 CT 机。1998 年，四大医疗公司推出了 4 层面 CT，2001 年 16 层 CT 也紧接着问世。在 2003 年的 RSNA 会议上 64 层 CT 也投入临床使用。随着重建层面的增加，扫描时间也逐渐缩短。目前所说的多层面 CT 机通常是指 4 层面以上的 CT 机，且都具有螺旋扫描功能。按层面往前追溯，最初的 EMI 头部 CT 机已采用了 2D 探测器的结构，但由于当时的硬件技术和重建算法落后，这种结构的 CT 机未能应用于临床。MSCT 有如下特点：①体积覆盖范围大，扫描速度快。扫描速度在较宽的层厚条件下能够满足大面积的体积覆盖区域。这种特性在必须控制患者运动的扫描中显得尤其重要。在 4 层面 CT 机中，一个 0.5s 扫描所覆盖的体积相当于单层 CT 机的 8 倍。在外伤、胸腔、衰老症、儿科等领域 1s 的扫描即可满足要求。也可利用多层面 CT 机的快速扫描来进行心电门控的研究。②扫描层面薄，z 轴分辨力提高，可以快速获取大量的薄层图像，使得用 2～3mm 的层厚进行腹部检测成为常规检查。③在多层面 CT 机中 z 轴分辨力提高，令 3D 图像质量更好，尤其在应用 CT 血管造影和仿真内窥镜等时更显其三维图像质量好的优势。MSCT 都具有螺旋扫描功能，因此前面章节介绍的螺旋 CT 的优点在 MSCT 中同样存在。MSCT 一次扫描，完成原始数据采集后，可进行任意位置、任意层厚高质量的影像重建和三维成像。原始扫描层厚越薄，则三维成像的质量越好。应用于结肠或支气管的仿真内窥镜三维成像，对微小病变的评估能力已接近内窥镜。④无间断地大量采集数据，得以精确追踪造影剂的流程。以 MSCT 进行的 Sure Start 技术能在造影剂到达病灶后，自动准确地进行扫描，以减少造影剂用量，且达到了 CT 血管造影（CTA）的最佳增强效果，更适用于小儿、危重及多部位外伤患者检查。⑤MSCT 有利于一些特殊检查的开发，如心脏和冠状动脉成像，冠状动脉钙化的评分（CAC scoring），脑及肝脏等 CT 灌注成像（CT perfusion），以及智能血管分析等。可以说，MSCT 的应用大大扩展了 CT 的应用范围。⑥在球管冷却方面，多层面 CT 机对球管的冷却要求不高，这是因为在一定的 mAs 条件下可以增加扫描覆盖范围。通常在多层面扫描时，球管旋转一圈时可以获得多层图像，因此可以延长球管使用寿命。

五、双源 CT 机

（一）双源 CT 机的内部结构

双源 CT 机（dual source CT，DSCT）是在目前成熟的 64 层 CT 结构基础上，装有 2 个高压发生器、2 个直接冷却的零兆金属球管、2 套超快速陶瓷探测器组、2 套数据采集系统来采集 CT 图像（图 1.4.7）。两套系统在机架内成 90°排列。两套探测器系统大小不等，其中大 SFOV 为 50 cm，小探测器由于机架内空间的限制，其 SFOV 为 26cm。大小探测器都是由 40 排组成，其结构分别为 32mm×0.6mm 和 8mm×1.2mm。两套探测器在 z 轴方向的覆盖宽度均为 28.8 mm。

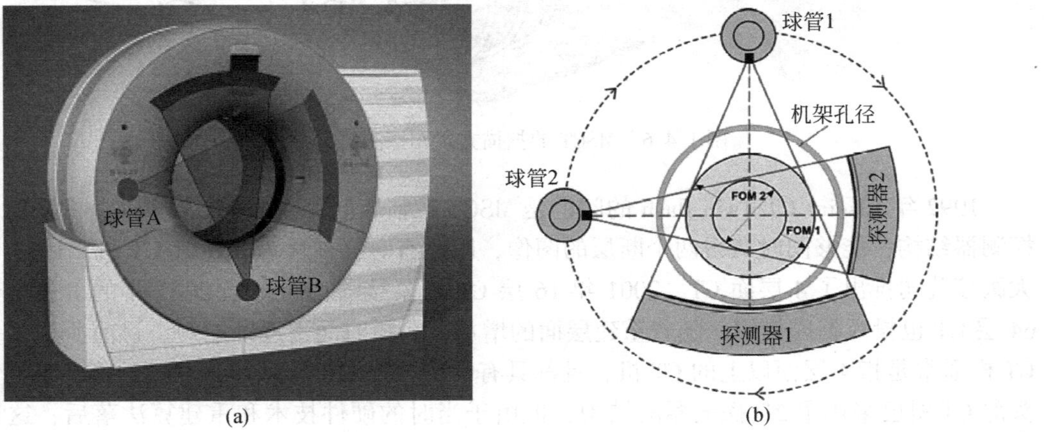

图 1.4.7 第一台双源 CT 外观及内部构造图

（二）工作方式

两套 X 射线管既可发射同样电压的射线也可发射不同电压的射线（分别为 80kV 和 140kV），从而实现数据的整合或分离。不同的两组数据对同一器官组织的分辨能力是不一样的，通过两组不同能量的数据可以分离普通 CT 所不能分离或显示的组织结构，也即能量成像。2 个球管同时、同层进行扫描，所获得的低能和高能数据不存在位置和时间上的偏差，这就拓展了双能 CT 的应用。如果是两组数据以同样电压的电流值扫描，则可以将两组数据进行整合，快速获得同一部位的组织结构形态，突破普通 CT 的速度极限。此外，DSCT 并不总是或同时使用两个射线源，常规检查或非心脏冠状动脉检查时使用一个射线源，与原有的 64 层 CT 作用相似。

（三）主要特点

DSCT 的特点：①快速扫描使得 DSCT 能够在无需服用降心率药物的情况下对任何心脏进行成像，同时也能最大地减少心律不齐对心脏冠脉成像的影响。②机器具有强大心脏扫描成像能力及后处理分析能力，使得其能对心脏的各种疾病进行成像和功能分析，包括冠状动脉粥样硬化成像、冠状动脉支架和搭桥成像分析、各种先天性心脏病成像、心肌梗死后心功能分析、各种心脏瓣膜疾病成像等。③双能量成像技术，使其成为组织结构鉴别和组织功能分析新的强有力的工具，并衍生出各种新的成像分析方法，包括双能量血管成像、泌尿系结石的成分分析等。④Straton 零兆金属球管，其体积和重量是常规玻璃球管的 1/4，通过电磁偏转线圈控制电子束使管电流（mA）得到实时控制。采用 Straton 球管的另一个重要原因是，要在现有的 64 层 CT 机架空间内放置两套 X 射线球管和探测器系统，体积庞大的普通球管显然是做不到的，而且高速旋转下对离心力的耐受力也是一个极大的挑战，普通玻璃球管难以担当此任。⑤电磁直接驱动技术，静音扫描技术。⑥特殊散射线校正重建技术。⑦特殊的射线剂量调控技术，特别是适应性心电门控剂量调控技术。

六、显微 CT

显微 CT（Micro-CT）的基本原理等同于一般的 CT。从 20 世纪 80 年代末期开始，陆续发表了关于显微 CT 在牙科领域方面运用的报道。但直到近几年，其运用才得以重视。目前，它已经被广泛地应用于各种科研领域中，在无损的、高分辨力的 3D 立体显像中尤其具有优势。

显微 CT 能够在不破坏样品的情况下，对骨骼、牙齿、活体小动物和各种材料器件进行高分辨率 X 射线成像。成像的受体包括对活体小动物的肿瘤等软体组织进行动态观察，也可对小动物进行骨骼疾病方面的研究，还可用于各类药效评价与新药开发。显微 CT 成像的辐射剂量低于一般用于临床的医疗 CT，因此设备安装时不用考虑射线的辐射防护问题，设备可以直接在普通实验室使用，对人体安全无损伤。

可以说显微 CT 是商用医疗 CT 的微缩版本。但相比较而言，显微 CT 的最大特点是高分辨力，其原因有两个：一个是在医用诊断 CT 中，数据采集时是射线源和探测器围绕着被检体进行旋转，而在显微 CT 中，扫描模式是将被检物体转动，这样就减少了射线管的振动；另一个是，在显微 CT 中射线管的焦点是 5 ~ 10μm，而医用 CT 焦点大小则为 mm 级别，我们知道焦点越小，产生的半影越少，这样就可以将被测物体与射线管之间的距离减小，降低扫描视野范围，从而提高了图像的分辨力。在一般的商用显微 CT 中也会有大、小不同两个焦点配置选择。目前绝大多数显微 CT 采用电耦合器件（charge-couple device，CCD）照相装置。CCD 对光敏感度强，而且不易受辐射损伤。CCD 照相装置和闪烁晶体在一起工作。

第一套显微 CT 于 1982 年由 Elliott 和 Dover 制造，图像分辨力为 12μm。之后，又相继开发了多种不同类型的显微 CT，其发展历程也经历了从点源、线源到锥形线束的过程。目前绝大多数显微 CT 采用锥形线束的扫描方式，与之相对应的重建算法就属于 3D 重建算法了。

图 1.4.8 是比利时 SkyScan 公司制造的显微 CT 系统及应用该系统获得的图像。该系统包括一台电脑和一个测量室，测量室里的铅墙用来屏蔽 X 射线。数据采集时，将被检物体放置在样品托架盘上，由步进电动机控制其旋转。系统的检测体积范围为 $2cm^3$。

显微系统中小的焦点面积制约了射线管电流幅值，因此，在此系统中电流一般小于 100μA，小电流的限制也约束了被测物质的材质。

显微 CT 能够提供极高分辨力的图像。如图 1.4.9 所示，(c) 和 (d) 是显微 CT 下的图像结果，在图像中可以识别非常细微的裂缝，而在临床 CT 重建的图像中 [(a) 和 (b)]，牙齿细节就没有那么清晰了。

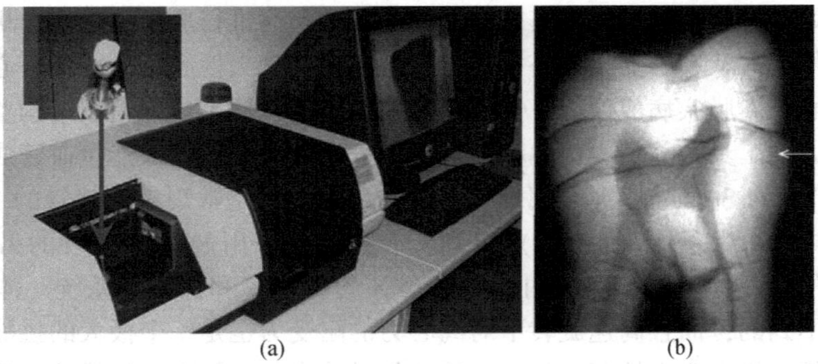

图 1.4.8　SkyScan 公司生产的显微 CT 系统（a）和用该系统对牙齿的 3D 结构图（b）

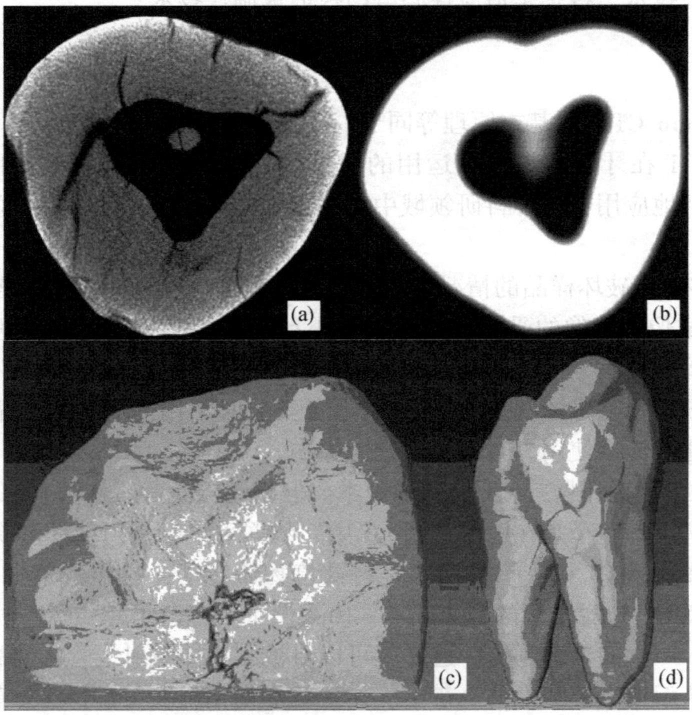

图 1.4.9　医学 CT［（a）、(b)］和显微 CT［（c）、(d)］分别对牙齿的成像

七、工业 CT

顾名思义，工业 CT（industrial CT）是指 CT 应用于工业无损探查目的。早期，人们直接利用医用 CT 来扫描工业部件和样品。后来，由于被测样品的特殊性，工业 CT 逐步发展为一个独立的分支体系。但两大类设备的基本原理基本是一样的，一般都是工业 CT 借鉴医用 CT 的先进技术。但工业 CT 也有其自身特点。比如，工业 CT 被测部件不像医用 CT 那样单一，被测工件大小形状不同或者检测过程工件的摆放方式（立式或卧式）不同，都使得设备外形有较大的变化（图 1.4.10）。但大部分工业 CT 系统的内部结构基本上是相同的。工业 CT 的基本部件包含有：射线源、探测器、准直器、数据采集系统、样品扫描机械系统、计算机系统及辅助电源系统等。在数据采集时，工业 CT 无需顾虑被测样品自身的运动会带来运动伪影，数据扫描时间可以设置得比较长。同样的原因，使得工业 CT 的扫描方式

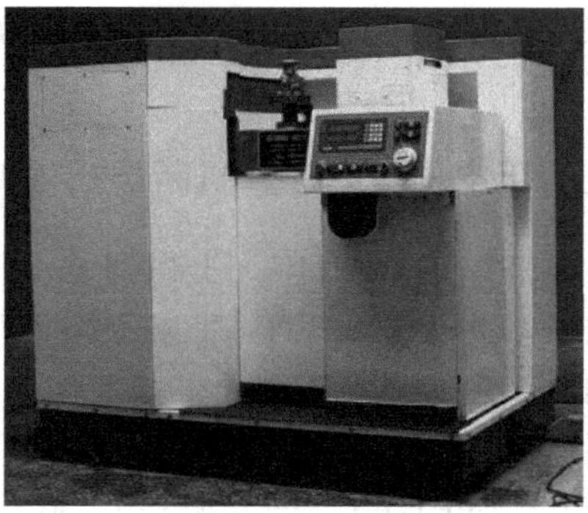

图 1.4.10　工业 CT 实例

一般只有平移-旋转方式和旋转-旋转方式，而没有螺旋扫描方式。工业 CT 的射线源一般包括 X 射线机和直线加速器，二者都是用来产生 X 射线的。工业 CT 中探测器按照结构形态分，一般有两类：分立探测器和面探测器。分立探测器中的每个探测单元相对独立，它们多半带有各自的准直器和对应的电子线路；而面探测器中各个探测单元的射线转换并不独立，是一组探测器阵列，这类探测器的射线利用率比较高，也比较适合于 3D 成像。对于准直器，工业 CT 不用像医学 CT 那样更多地考虑患者所接受的照射剂量，因此，工业 CT 的后准直器一般要比前准直器窄，射线有效尺寸由后准直器而非前准直器定。在算法等方面，工业 CT 和医用 CT 基本相似。

八、单光子发射计算机断层 X 射线 CT

1991 年，旧金山大学（University of San Francisco）的 Hasegawa 和 Lang 等首次报告双功能医学成像系统的原型机，用高纯度锗作为探测物质，通过设置不同的能窗以同时接收 γ 射线和 X 射线，然后处理获得不同性质的图像。其中 X 射线断层图像除用于定位外，也用作 SPECT 图像的衰减校正。因为使用的是一种性能折中的探测物质，以同时检测两种能量不同的射线，所以获得的图像效果并不理想。1996 年，Blankespoor 等将两种成熟的临床专用设备 GE600XR/ T 型 SPECT 仪和 GE9800 型 X-CT 串联在一起，获得很好的效果，并首先报告这一设备在心肌灌注显像中的应用。1998 年 GE 公司将基于这一设计的 Hawkeye 系列单光子发射计算机断层 X 射线 CT（SPECT-CT）推向市场，并获得巨大的成功。

SPECT-CT 是指高端 SPECT 和多排螺旋 CT 结合成一体化的设备，即单光子发射计算机断层 X 射线断层扫描仪，它不仅提供 SPECT 功能信息，而且提供诊断 CT 的解剖信息（图 1.4.11）。诊断级 CT 带来了丰富的解剖形态学的信息，大幅度地提高了 SPECT 显像诊断的灵敏度和特异度。SPECT 和 CT 艺术化地结合在一起，精确的配准和同机融合进一步增强了疾病诊断的准确度，改变了核医学显像“unclear”的历史，成为真正的“nuclear”。SPECT-CT 的诊断效能远大于单独的 SPECT 或单独的 CT，也大于单独 SPECT 与单独 CT 联合诊断的

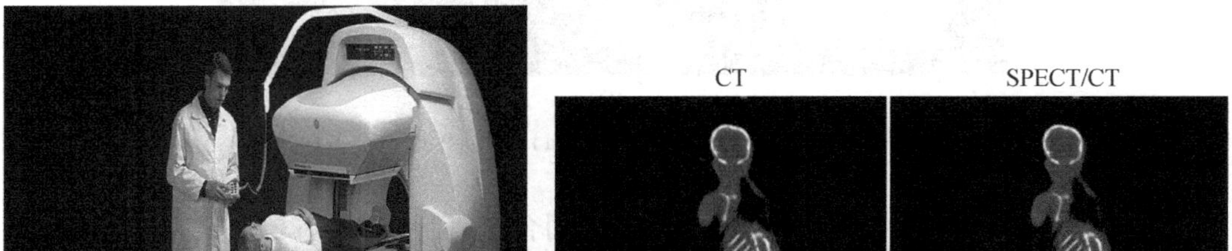

(a)　(b)

图 1.4.11　SPECT-CT 外形图（a）和临床照片（b）

效能，越来越受到临床和影像学科的重视。SPECT-CT 已经广泛应用于骨骼、心脏和肿瘤等多种临床疾病。

九、正电子发射计算机断层扫描 CT

SPECT-CT 在临床上得到了较好的应用，但是其分辨力较低的缺点制约了设备的进一步发展。此外，SPECT-CT 中双探头符合线路 SPECT-CT 检查时间较长，患者耐受程度较差。同时，由于显像时间长，只能使用 F18 作为显像剂，无法使用 C、N、O 等短半衰期核素。因此，科学家借助将功能图像和解剖图像合二为一的理念，发展了正电子发射计算机断层扫描 CT（PET-CT，图 1.4.12）。除价格较昂贵以外，PET-CT 以其高清晰的图像、更快捷的全身检查、显著提高的诊断效果，越来越受到人们的重视。

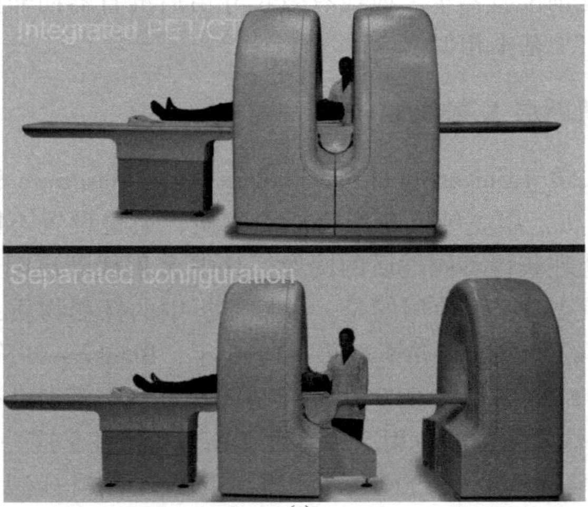

(a)

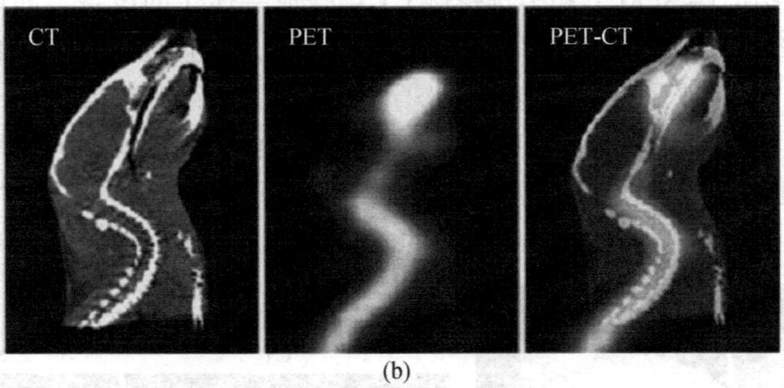

(b)

图 1.4.12　PET-CT 外形图（a）和临床照片（b）

1998 年，美国匹兹堡大学医学中心与 CTI 公司合作研制成功第一台 PET-CT 原型机。他们把 ECAT ART 扫描仪和 Somatom 串联在同一机架上，扫描野中心相距 60cm。数据采集和图像重建是分开的，由不同的工作站进行。重建完成后，CT 图像转入 PET 计算机内为发射扫描数据提供衰减校正，然后获得 PET 图像和 PET-CT 融合图像。这一设计在临床应用中获得巨大成功，甚至在 2000 年被时代周刊评为当年最具创意且已商业化的 3 大发明之一。2000 年 10 月，FDA 批准了由 Siemens 公司和 CTI 公司推出的商业化 PET-CT。在此基础上不断发展，逐渐形成一个 PET-CT 系列，Siemens 公司称为 Biograph，而 CTI 公司称为 Reveal。

GE 公司也很快跟进，在 2000 年 12 月的北美放射学年会上推出 Discovery LS 系列，2002 年又推出新的 Discovery ST 系列。Philips 公司也于 2003 年推出 Gemini 型 PET-CT。

PET-CT 的核心是融合，即把两种不同模式的图像进行空间配准与结合。患者扫描过程中不改变位置，即可完成两套图像数据同机采集，避免了由于患者移位所造成的误差。采集后两种图像不必进行复杂的对位、转换及配准，采用专门的计算机图像融合软件便可方便地进行 2D、3D 的精确融合，融合后的图像同时显示出人体解剖结构和器官的代谢活动，大大简化了整个图像融合过程中的技术难度，避免了复杂的标记方法和采集后的大量运算，并在一定程度上解决了时间、空间的配准问题，图像可靠性大大提高。

PET-CT 另一个显著的特点是 CT 衰减校正。在扫描过程中由于受康普顿效应、散射、偶然符合事件、死时间等因素的影响，采集的数据与实际情况并不一致，图像质量失真，必须采用有效措施进行校正，才能得到更真实的医学影像。同位素校正得到的穿透图像系统分辨率一般为 12cm，而 X 射线方法的穿透图像系统分辨率为 1mm 左右，图像信息量远大于同位素方法。用 CT 图像对 PET 进行衰减校正，使图像的清晰度大为提高，明显优于同位素穿透源校正的效果，分辨率提高 25% 以上，校正效率提高 30%，且易于操作。校正后的 PET 图像与 CT 图像进行融合，经信息互补后得到更多的解剖结构和生理功能关系的信息，对于肿瘤患者手术和放射治疗定位具有极其重要的临床意义。

PET 的发展是令人鼓舞的，它极大地推动了影像医学和临床医学的整体发展，成为生物学、生理学和认知科学不可缺少的设备，逐渐发展成为分子生命科学的新武器。可以预见，未来医学及生命科学的重大突破将在一定程度上依赖于 PET 技术及其发展。

十、螺旋式断层治疗机

Tomotherapy，中文译为螺旋式断层治疗机，从其名称就可以看出，它是 CT 和医用直线加速器相结合的产物（图 1.4.13）。它将一台小型化的 6 兆伏（MV）医用直线加速器安装在螺旋 CT 的滑环机架上，反向利用 CT 成像原理，运用高能 X 射线进行放射治疗，原则上可以在人体内实现任何要求的剂量分布。

Tomotherapy 螺旋断层放疗系统是一种在 CT 图像引导下以调强治疗为主的当代最先进的放疗设备，其 360°全角度照射概念、单次照射多达 2 万的子野数目、薄层照射理念、二元气动多叶光栅、实时 IGRT 影像引导、独创的自适应计划等创新科技及专利技术，被公认为现代影像引导放疗的代表之作，是目前对于正常组织保护最好的放射治疗设备。

Tomotherapy 螺旋断层放疗系统可从 360°经由超快速气动式二元多叶光栅调置射线强度，可同时照射多靶区，以致实际调强质子治疗（IMPT）计划和实施既快速又完美，靶区剂量分布高度适形，正常组织和敏感器官剂量迅速降低，在很多方面可比拟 IMPT。

Tomotherapy 本身就是一台兆伏级螺旋 CT，是天生的图像引导放射治疗机（IGRT）。TOMO 可在治疗前进行 CT 扫描获得相当清晰且无金属伪影的治疗体位三维（3D）影像，该影像的显示野（FOV）达 40 cm（是所有 IGRT 机中最大的，而散射是所有 IGRT 机中最小）。其自动化的图像融合功能可将放疗前采集的 CT 影像用 CT 影像进行配准和融合，验证靶区和敏感器官的位置，然后自动调整患者床位，从而可使照射剂量准确无误按照计划实施（即 IGRT）。

Tomotherapy 螺旋断层成像和治疗采用同一放射源——兆伏级射线。由于有兆伏级的 CT 图像（MVCT），每天照射到患者身体内的剂量及分布可以迅速而准确地计算出来，自适应计划软件包（planned adaptive）可让放疗医生对实际照射剂量和原来计划剂量进行定量分

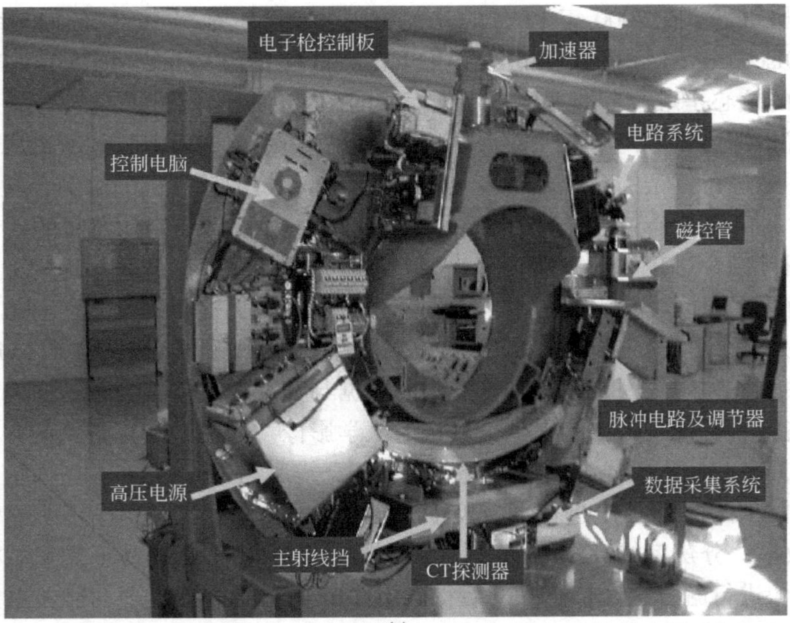

(a)

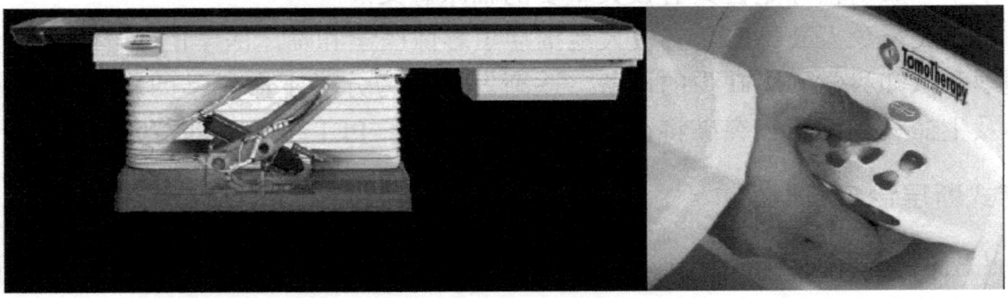

(b)

图 1.4.13　螺旋断层治疗主机，主要包括机架（a）和治疗床（b）

析，从而决定在整个放疗过程中初始治疗计划是否要修改，何时修改以及如何修改等关键问题［即根据实际照射剂量引导的自适应放疗（ART），也是 DGRT］，所以 TOMO 已经超越 IGRT，真正实现了放射治疗的目标（图 1.4.14）。

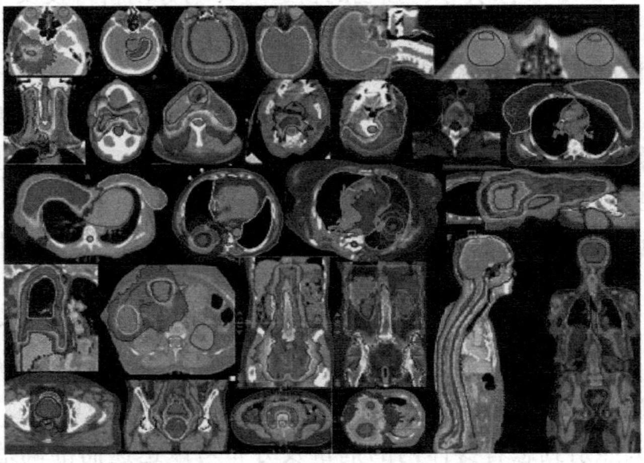

图 1.4.14　tomotherapy 临床应用图例

第二章　CT 扫描成像系统

第一节　系统构成概述

CT 系统与系统之间可能存在个体差异，但基本结构大体相似，如图 2.1.1 所示。

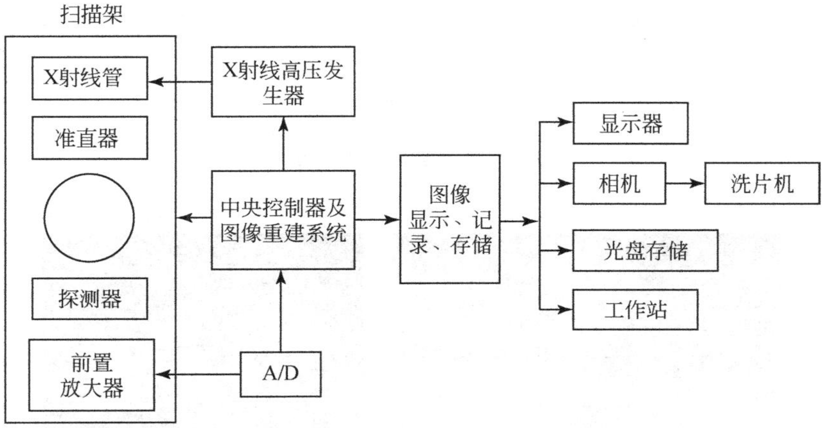

图 2.1.1　CT 扫描机系统框图

数据采集阶段包括：球管、探测器、准直器、滤过器、滑环、对数放大器、模数转换器（A/D）、接口电路等；

图像重建阶段包括：工作站和计算机等；

图像显示阶段包括：数模转换器（D/A）、图像显示器、照相机、接口电路等。

整个系统由中央系统控制器操纵，加上检查床便构成一台完整的 CT 系统。

第二节　X 射 线 管

X 射线管（球管）是 CT 中的重要部件，它是设备的信号源。

一、球管的基本组成及作用

产生 X 射线的原理是：管内高速运动的电子轰击在靶面上，电子运动骤然受阻，这时就辐射出 X 射线。如图 2.2.1 所示，从构造上分，球管属于真空二极管，由阴极、阳极、外壳三个基本部分组成。

（一）球管外壳

球管外壳（frame 或 envelope）的作用：①保证电子在真空管内能够自由加速，运动不受阻挡；②隔热与绝缘。因此对外壳材质要求要耐高温。

玻璃外壳：主要成分是硼硅酸盐，它具有较好的隔热和绝缘性能（图 2.2.2）。玻璃管

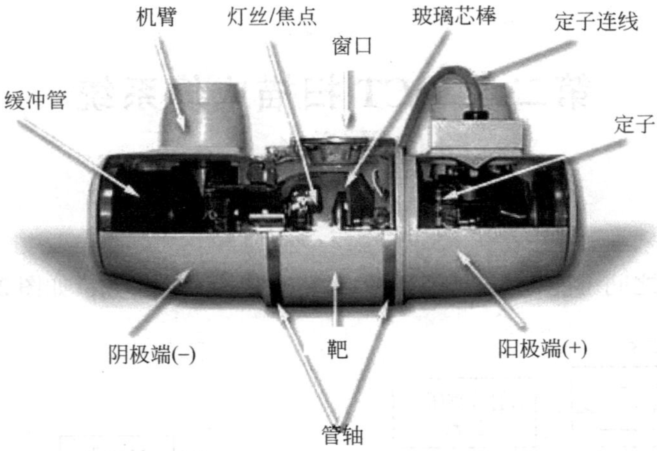

图 2.2.1 球管的基本构成

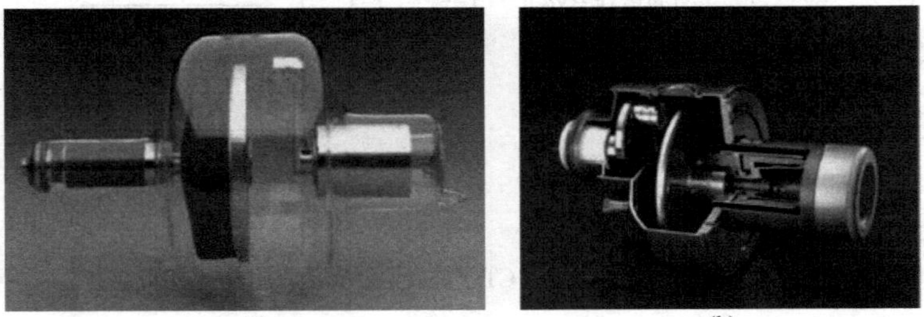
(a)
(b)

图 2.2.2 球管的外壳
（a）玻璃外壳球管；（b）金属外壳球管

壳的厚度一般在 0.18 ~ 0.30mm。用硬质玻璃外壳制成的球管，随着使用时间的增长，由于灯丝蒸发和阳极靶面龟裂处钨蒸发，会使玻璃壳内壁附着一层金属钨的沉积物，沉积层与阳极相连形成第二阳极，致使一部分高速运动电子轰击玻璃壳使其侵蚀，最终导致玻璃壳击穿，球管损坏。玻璃外壳球管主要用于早期的单层面 CT 中。

金属陶瓷外壳：主要由金属和陶瓷组合而成（图 2.2.2）。还有一部分钢制管壳，位于球管的中间部分，靠近阳极一端与玻璃壳相接，而靠近阴极一端与陶瓷相接。玻璃与陶瓷部分起电绝缘作用，球管的金属部分接地，以接收杂散电子。X 射线则从铍制成的窗口射出（因铍对原发射线的吸收极少），与玻璃外壳相比，加大了球管外壳强度，用陶瓷作电极支座，可以提高绝缘性能。由于金属陶瓷球管没有玻璃壳，减少了玻璃外壳因钨蒸发导致球管损坏的危险，所以可将灯丝加热到较高温度。此外，金属外壳缩小了阴阳极的空间，这样就可以在不增加外壳的前提下，加大阳极靶盘的面积。从而就可以提高球管的允许负荷，并在低电压情况下可使用较高的毫安电流值。同时，金属外壳也便于收集偏焦点辐射反射过来的电子。

在散射、可靠性、耐用等性能方面，金属管套优于玻璃管套，目前的 CT 基本上采用金属外壳。

（二）阴极

阴极（cathode）作用：阴极是真空电子管的负极，由一个直流供电系统供电，其作用是发射电子，并使电子聚焦去轰击阳极。

组成：包括灯丝和聚焦杯两部分。

灯丝：目前球管几乎都是选用钨作为灯丝材料，较细，呈螺旋状。这是因为：钨在高温下有一定的发射能力；具有较高的熔点（3370℃），在高温下也不易蒸发成气体；其延展性和抗张性较好，便于加工，能拉成细丝而制成一定形状；在强电场吸引下不易变形。钨丝中含有微量元素钍，可以增加电子的发射率和延长灯丝的寿命。

聚焦杯：阴极内还有一个韦内电极，其作用是把到达阳极的电子聚焦成一个窄束。将这种聚焦电流和聚焦的电极做成碗状，称为聚焦杯（图 2.2.3）。在电子从阴极到阳极运动的过程中，电子与电子之间的斥力加大了束斑的尺寸，因此常用负电压作为聚焦电压，这有助于限制电子束流的形状并稳定束流运动的包络线。大多数球管聚焦的电位和灯丝的电位是相同的。目前还有一种偏置聚焦杯，所用的聚焦电压比灯丝更低，这样可以进一步减少光斑尺寸，但是对束流强度有抑制作用。聚焦杯除了规整电子束外，还可防止二次电子造成的危害。二次电子是指从阳极靶面反射而来的电子。在整流电路或阳极过热时，均会产生二次电子，它将会使灯丝被轰击而断开，或玻璃被轰而造成孔洞，以至破裂。聚焦杯可以将大部分二次电子吸引到槽上，以保护灯丝和玻璃壳的安全。

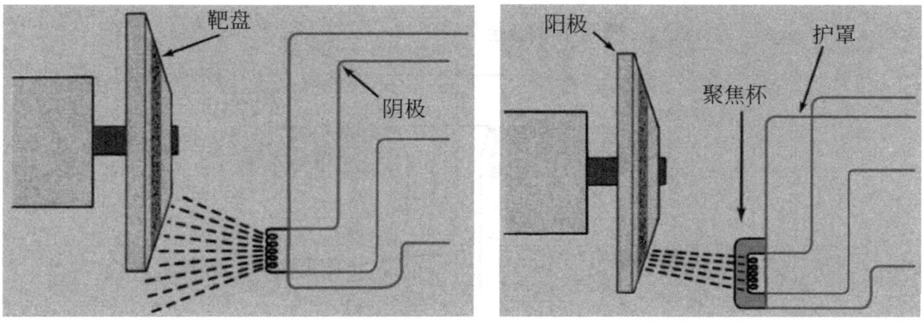

(a) (b)

图 2.2.3　聚焦杯的作用

（a）没有聚焦杯；（b）有聚焦杯

（三）阳极

1. 阳极的工作原理

阳极又称为靶电极，在球管中处于正电位，是真空电子管的正极。在球管内，电子被加速至阳极，在阳极受阻，由于电子和靶材料之间的碰撞，使得阳极产生热和电磁辐射。

2. 固定阳极和旋转阳极

阳极又分为固定阳极和旋转阳极两种，比较起来，固定阳极结构简单（图 2.2.4），早期第一代和第二代 CT 使用固定阳极球管。对于现代 CT 来说，固定阳极已不能满足高负载的性能要求。

旋转阳极是将从偏离管子中心轴线的阴极发射出来的电子，轰击在运动的靶面上。由于

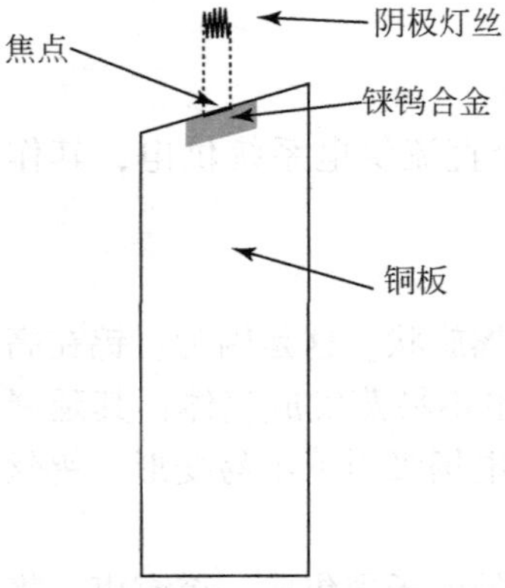

图 2.2.4 固定阳极结构示意图

热量被均匀地分布在一个转动的圆环面积上，使单位面积上的热量大大减小，从而大大提高了球管的功率。或者说，在一定的功率负载下，阳极倾角可以大大减小，从而使有效焦点变小而提高了图像的清晰度。因此，旋转阳极的特点是功率大，焦点小等。目前绝大多数 CT 采用旋转阳极球管，但在牙科 CT 等低负载设备中依然使用固定阳极球管。

旋转阳极构造在 1897 由 Wood 发明，但直到 1929 年才投入使用。在 Wood 的发明中，阴极灯丝被安置在一个旋转的玻璃外壳中，这个旋转的玻璃外壳起着阳极的作用。而现代旋转阳极球管（图 2.2.5）使用一个圆形区域为阳极，材料一般是钼，在钼上有 1 ~ 2mm 厚的钨和 5% ~ 15% 的铼合金。合金中铼成分的作用是使材料更加具有弹性，好的弹性材料可以防止表面的破裂，同时也可以延长球管的寿命。采用钼作为阳极材料，是因为钼的热容量是同样质量纯钨的 2 倍。由于球管需要非常高的热容量，因此在钼圆盘的后面附有一层石墨材料，这是因为对同样质量的钼和石墨，石墨的热容量是钼的 2 倍。尽管如此，在球管内热量的散发仍然很慢。因此，在 CT 设备用的球管中，阳极有一个大的石墨基底以适应大的瞬时球管负载。但附有石墨的阳极有一个缺点，当温度超过 1200 ~ 1300℃时，石墨层会变松。

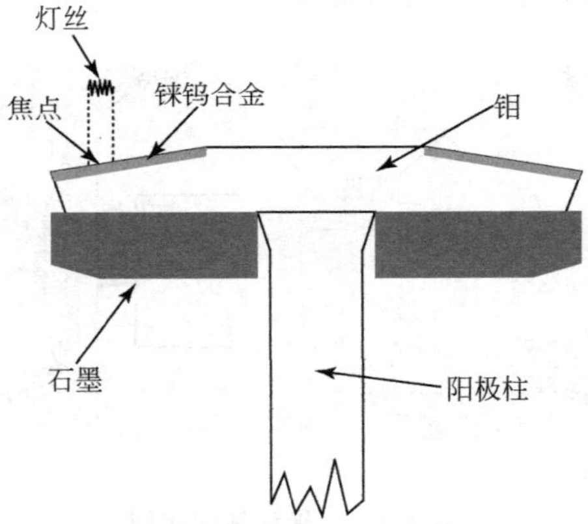

图 2.2.5 旋转阳极结构示意图

3. 对阳极材料的要求

我们知道只有不到 1% 的球管输入能量转为 X 射线光子，超过 99% 的能量转化成热量。在撞击点（impacting point）的温度介于 2600℃和 2700℃之间（而钨的熔化温度为 3300℃）。为了防止钨靶的熔化，采用旋转阳极结构球管。阳极的旋转速度非常高，通常在 8000 ~ 10000r/min。球管所有的旋转部件都被密封在一个高真空的外壳中，同时轴承也和旋转部件一起被密封在一起，这样可以使阳极、转动轴、转子在壳内自由地旋转。定子被放置在壳外，用来提供交变磁场，交变磁场的作用是让转子部件能够旋转。

当阳极和冷却介质的温差很大时，绝大部分的能量都转化为热而散发出去。热转换效率与阳极温度与油温度之差的 4 次方成正比。然而，当油变热后，大部分的阳极热量通过阳极柱轴传送出去。对于普通的球轴承，由于球管和阳极柱的接触面非常小，因此在较长的冷却时间内，热传导效率不高，在一些新的球管构造中利用一些新的技术来提高散热效率。

对阳极材料总的要求有高韧致辐射截面以及高熔点和易散热等几项。阳极靶材料用钨（W）的合金制成，这是因为钨的熔点和韧致辐射截面都很高（韧致辐射截面与靶材料的原子序数有关，W 的熔点是 3410℃，原子序数为 74）。但是钨的导热性不好，对冷却不利，所以在靶材料中常有 10% 的铑（rhodium）、或用钼（molybdenum）合金。但随着螺旋 CT 的应用和快速扫描技术，这种设计已经不能适合所要求的热容量了。新的设计是采用铜焊接的石墨，也就是说将金属靶面与石墨体采用铜焊接，这样可以提高单位质量的热存储量。这种设计融合了金属球管好的 focal track 与石墨较大的储热。另一种设计方法是采用化学蒸气沉积法沉积（chemical vapor deposition）在高纯度的石墨靶面上储存一层薄的钨铼材料。这种方法具有靶面质量轻以及储热容量大等优点，缺点是成本高，粒子的电位增大以及焦点的负载受限制。

对旋转阳极部分特殊的要求：①要求原子序数大，因为辐射的 X 射线强度与靶面材料的原子序数成正比，原子序数大，辐射的 X 射线质硬，穿透力就强；②要求阳极靶面的熔点高（3300℃以上）。

4. 阳极的散热问题

虽然使用了高熔点材料做阳极靶，但靶面的冷却也很重要，否则靶面温度升高了，也会使金属熔化而不能使用。阳极盘靠滚珠与阳极座连接，工作时阳极旋转，如电动机的转子，因滚珠与阳极间接触面积小，所以热传导性很差，主要靠阳极盘辐射热量来散热。球管装入管套，浸在绝缘油中，绝缘油一方面起绝缘作用，另一方面起冷却作用，阳极的热量传到油中后，通过管套金属壁与空气进行热量交换。CT 机中的球管用油管连接到热交换器的油泵，使油循环流动，管套中的热油送到热交换器，经冷却后的油再送回管套中，再冷却球管，有的还用冷水进行二级冷却，这样冷却效率更高。

二、球管技术指标

球管技术指标包括几何参数、物理参数、电参数三个方面。

（一）几何参数

几何参数主要包括球管的外形各部分尺寸、焦点尺寸（焦点宽度和焦点长度）、靶盘直径、靶面倾角等。

1. 焦点

球管的焦点直接影响成像质量。焦点有实际焦点和有效焦点之分（图 2. 2. 6）。实际焦点是指灯丝辐射的热电子在靶面上的轰击面积。有效焦点指球管的实际焦点在垂直于球管轴线方向上投影的面积。

实际焦点的大小直接影响球管的散热和影像的清晰度（图 2. 2. 7），面积越大，对散热越有利。但实际焦点越大，有效焦点的面积也增大，半影区域增加，图像清晰度下降。降低焦点尺寸可以提高图像清晰度，但小焦点带来的是球管功率的下降，要达到相同的曝光程度，势必要增加曝光时间。

大多数球管采用双焦点设计，如 SOMATOM Volume Zoom 提供两种尺寸的焦点，即 0. 8mm×1. 2mm 和 0. 7mm×0. 9mm。大、小焦点自动切换，有不同的用法，一般的，大电流、高功率时使用大焦点，小电流、低功率时使用小焦点。

功率较大的球管为了协调不同功率与焦点的关系，阴极装有两根长短和粗细都不同的灯

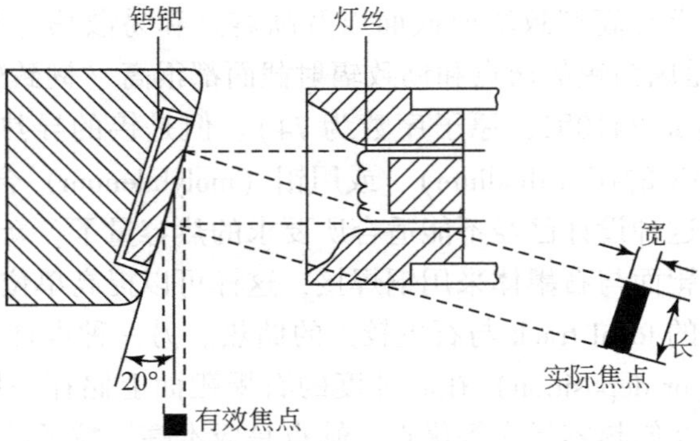

图 2.2.6　有效焦点和实际焦点关系示意图

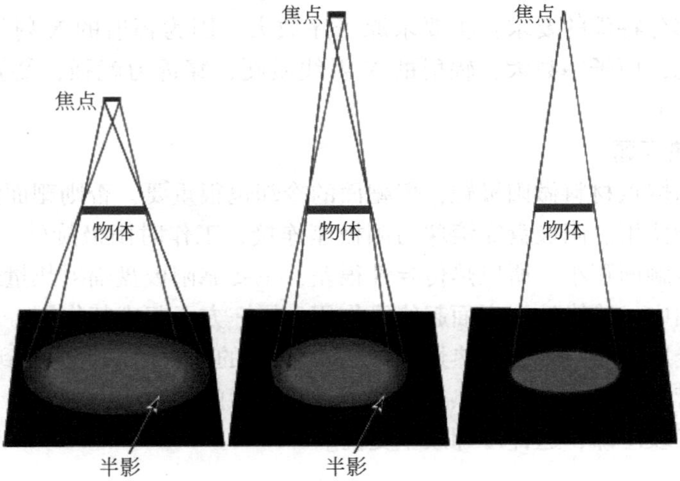

图 2.2.7　焦点面积大小对图像质量的影响

丝，长的灯丝加热电压高，辐射热电子多，形成大焦点；短的灯丝加热电压低，辐射热电子少，形成小焦点。这种球管称为双焦点球管［图 2.2.8（a)］。其灯丝有三根引线，一根为公用引线，其余两根分别为大、小焦点灯丝引线，用户可以根据工作的需要选用。在新型的球管设计中，不再使用固定大小的两个焦点，而是通过电磁场的控制转换来改变焦点的大小。如图 2.2.8（b）所示，应用这种控制装置可以动态调节焦点的大小。

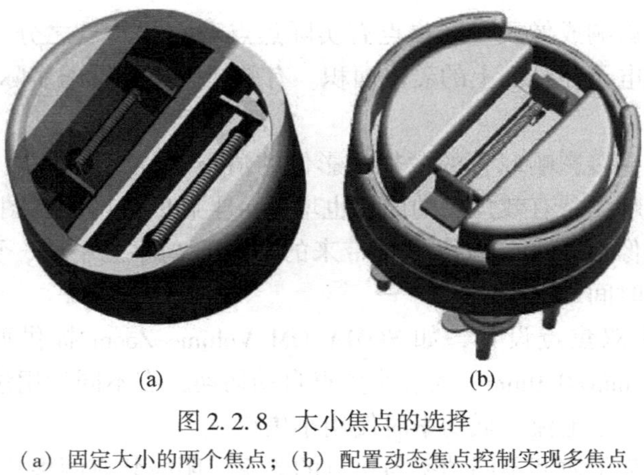

(a)　　(b)

图 2.2.8　大小焦点的选择

（a）固定大小的两个焦点；（b）配置动态焦点控制实现多焦点

2. 靶面倾角

焦点轨迹相对于 CT 机的扫描平面呈一个 α 角度。这个角度又被称为靶面倾角（图 2.2.9），被投影的焦点长度 h 和实际的焦点长度 L 存在如下等式关系

$$h = L\sin\alpha \tag{2.2.1}$$

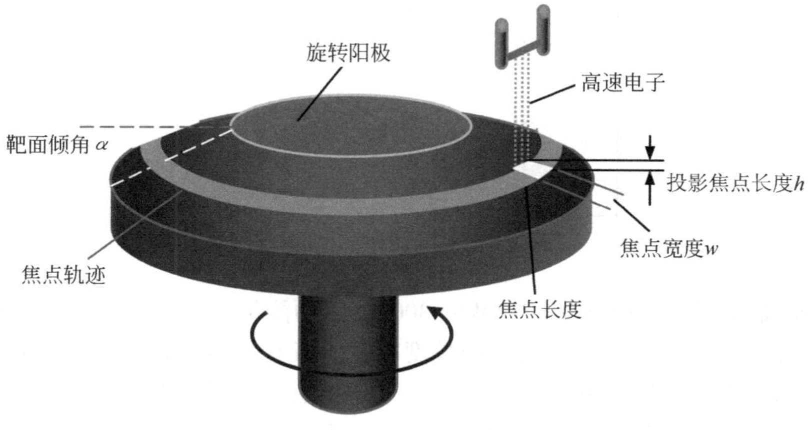

图 2.2.9　靶面倾角和旋转阳极组件

在典型的球管设计中，α 一般选为 7°。结果使得实际的焦点长度比投影的焦点长度大 8 倍，通常称此为线性聚焦原理（line focus principle）。应用线性聚焦原理的优点是能够增大曝光面积，但也存在一些缺点，缺点之一是焦点的大小和形状会随着所处的位置而改变。尽管在式（2.2.1）中，当从垂直于聚焦线（focal line）的位置观察时，所定义的焦点长度是有效的，但当观测位置远离聚焦线时就会产生错误。这种焦点的大小和形状随位置不同而不同，也影响了 CT 机的空间分辨力。缺点之二是倾斜效应（heel effect）。倾斜效应指的是沿着垂直于 CT 机架平面的入射 X 射线强度是不均匀的。具体解释为：当发射 X 射线时，平均来讲，从阳极表面过来是有一定的厚度的。如图 2.2.10 所示，由于阳极靶面的角度存在，穿过钨的 X 射线的路径长度有显著的变化。钨靶本身也是一个 X 射线过滤器，并且经过钨靶的较长的路径长度导致 X 射线密度降低。对于商业 CT 机而言，由于沿着患者纵轴方向（垂直于 CT 机架平面）的覆盖面积相对来讲比较小，这种现象可以忽略不计。但在 MSCT 中，纵向覆盖区域越来越长，倾斜效应就成为一个问题了。

（二）物理参数

物理参数主要包括球管的最大热容量和冷却速率等。

1. 最大热容量

曝光时阳极靶面产生大量的热，同时伴随冷却，如果生热快，散热慢，则阳极将积累热量。阳极积累的热量越多，冷却速度越快。球管处于最大冷却率时，允许承受的最大热量称为热容量，超出此值时阳极就可能熔化，所以使用时不能超出此值。由于影响球管性能最关键之处在于对热量的处理，因此评价一个球管的好坏通常与热容量相关。

热容量通常用 HU（Heat Unit）表示，1HU 等于 0.74J。热容量的计算方法是管电压（kV）、管电流（mA）和曝光时间秒（s）三者的乘积。例如，在 120kV、300mA，曝光时

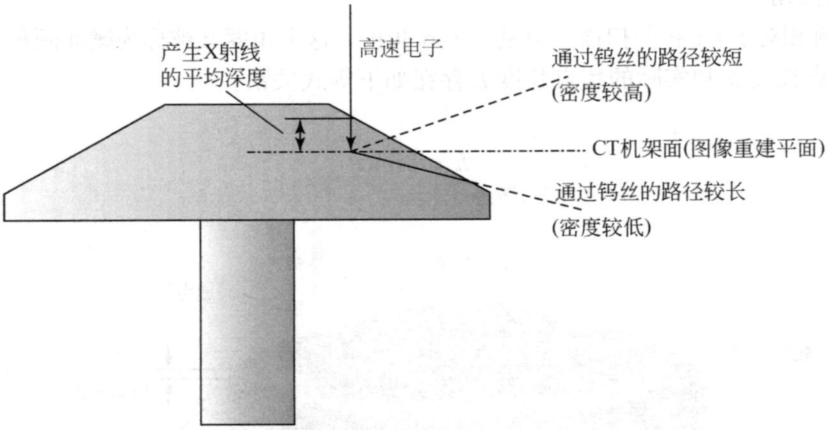

图 2. 2. 10　倾斜效应示意图

间 30s，则球管储存了 1080kJ（30s×120kV×300mA）的能量，对应的热容量为 1459kHU。热容量的计算值还与整流方式、高压电缆的长度有关。当发生器为单相全波整流供电且每条高压电缆供电长度不足 6m 时，HU＝kV×mA×s；当高压电缆长度超出 6m 且发生器为三相全波整流或变频式近似直流供电时，HU＝kV×mA×s×1. 35。

在商用 CT 机中还采用计算机算法（又被称为球管冷却算法）来预估允许的扫描参数，防止对球管的损坏。例如，当球管处于冷却状态时，一组扫描参数是安全可靠的，而当球管处于热状态时，采用同样的扫描协议就有可能造成球管的损坏。此时，算法的作用就是推荐采用条件较低（降低管电流或者扫描时间）的扫描参数，或者算法也可以提示在扫描之前先将球管冷却。球管冷却算法对于球管寿命和图像性能之间的折中起着关键作用。

2. 冷却速率

冷却速率用 HU/分表示，但它不是固定值，阳极温度越高，冷却速率越大，反之越小，因此在技术指标中，通常只给出最大冷却速率。分别标明裸球管和装入管套以及管套带有风扇时的最大冷却速率，更详细的还用生热和冷却曲线表示。

（三）电参数

电参数指球管的额定功率、最高管电压、最大管电流、灯丝加热电压和电流、阳极转速、球管连续负载（考虑到阳极散热问题，其功率较小）等。球管瞬时负载能力比连续负载能力大很多倍。

最高管电压：指加于球管两极间的最高电压峰值。此值由管长、形状、绝缘介质的种类以及管套的形式决定。在使用中，若超过最大管电压值，可使管壁放电或击穿。管电压单位为千伏（kV）；

最大管电流：指在某一管电压和曝光时间内所允许的最大电流平均值，单位为毫安（mA）。在调整管电流时不得超过额定值，否则将导致焦点面过热或缩短灯丝的寿命。

最长曝光时间：指在某一管电压和管电流条件下所允许的最长曝光时间，单位为秒（s）。使用中若超过此值，由于热量的积累，将使焦点面过热而损坏。

三、CT 球管新技术

球管的发展一直影响 CT 技术的不断变革，而且在热容量、散热性、体积等方面都有着日新月异的发展。用于 MSCT 的球管既要求有大的热容量、好的散热率、长的使用寿命等特点，又要满足大范围患者检查、低管球运动振动等。可以说，设备的发展是以球管的发展为基础的。

（一）MRC 球管

“透心凉”技术：在中空的轴心中，使冷却液可以直接进入阳极轴腔和阳极背面进行冷却，将阳极工作热量带出，从而增加了球管的有效热容量。

用液体金属作为润滑剂的螺旋沟纹中空阳极柄（图 2. 2. 11），有效地延长了球管的寿命，并可保证连续扫描使图像质量稳定清晰。

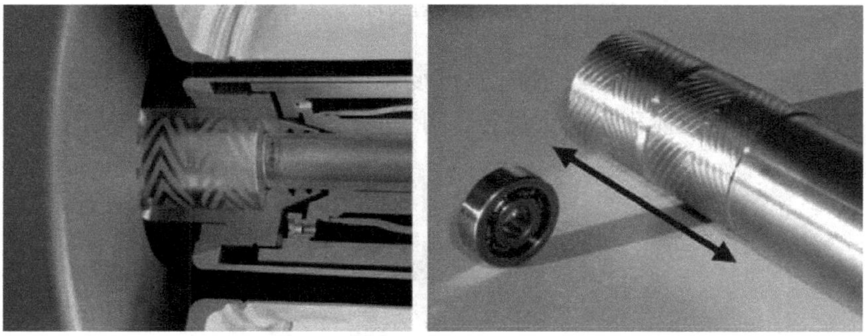

(a) (b)

图 2. 2. 11　用液体金属作为润滑剂的螺旋沟纹中空阳极柄

采用分离式金属节段阳极。在整个 CT 扫描过程中，球管的阳极要不停的热胀冷缩。在热胀时，会存在焦点偏移情况，从而导致图像模糊。在频繁使用后，连续的热胀冷缩也会导致靶面损耗。金属节段阳极将石墨阳极替换为钨合金金属节段阳极，克服了石墨阳极靶面对单位面积高热量聚集容易导致阳极变形、龟裂，以及反复多次靶面受损导致球管报废等问题。

采用液态轴承技术。用螺旋槽轴承替代滚珠、滚轴轴承结构，螺旋槽轴承属于滑动槽轴承，其工作平稳无噪声。同时，螺旋槽轴承比滚珠轴承负载能力大很多，这样就可以使得阳极靶盘直径长达 200mm。此外，轴承热传导率也是滚珠轴承的 1000 倍，依靠传导散热的阳极工作温度低，因此，阳极可以连续旋转，缩短了加速、减速和冷却的时间。因此，选用液态镓合金作为润滑剂和导热媒介，由于镓合金在高温下所产生的蒸汽压较低，使得管内真空不会被液化金属污染。

（二）Megacool™球管

Megacool™是东芝公司采用的一款 CT 球管。其特点是采用阳极接地、双支撑轴和微孔循环等技术，如图 2. 2. 12 所示。阳极接地消除焦点外散射线，保证图像质量；双支撑轴使球管结构稳定，延长使用寿命；微孔技术产生超大散热率，保证了长时间的连续扫描能力。

（三）Straton 球管

Straton 球管是西门子公司用在双源 CT 上的一款球管。球管由阴极轴、陶瓷高压绝缘体、X 射线管套、环形 X 射线窗和装在另一转轴上的阳极靶面组成。阴极和陶瓷绝缘体在

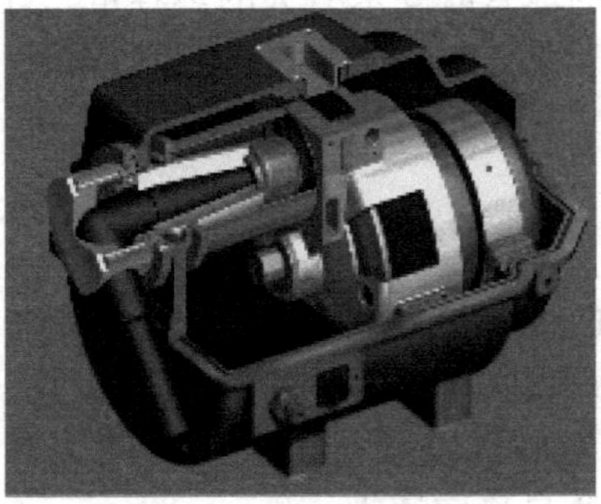

图 2. 2. 12　Megacool™球管

采用阳极接地、双支撑轴和微孔循环技术

左侧，阳极在右侧，装有滚动轴承和感应灯丝变压器。其外形结构紧凑（图 2. 2. 13），阳极靶盘直径为 120 mm。球管体积小，重量轻，可以承受更大的离心力，从而实现机架旋转速度的提高。

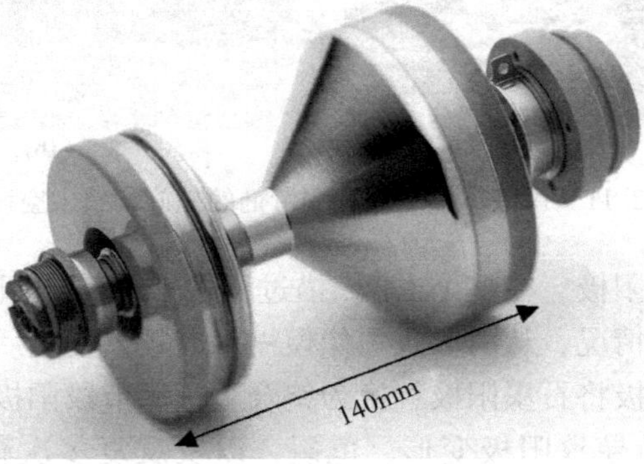

图 2. 2. 13　Straton 球管外形图

工作原理：其原理类似电子束 CT（图 2. 2. 14）。通过偏转线圈控制电子束到达旋转阳极适当位置，产生 X 射线，在偏转线圈上施加信号来改变焦点位置。

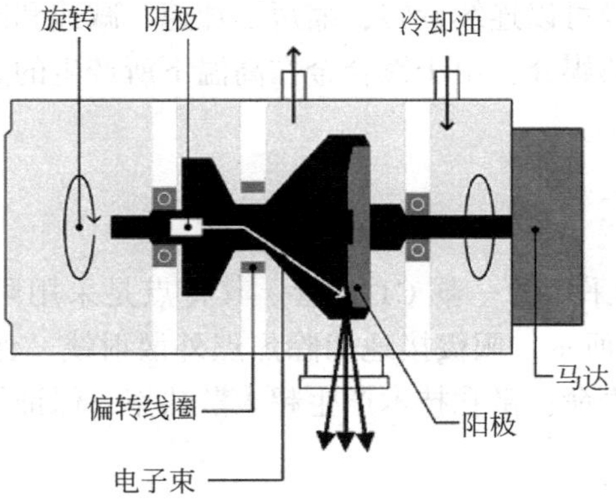

图 2. 2. 14　球管工作原理和主要组成部分

系统构成：

（1）旋转球管管套系统。传统球管仅仅是阳极靶盘在旋转，而Straton球管是整个球管都在旋转。将阳极和阴极一起固定在旋转轴上，直接浸泡在绝缘油中，球管工作时，在马达的带动下整个球管都在旋转，阳极的背面直接与管壁接触，冷却油通过进出循环直接将热量带走。由非磁性不锈钢制成的球管管套连接到由钨锆钼作主体配有铼钨焦点轨道的阳极靶面，包括不锈钢外厚0.2 mm的环形X射线窗。在阴极方面，陶瓷绝缘片保证了对于内部真空与外部冷却油中大约170 kV电压的可靠高压绝缘，为了保持可以接受的驱动力，在150 Hz的最高转速下，维持旋转和绝缘油湍流所需的功耗不超过6 ~7 kW。为了保持低的摩擦功率损耗，只有当最大的电子束撞击阳极时，真空室（约在半秒内）才加速到这样高的速度。其他所有应用程序通过智能电源管理，在较低的旋转频率下运行。因此，平均驱动功率可以保持在仅有500 ~600 W的水平以下。

（2）电子发射系统。Straton球管采用的灯丝发射源形状是平面、圆形的，由厚100 mm、激光切割形成的金属钨薄片材料制成（图2.2.15）。在聚焦端内，由钨片组成的发射源直径为5 mm。

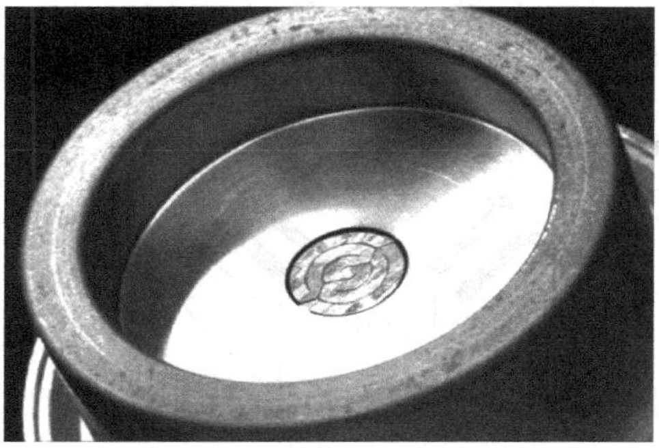

图2.2.15　Straton球管阴极细节

（3）磁偏转系统功能。Straton球管从阴极经过复杂的电磁偏转和聚焦场到阳极焦点（图2.2.16）。图2.2.17为球管的磁偏转系统示意图。系统设置了三种不同的线圈，分别为r-线圈、q-线圈和phi-线圈。r-线圈产生主要的磁场偶极分量，偏转电子束至焦点。4组q-线圈实现聚焦功能，其原理是产生磁场四极分量，形成电子焦点，使在径向方向上的电子束偏转至焦点，并且实现z方向上的飞焦点。电子束的聚焦决定电子焦点的大小。phi-线圈用于为切线方向的飞焦点产生小而快的偶极分量。

由于所有的线圈电流都取决于电压值，所以微控制器为每个线圈设置驱动独立的电流功率放大器。该微控制器实时计算所需的线圈电流，作为测定电压的函数。对于每一焦点大小，微控制器管理一组线圈电流列表。这样，实现了电子可调焦点在焦点大小、尺寸、快速交换和高灵活性上的优势。

（4）冷却系统。传统球管是将阴极和阳极密闭在真空系统中，冷却油对整个系统冷却［图2.2.18（a）］。而Straton球管是将旋转球管管体及阳极直接浸入循环油中冷却［图2.2.18（b）］，球管工作时，在马达的带动下整个球管都在旋转，阳极的背面直接与管壁接触，冷却油通过进出循环直接将热量带走。从绝缘油传导热量至机架空气的冷却系统是为机架以0.37 s每转旋转时的巨大离心力而设计的，并且能够冷却大约100℃的绝缘油温度。为

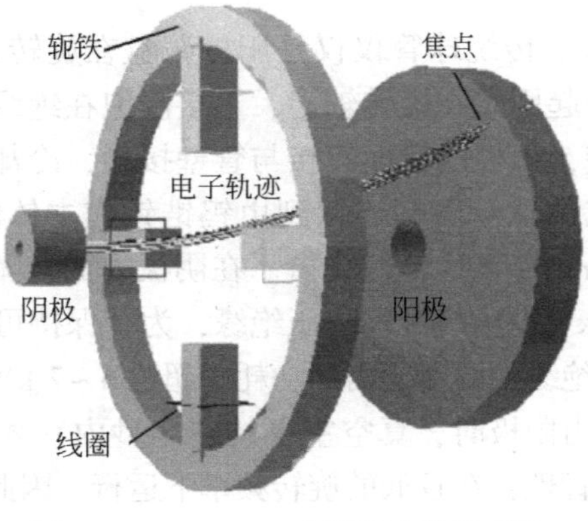

图 2.2.16 Straton 球管的磁偏转系统

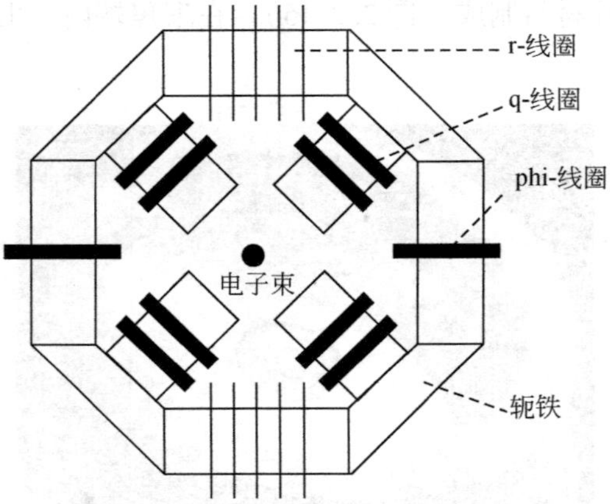

图 2.2.17 配有不同线圈的磁体系统设计图

了避免绝缘油由于球管快速旋转而产生可能导致高压稳定性降低的空穴，冷却系统在大约 1 bar的压力下工作。

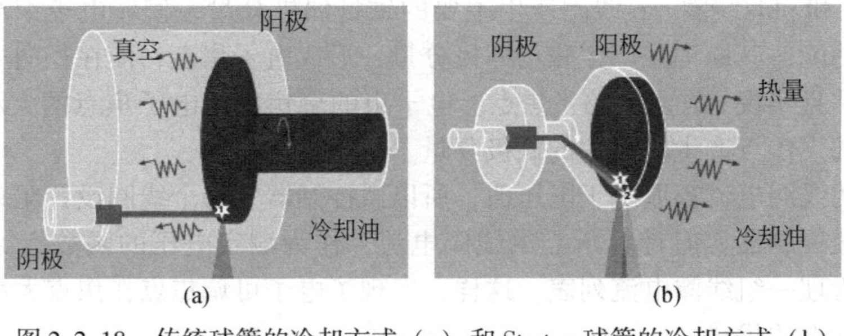

图 2.2.18 传统球管的冷却方式（a）和 Straton 球管的冷却方式（b）

球管可在 20s 内将阳极完全冷却至绝缘油的温度。热辐射冷却阳极的冷却时间也很明显。散热率高达 5 MHU/min，所以连续扫描不再需要冷却等待时间。图 2.2.19 是 10MHU 的传统球管和 Straton 球管的冷却曲线示意图。

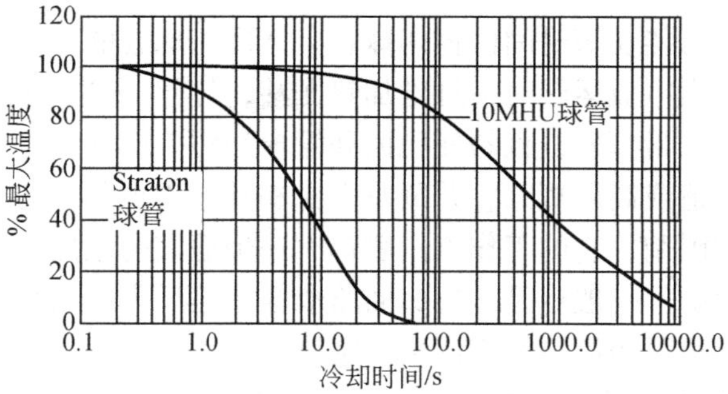

图 2.2.19　Straton 球管和 10MHU 球管的冷却曲线比较

四、球管的高压发生器

（一）高压发生器的作用

球管的高压电源是产生 X 射线的能量来源，它一方面提供球管所需的高压电场，不同的设备供压范围有所不同，一般在 70～140kV，取决于所选择的扫描模式；另一方面供给球管以灯丝加热电流。

（二）CT 高压发生器的性能要求

CT 对高压的稳定性要求很高，电压波动会影响 X 射线能量，而 X 射线能量与物质的衰减系数密切相关，所以电压的波动必然会影响到图像质量。任何高压系统必须采用高精度的反馈稳压措施。根据 CT 设备的使用要求，高压电源输出的高压和灯丝加热电流（或球管电流），应能在较大的范围内调整；为了操作安全，对高压电源还必须设有一定的安全保护电路。

（三）高压发生器组成

高压发生器主要是由 3 大模块组成：直流电路 DCC（direct current circuit）、逆变器（main inverter）和高压变压器（H. V. transformer）。

交流输入电路：提供三相交流电压转换为各种扫描模式所需的高压，范围一般为 70～140kV。

整流电路：DCC 将三相交流电压通过可控硅整流和滤波后，转换成直流电压 UDC，而 UDC 的高低是由 DCC 控制器进行调节的，取决于各扫描模式所选取的管电压 UT 和管电流 IT。UDC 的输出电压范围一般为 160 VDC ～450VDC。

逆变器：将直流电压 UDC 通过可控硅桥式电路转换为高频交变电流，送到高压变压器的初级。

高压变压器：是高压发生装置的重要组成部分。它是一种升压变压器，用来产生球管所需的高压。它与普通变压器的主要不同之处在于它对绝缘有较高的要求，在设计和制造上应保证有足够的抗电强度。高压变压器主要是由升压变压器、高压整流及滤波电路、高压采样电路组成。

安全保护电路：由于高压发生装置涉及高电压和大功率操作，为保证设备的正常运行和人身安全，通常设备中设置有一系列的安全连锁装置。首先是指对球管的功率有一定的限额，如果超载运行，就可能在短时间内损坏球管。其次，球管的灯丝加热电流也有一定的限制，特别是当低电压、大电流运转时，灯丝加热尤甚，灯丝一旦过热，即使不损坏，也会缩短寿命。而且，由于它大量挥发，极易使靶面和管窗沾污。此外，当管电压过高时，易引起高压部件的绝缘击穿，造成高压短路，并危及人身和其他贵重部件的安全。可见，球管的运行状态受到各种因素的限制，它的工作点一般都有一个适宜的范围。

过电压和过电流保护：一般也是从负载回路取样，然后去控制相应的继电器。

断电保护：断电保护的控制电路广泛采用闸流管、可控硅和各种类型的触发器。当控制信号超过阈值时，电路导通或触发器翻转，相应的继电器动作，使高压切断，并有报警指示，相应的信号指示出故障的所在位置。

高压回路通断保护：高压回路通断一般是利用连接在高压变压器原边回路中的交流接触器（高压继电器）来实现的。它的控制回路受各种保护触点的连锁，这些触点有：过高压、过电流、过低压和过功率等继电器的触点，球管冷却水压力开关触点，管电压和管电流调整旋钮的零位触点，调压马达的零位触点，以及若干外部连锁开关的触点等。它们之中任一触点不闭合，高压便不能启动。

（四）高压发生器的工作方式——脉冲或连续

CT 系统中发生器采用脉冲或者连续的方式来给球管提供能源。

总的来说，脉冲发生器要求有较高的瞬时功率。脉冲方式激发球管可以允许在脉冲间隔期间对探测器进行置零调整。这对于探测器性能有漂移的 CT 机比较有利。而连续方式对发生器的最大功率要求比较低，可以比较有效地保护球管。

随着 CT 技术的不断发展，发生器也经历了连续—脉冲—连续的发展过程。临床上曾广泛使用的第三代 CT 的球管发生器采用的是脉冲方式给球管提供功率。脉冲方式是指 X 射线球管以脉冲方式在非常短的周期内（峰值期间）产生 X 射线光子，在每两个脉冲的峰值期间可以对探测器进行稳定性校正等。随着电子器件和球管技术的发展，脉冲工作方式的优点已慢慢消失。实际上，对于高速高档 CT 而言，脉冲方式使得球管的工作周期效率（发射 X 射线光子的时间与球管工作时间之比）不能达到 100%。而一般高速 CT 要求球管在工作期间持续产生 X 射线，从而获得足够的光子量。因此，MSCT 中的高压发生器又转而采用连续工作方式。

五、球管和高压发生器常见故障

球管是消耗性元件，其寿命很难预测，与制作工艺和使用条件有很大的关系。每当到球管寿命的后期，经常会发生打火现象，高压发生器因负载加重而导致故障率增加。另外，旋转阳极的轴承经长期磨损，阻力加大，其驱动电路也会因负载加重导致故障率增加。采用螺旋扫描等长时间连续曝光方式，热量来不及带出，球管长期处于高温、高电压状态，这也是导致球管寿命缩短的原因之一。当球管老化后，应相应地调整扫描参数，重建参数表，一般用户没有这个技术条件，这也是导致故障率增加的原因之一。

可能出现的球管故障情况：扫描时报有关 X 射线的错误代码；图像不稳定，不报错；图像雪花状伪影或图像质量下降。对应的一般判断方法：如果是球管过热、旋转阳极启动、焦点切换等较为明确的提示，按提示去检查；如果是过流、过压等错误，关掉 X 射线主开关，再扫描，如果还报错，说明是电路问题，如果不报错，说明故障在高压部分。把电缆从发生器侧拔出，做空载试验，不报错，说明球管故障；确认原始数据不正常后再用故障诊断软件检测前置放大器（数据测量部分），如果正常，再听一下球管旋转时的声音，若声音不一致或者过大，基本断定是球管故障（一般是靶面晃动）；如果不报错，故障诊断软件确认无错误发生，再参考球管曝光次数，基本断定是球管靶面老化射线量不足造成。

（一）偏焦点辐射

理论上，X射线源被看成单一点源，设定球管发出的所有射线均来源于焦点位置。实际情况是光子来源于靶上一个较大的范围，这就是偏焦点辐射（off-focal radiation），更精确的说是多焦点辐射。图2.2.20的下面部分是阴阳极的缩略图。偏焦点辐射可描述为X射线焦点上的阴影区域。偏焦点效应主要由两个效应导致：次级电子和场发射电子。次级电子常常是主要原因。当高速电子束轰击靶面，电子又从撞击区内逸出。多数高压次级电子（背向散射电子）又返回靶面轰击焦点外的位置，产生X射线光子。这样，对于CT成像而言，X射线源可看成是低密度晕环（halo）围绕的中心高密度点。

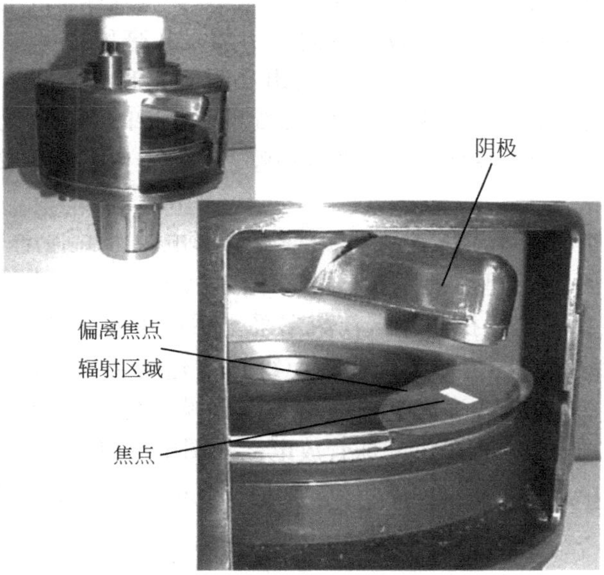

图2.2.20　偏焦点辐射区域

通过在球管外放置准直器可部分控制偏焦点辐射。例如，在球管的玻璃罩外放置带缝隙的铅限光板，可以限制一部分偏焦点发出的射线，如图2.2.21（a）所示。尽管此方法可以限制部分偏焦点辐射，但是不能完全消除。此效应可由图2.2.21（b）得到证明。该示意图表明了球管发射出的X射线扇形束与偏焦点准直位置的关系。FOV和准直器到焦点的距离决定最小开放度。如果开口太小，初始X射线束被阻挡，有效FOV降低。如图中所示，探测器仍旧可探测到偏焦点辐射（如虚线所示），一般开口越靠近靶面，效果越好。

（二）球管放电（arcing）

当球管内出现杂质，会导致暂时的短路，称为球管放电。为了避免球管连续放电，CT

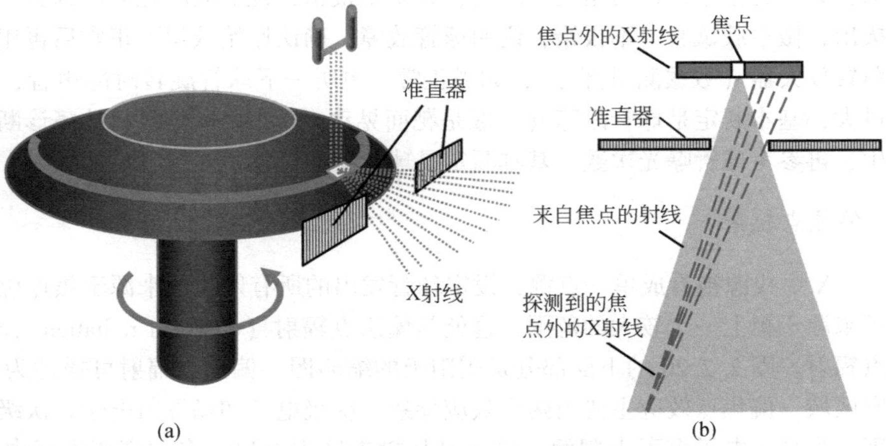

图 2.2.21　利用准直器来降低偏焦点辐射

的电源装置需要配备球管放电探测系统。通过这个探测装置可以监视电压和电流输出。当球管发生放电时，会有明显的电流增加和电压下降。一旦探测到球管放电，应立即暂时关闭球管的电源，以避免进一步放电。经历较短时间（一般是几毫秒）后，电源又会恢复到正常工作状态。这样，在放电期间 X 射线光子的输出会明显降低或消失。当球管放电时，数据采集和数据重建会继续照常执行，这是因为设备配备了复杂的校正系统来确保图像质量。如果由于球管老化重复发生放电现象，扫描会自动停止，以避免降低图像质量和对患者不必要的曝光。

球管放电时可能会有一个或多个投影数据受到影响，影响强度与放电持续的时间和强度有关。受这种影响后重建出的图像看起来像是低剂量扫描。还有一种更坏情形是，由于几乎没有 X 射线光子到达探测器，在数据采集系统中得到的主要是噪声，当数据重建时应用滤波过程，滤波过程起放大作用，使得在重建的图像中可以观察到与放电有关的条纹伪影。图 2.2.22 是在球管放电下扫描头部体模重建出的图像，其中图（a）是在一般条件下得到的，图（b）有严重的球管放电。在图中可以看到一系列条纹，根据条纹的方向，可知球管放电是在时钟 2 点左右位置时发生的（如果我们跟踪图像中所有的直线，这些直线最终相交于 X 射线源的位置）。

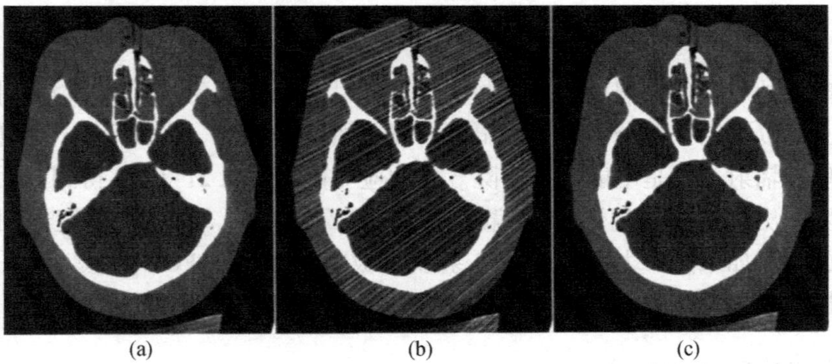

图 2.2.22　球管放电导致的伪影

由于球管放电很容易被探测到，可以使用算法进行校正来消除条纹伪影。方法之一是使用周边未受到破坏的投影数据来合成投影，用合成的投影数据替换受到破坏的投影数据。方法之二是使用自适应滤波方法。图 2. 2. 22 中，图（c）是针对图（b）利用放电校正方法进行校正的结果。可以看出校正后图像效果比较理想。

应该指出的是，如果球管经常发生放电，则表明其接近使用寿命，需要更换。通过监测球管放电频率（与其他性能参数相结合）可以预测球管的预期寿命，从而提前制订计划，在损坏前准备好备用球管。

（三）球管转子高速旋转引起的机械故障

典型的 X 射线阳极组件包括轴承、转子轴心、转子螺柱（stud）、转子和阳极。为了释放由于大量电子轰击靶面产生的热量，转子转轴以极高的速度旋转，以如此高的转速旋转可产生明显的机械磨损。不难理解使用一段时间后，球管转子不能保持原有的稳定性和精度。机械磨损伴随故障有：球管转子抖动（rotor wobble），或旋转阳极不启动，或启动声音异常，或在规定的启动时间内达不到要求转速而报警。解决此类问题的方法是替换元器件。图 2. 2. 23（a）是在发生明显的转子抖动下得到的图像，问题解决后又进行扫描得到图 2. 2. 23（b）。

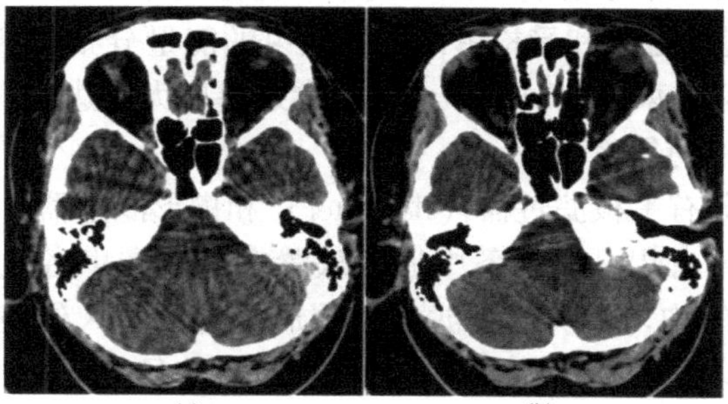

(a) (b)

图 2. 2. 23 球管转子抖动产生的图像伪影

（四）高压打火

由于阳极、阴极分别加正负高压，所以可能发生阳、阴极对管壳打火现象，而阴阳极相距较远，一般不会发生两极之间打火。当球管长期使用后，冷却油渗漏产生较大气泡，或冷却油由于高温碳化，绝缘性能下降，可能引起高压打火，而最容易引起高压打火的地方是高压电缆插头和插座。如果高压电缆头固定不紧，或密封垫圈密封不好，使绝缘介质渗漏，或绝缘介质长期使用后绝缘性能下降，就很容易引起电缆头打火，所以球管在使用一定时间后，应定期检查电缆头及密封垫圈，更换绝缘介质并查看冷却油循环管道有无油渗漏现象，尽可能避免高压打火现象的发生。

第三节 滤 过 器

滤过器（filter）在 CT 设备中的位置和形状如图 2. 3. 1 所示。

X 射线具有连续变化的波长。在 CT 扫描机最初的实验中，人们使用的是单能射线，因为它们能够遵循 Lambert-Beer 指数衰减定律。Lambert-Beer 定理要求入射线束是单能的，但

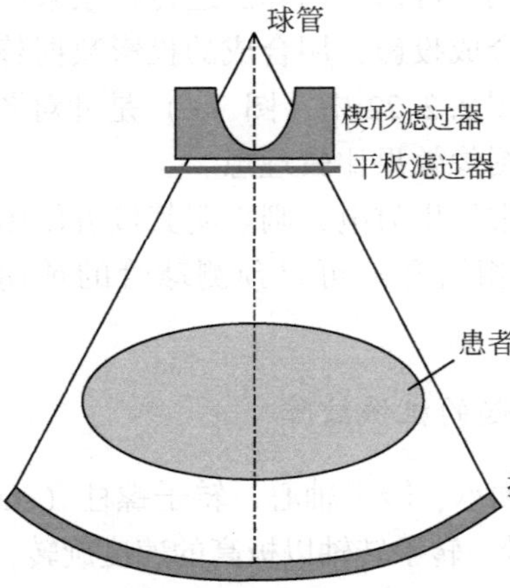

图 2.3.1　在 CT 中滤过器的位置和形状

球管产生的线束是“多能”的，为了满足要求，需采用专门的滤过器使射线逼近单能。

因此，CT 中滤过器的作用有两个：①吸收低能 X 射线，这些低能射线对 CT 图像的形成没有任何作用，但是却增加了患者的照射剂量。滤过的结果是使射线束的平均能量升高，射线变“硬”；②使穿过滤过器和受检者的透射线束的能量分布达到均匀硬化。由于人体横截面类似于椭圆形，X 射线束照射时，中心射线穿透厚度大，边缘射线穿透厚度小，信号强度反差大，射线强度也不均匀。

滤过器类型按现状分有平板滤过器（flat filter）和楔形滤过器（bowtie filter）。平板滤过器的组成材料主要是铜或者铝，在设备中通常放置在球管和患者之间。平板滤过器在 FOV 范围内调节 X 射线光谱的均匀性。楔形滤过器的形状是由于人体截面近似于椭圆形，扇形波束照射时，中心射线穿透厚度大，边缘穿透厚度小，信号强度相差较大。

第四节　准　直　器

一、准直器位置和类型

准直器（collimator）在 CT 中的位置如图 2.4.1 所示。CT 中采用了两种准直器，一是球管侧准直器，又叫前准直器（pre-patient collimation），放置在球管和受检患者之间；二是探测器侧准直器，又叫后准直器（post-patient collimation）。后准直器又有两种：①平面准直器；②横断面准直器。平面准直器主要用于第三代 CT 中阻挡散射线（这项技术并不适用于第四代 CT，因为第四代 CT 的接收角度很宽）。准直器由对射线吸收很强的材料组成，加工得很薄。它们被放置在探测器的前端。

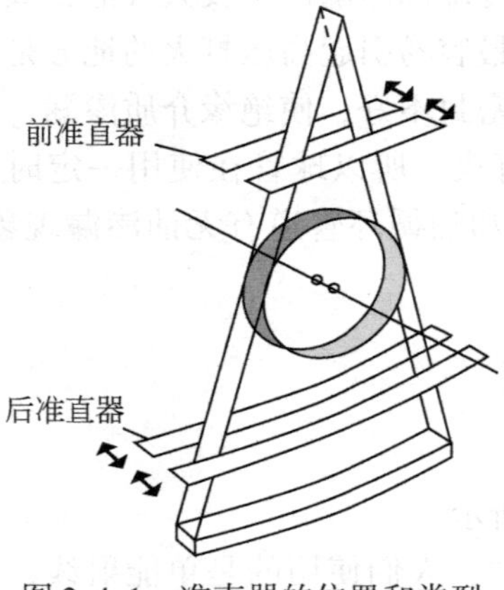

图 2.4.1　准直器的位置和类型

准直器的材料要求是对 X 射线吸收大，易于加工，经济，一般采用铅或含有少量的锑、铋的铅合金等。

二、准直器作用

准直器是一种辐射衰减物质，用于限制到达探测器组件的放射线角度分布。它的作用是空间定位，即仅局限于某一空间单元的射线进入探测器，而其他部分的射线则被屏蔽而不能进入探测器。同时，在不同类型的 CT 中，准直器的作用也不同。

（一）在 SSCT 中准直器的作用

在 SSCT 中，前准直器的作用是控制线束在与人体平行方向上的宽度，从而控制扫描层厚度。图像的层厚灵敏度剖面线取决于前准直器。因此，准直器缝隙决定了被检体在 z 轴方向上的厚度，层厚正是通过调节准直器的缝隙来改变的（图 2.4.2）。它的狭缝对准探测器，使探测器只接收垂直于探测器方向的射线，尽量减少来自其他方向的散射产生的干扰。为了在剂量不增加的前提下，有效地利用 X 射线，探测器孔径宽度要略大于前准直器宽度。

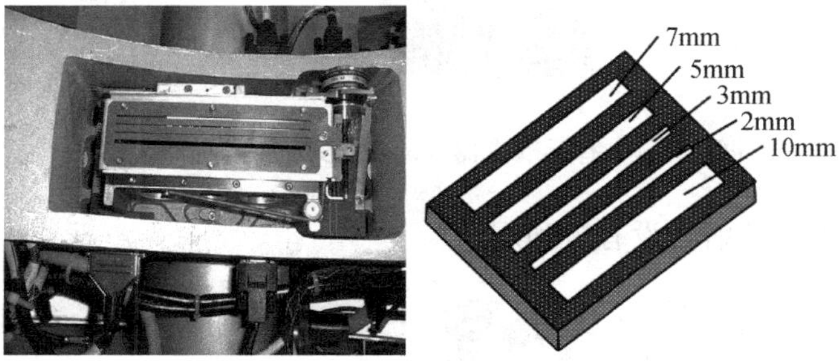

图 2.4.2　在 SSCT 中，前准直器的主要作用是控制层厚

前准直器对 z 轴体积覆盖范围和层厚都有影响，层厚越大则体积覆盖范围性能越大，但 z 轴分辨力就会降低，因此在应用 SSCT 机时选择层厚要综合考虑 z 轴体积覆盖范围和 z 轴分辨力。图 2.4.3 表示 SSCT 中的层厚选择方法，水平方向为 z 轴方向，当要改变层厚的厚薄时，主要是机械调节两片准直器之间的距离，从而改变落在探测器上 X 射线束的宽度。在图中，实线矩形和虚线矩形分别代表两个准直器宽度和相应的 X 射线束宽度（实线三角形和虚线三角形）。

后准直器的作用是过滤散射线，有些 SSCT 中没有安装后准直器，其原因是认为球管的焦点足够小。如图 2.4.4 所示，如果有后准直器，则前后两组准直器必须精确地对准，否则会产生条形伪影。

横断面准直器在第三代和第四代 CT 中都有应用。对第三代 CT 机，横断面准直器的作用主要是加强对 z 轴的准直，从而提高扫描仪的层灵敏度剖面线。由于几何因素的限制，很难将前准直器设计得能够完全满足好的层灵敏度剖面线的要求，为了弥补这种不足，在探测器的外表安置了附加的准直器，用来将 X 射线光束限制在一个窄的区域内（图 2.4.5）。这种设计的缺点是降低了剂量的利用率，

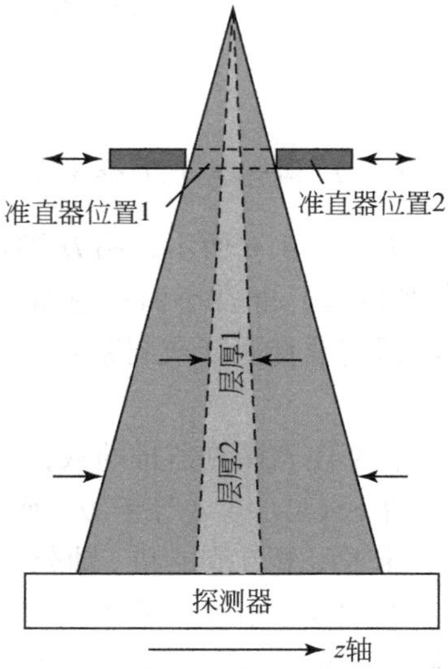

图 2.4.3　准直器和层厚的关系，前准直器决定层厚

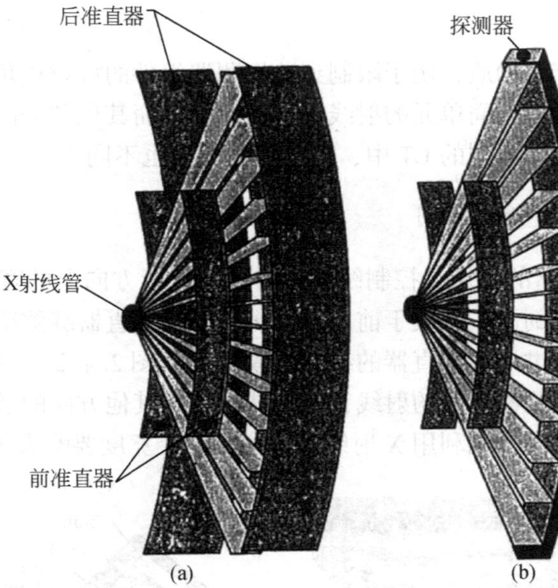

图 2.4.4　有后准直器（a）和没有后准直器（b）

这是因为部分穿过患者的射线没有被利用。

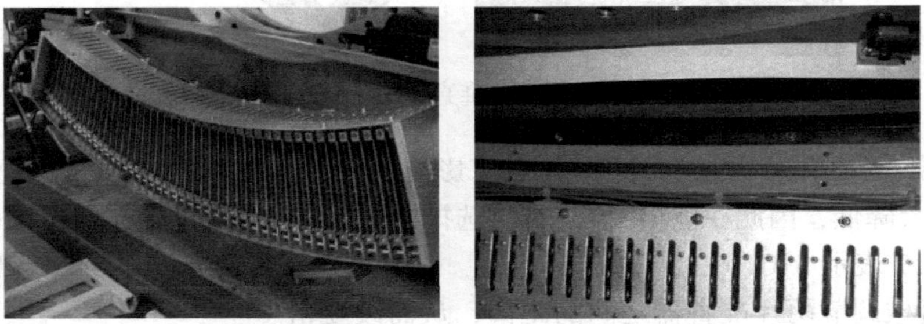

图 2.4.5　横断面准直器的功能（philips）

（二）在 MSCT 中准直器的作用

如图 2.4.6 所示，用 D 和 d 分别代表前准直器和后准直器。假设相邻探测器排的间隙（如死区等）非常小而被忽略，那么探测器排的间距等于探测器排的准直器，也表征为 d。探测器侧准直器（或间距）d 和 X 射线侧准直器 D 之间存在如下的关系

$$d(\text{mm}) = D(\text{mm}) / N \qquad (2.4.1)$$

式中，N 代表探测器排的数目。

在 SSCT 中，d 等于 D。而在 MSCT 中，后准直器仅是前准直器的 $1/N$。因此，MSCT 机的 z 轴体积覆盖范围和 z 轴分辨力都优于 SSCT 机。

在 MSCT 中由于采用了多排探测器，要求设备必须把总的 X 射线束分成几个子线束（称为探测器侧准直器）。因此，在 MSCT 机中，前准直器仍然决定 z 轴体积覆盖范围，但与 SSCT 机不同的是决定 z 轴分辨力（层厚）的是后准直器，而不是前准直器。层厚的定义等于被选择的激活的探测器单元大小。如图 2.4.7 所示，探测器在 z 轴方向有 16 排，每个探

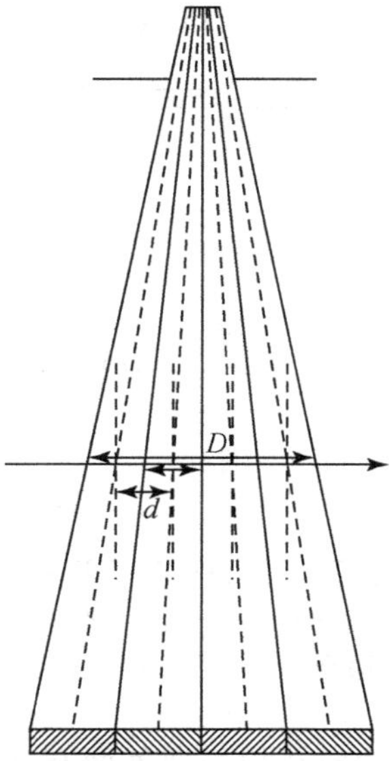

图 2.4.6 前准直器（D）和后准直器（d）剖面图

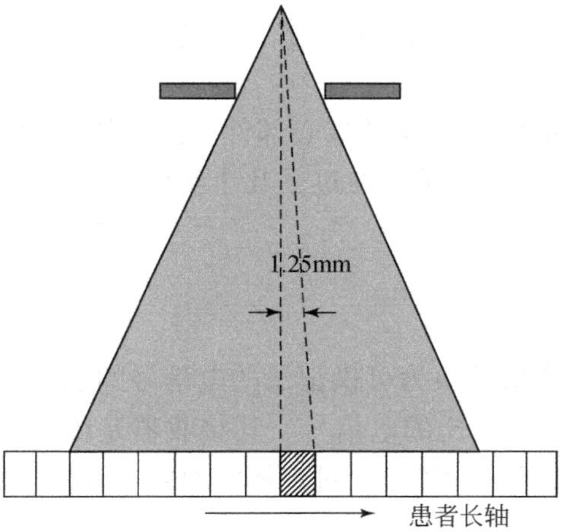

图 2.4.7 MSCT 中，前准直器决定 z 轴方向的射线范围

测器在等中心点的宽度为 1.25mm 宽，尽管 X 射线束远宽于 1.25mm，但一个探测器采集的信号只有 1.25mm 宽。因此，在 MSCT 中，层厚与前准直器没有直接的对应关系。

在 MSCT 中，还存在一种情况，就是层厚小于探测器单元大小。以矩阵探测器阵列为例，如图 2.4.8 所示，在 z 轴方向有 16 排等宽的探测器阵列，每个宽 1.25mm。但在临床应用中会要求更薄的层厚，为此，利用前准直器和探测器共同作用来决定层厚，前准直器将线束约束到两个探测器单元的中间部分，从而得到小于探测器单元大小的层厚。

还有一点必须注意的是，图像表达时的层厚（slice thickness）和数据采集中的层厚（slice collimation）是两个不同的概念，我们可以从薄的层厚数据中重建出较厚的层厚，但一旦数据采集层厚确定下来之后，就不可能再重建出比其更薄的层面来。

当位置传感器变脏或者损坏时，会导致选择层厚时报错，因此要经常给位置传感器除尘。在更换传感器时要注意原来的位置。准直器控制电路出现故障的频率也较高。在扫描架

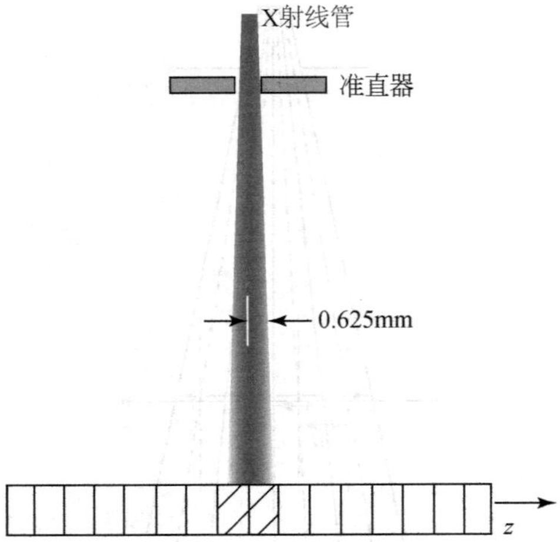

图 2. 4. 8　前准直器和探测器共同决定层厚，层厚可以小于探测器孔径

内有测试准直器的开关（有的 CT 设备在扫描架外面有开关），可检测准直器光栅的运动是否到位或停止。CT 设备配有层厚的检测卡，用于检测不同层厚的尺寸是否准确。

第五节　探　测　器

与球管一样，探测器同样属于 CT 的核心部件。探测技术的发展推动了 CT 的发展，CT 的发展也对探测器提出了更高的要求。在过去几十年的时间里，CT 探测器技术经历了不断的变革。

一、探测器功能

探测器是一种将 X 射线量转换为可供记录的电信号的装置，通过测量它接收到的 X 射线量，然后产生与 X 射线量成正比的电信号。其接收器是由很多小探测器组成的阵列。从原则上讲，每个探测器测得的单元等于穿过人体断面射入该探测器单元的部分 X 射线量。

二、探测器的特性

探测器最重要的特性是它们的效率、稳定性和响应性。

（一）效率

效率是指照射的 X 射线束转化为有用信号的百分比。理想情况下，探测器效率应该是 100%。这样，全部射束将被截获，将改进计数系统和减少患者的曝光量。计算机必须校正射束的非单色性。在探测器效率小于 100% 的情况下，校正更为困难，因为很多较高能量的光子都穿过传感器而未被检测到。

1. 量子探测效率

量子探测效率（DQE）又称为吸收效率。当 X 射线束入射在晶体上时，所有探测器必须具有高度吸收能力。吸收效率是指辐射进入探测器而被吸收的百分率。

量子探测效率也是描述探测器效率的一个很有用的参数。其数学表达式如下

$$\mathrm{QDE} = \frac{\int_0^{E_{\max}} \Phi(E)(1 - \mathrm{e}^{-\mu(E)\Delta})}{\int_0^{E_{\max}} \Phi(E)\,\mathrm{d}E} \tag{2.5.1}$$

式中，$\Phi(E)$ 为 X 射线光谱；$\mu(E)$ 是探测器的线性衰减系数；Δ 为探测器的厚度。很显然，$0 \leqslant \mathrm{DQE} \leqslant 1$。式（2.5.1）表明，随着探测器厚度、线性衰减系数增加，QDE 也增大。由于设计关系以及对体参数的考虑，探测器的厚度通常有所限制，而 $\mu(E)$ 仅与所用的探测器的材料有关。一般对于高压氙气气体探测器而言，DQE 在 60% ~70%，这就意味着有 30% ~40% 的入射光子没有被探测到。

虽然 DQE 能够很好地描述到达探测器的 X 射线的吸收效率，但它不能表征通向探测器而实际到达探测器的光子的百分比值。例如，对于第三代 CT 机而言，准直器被放置在探测器前方用来阻挡散射线，用来阻挡散射线的准直器是有一定厚度的，一般钨准直器的厚度为 0.2mm。尽管钨准直器可以阻挡散射线，但它们也一定程度地阻挡了有用的 X 射线。这是因为大约有 20% 的探测器表面区域被钨盘覆盖，所以 DQE 很高并不意味着捕获 X 射线光子总的探测器效率高。所以，几何探测效率（GDE）这个参数被提出来描述有效的探测器面积与总的探测器面积的比值。在本例中，GDE 为 80%。

2. 几何效率

几何效率=探测器有效宽度/（探测器有效宽度+失效的空间）

如图 2.5.1 所示，几何效率是由每个探测器的孔径和与关系到每个探测器所占总空间的比来决定的。这个空间包括探测器本身和静止的准直器，或它与下一个探测器之间的间隔。射入间隔的辐射不能被探测器吸收，因而不助于图像的形成。理想的情况是探测器所占的范围要比间隔所占的大。

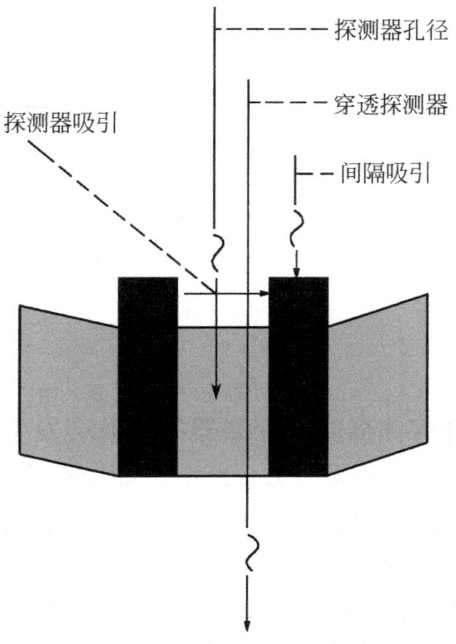

图 2.5.1　决定探测器效率的诸因素

3. 总的检测效率

探测器的总效率是几何效率和吸收效率值的乘积。实际的扫描器具有的总检测效率在

50% ~80%。探测器的效率越高，在一定图像质量水平的前提下可以减少患者接受的剂量。

（二）稳定性

稳定性是指从某一瞬时到另一瞬时探测器的一致性和还原可能性，探测器需经常进行校准以保证其稳定性。在第一代 CT 中，每次线性运行结束后都要校准探测器，第二代扫描器也是每次线性运动结束时校准探测器。当第三代探测器的响应偏离正常情况时，环状的伪影在该断层扫描图像中产生。第四代扫描器在每一次旋转期间对探测器校正两次，第一次校准是沿着运动扇形射束的前缘，第二次是沿着后缘。

在扫描和数据采集过程中保证系统的稳定性是非常重要的。为防止探测器零位漂移，在扫描过程中需对探测器的变化进行校正，使得在每个 X 射线脉冲到来之前所有探测器输出皆为 0。此外，每天还应对系统漂移进行校正，保证在全部动态范围内的线性和稳定性。

热稳定性的好坏直接影响探测器的性能。固体探测器受周围温度影响很大，当 CT 扫描时间过长时，机架内周围的温度会发生变化，这种温度的变化会导致探测器增益发生改变，从而产生伪影。确保热稳定性的主要方法是在 CT 机内采用好的温度控制装置。

（三）响应性

探测器的响应是指探测器接收、记录和抛弃一个信号所需的时间。一个探测器应瞬时地响应一个信号，然后立即迅速地抛弃该信号并为响应下一个信号做好准备。对于某些探测器，信号通过以后，余晖（余晖是一个读数对另一个读数的存储影响）或磷光是一个严重的问题。因此探测器存在一个响应速度问题，在扫描时间短的射线入射到探测器上时，响应的速度越快，就可以消除余晖影响。为了避免余晖造成的畸变及伪影，需要仔细选择闪烁物质及进行一些软件的校正。

（四）准确性

由于人体软组织及病理的取样所得衰减系数的变化是很小的，因此，它们对穿过人体的射束强度也只引起很小的变化。然而，图像重显的过程对衰减测量值的微小差异是十分敏感的，因此测量中的小误差可能被误认为信号的变化。

探测器的准确性要求探测系统必须具有如下特点：低电子噪声，线性，各探测器的均匀一致性及瞬时稳定性。

（五）辐射损伤

当 X 射线照射到闪烁晶体探测器时，探测器的增益会发生改变。增益的改变与照射时间的长短、射线强度、恢复时间等因素有关。此时，如果不及时地对探测器加以校正，就会产生图像伪影。例如，如果一台 CT 机扫描头部次数大于扫描体部次数，射线对中心探测器通道增益的影响要小于对外围探测器通道的影响，其原因是照射到中心探测器的部分 X 射线被头部阻挡掉了。但进行体部扫描时，探测器通道之间增益的变化不均匀，这就导致在重建图像的中心有一个圆环物体。去除这种伪影最好的方法就是把探测器的辐射损伤限制在一定的范围内。例如，一种方法是在 HiLight 闪烁晶体上涂上一层稀土金属元素，用来将探测器的辐射损伤（radiation damage）降至可以忽略的范围内。此外，也可以选取对辐射损伤不敏感的材料作探测器的材料（如 $CdWO_4$）。同时还需要对探测器进行校正或者采用数学算法来克服这种伪影。

（六）初始速度和余晖

入射 X 射线光子与闪烁体发生相互作用，释放的光电子可使其他原子上的电子受到激发，受激电子回到基态可发出可见光或紫外光谱的特征辐射，并根据原子结构所确定的时间常数按指数规律衰减。这个时间常数称为闪烁体的初始速度。

由于杂质的存在使少量受激电子陷入返回基态周期较长的激发态，产生较长的衰减时间常数，称为余晖。该现象类似于在黑暗房间内关闭电视后所看到的现象。当关掉电视后，屏幕不会马上变暗，而是逐步变暗，这种现象在固体探测器上也同样存在。余晖是固体探测器所特有的现象。随着 CT 的不断发展，余晖现象越来越被引起重视。尤其是在双能模式中，对初始速度和余晖（primary speed and afterglow）的要求更严格，在双能切换模式中，帧与帧之间的 X 射线的输出结果差别很大，要求将帧与帧之间的信号污染降到最低程度。在 CT 的应用中，可以通过一定的算法来校正余晖效应，也可以通过掺杂晶体的方法来降低余晖效应。

（七）热稳定性

探测器的热稳定性（thermal stability）会影响图像质量。对固体探测器而言，探测器的增益会随着室内温度变化而变化。经过长时间的 CT 扫描后，机架内的温度会产生变化，温度变化导致探测器增益变化以及探测器的非线性，最终会产生图像伪影。因此，大多数 CT 扫描仪会采用温度控制装置来将探测器的温度尽量控制在一个小的范围内。

三、探测器类型

目前，CT 中常用的探测器类型有两种：一种是收集电离电荷的探测器，它收集电离作用产生的电子和离子，记录由它们的电荷所产生的电压信号，由于受电离的物质一般为惰性气体，因此称之为气体探测器；另一种是收集荧光的射线探测器，称为固体探测器。目前绝大多数 CT 采用固体探测器。

（一）气体探测器

1. 探测原理（图 2.5.2）

气体探测器是利用气体（一般采用化学性能稳定的惰性气体）电离的原理，入射的 X 射线使气体发生电离，通过测量电流的大小来测得入射 X 射线的强度。

2. 探测器结构

气体探测器的结构如图 2.5.3 所示。电离室的上下夹面由陶瓷拼成。每个电离室两侧用薄钨片构成，而 X 射线入射面由薄铝板构成，所有隔板相互连通，上加 500V 直流加速电压，各个中心收集电极引线连至相应的前置放大器，电离室内充满高压力的氙气。当入射 X 射线进入电离室后使气体电离，正离子由中心收集电极接收，通过前置放大器放大后送入数据采集系统。电离电流会产生高温，因而隔板和收集电极均采用钨片。钨片与 X 射线入射方向一致，起到后准直器的作用，它可防止由被测人体产生的散射线进入电离室。气体探测器的光子转换效率比固体探测器要低，采用高压氙气可以提高一些，但由于钨片机械强度限制，不能采用太高的压力，这就限制了转换效率的提高。但气体探测器电离间的间隔为很薄

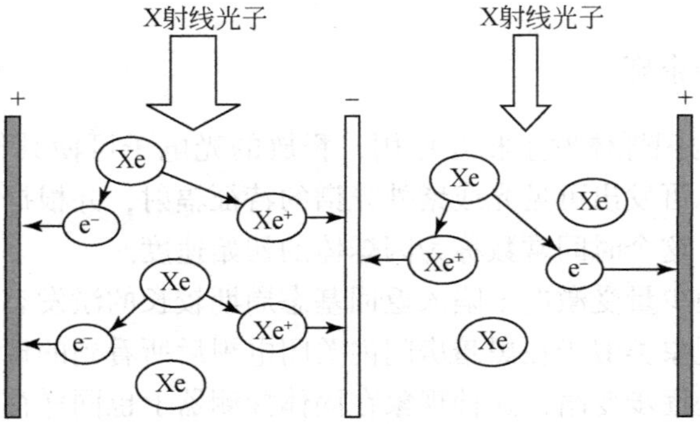

图 2.5.2　气体探测器的工作原理图

的钨片，其几何利用率可高于固体探测器。因而实际上这两种探测器的总剂量效率大致是相近的，气体探测器中各个探测器的电离室是相互连通的一个整体，使其处于同样的气压、密度、纯度、温度条件下，从而有较好的一致性。

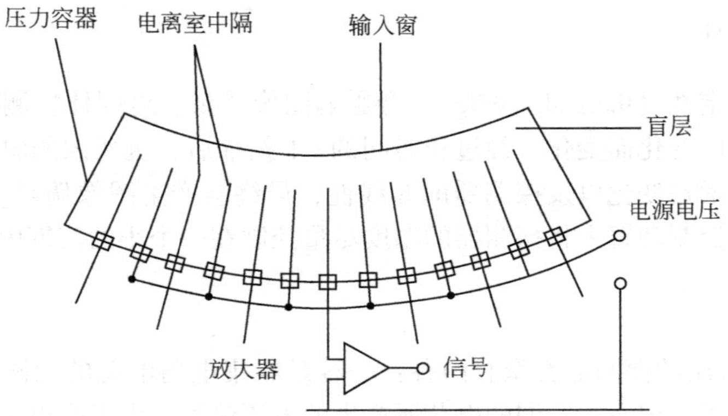

图 2.5.3　气体探测器的结构

气体探测器的主要缺点是较低的 DQE。这是因为氙气的低密度，使得一部分 X 射线光子穿过电离室，但没有引起电离。尽管可以通过提高电离室的压力来加以弥补，但仍然无法有效地提高 DQE。此外，在 MSCT 中，探测器呈 2D 排列，气体探测器很难实现 2D 形状的有效排列。气体探测器的优点是制作成本较低，因此，目前它仅用于低端的单层面 CT 中。

（二）固体探测器

1. 探测原理（图 2.5.4）

闪烁，即瞬间发光。当 X 射线照射某些物质时，这些物质能瞬间发光，利用光电倍增管可将这种闪烁转换为电信号，再用电子线路和器件将它放大并存储下来。把发光物质即闪烁晶体和光电倍增管组合起来，就构成了闪烁计数探测装置。闪烁探测器是利用射线能使某些物质闪烁发光的特性来探测射线的装置。由于此种探测器的探测效率高，分辨时间短，既能探测带电粒子，又能探测中性粒子，既能探测粒子的强度，又能测量它们的能量，鉴别它们的性质，所以闪烁探测器在 CT 扫描机中得到了广泛应用。

2. 固体探测器构成

闪烁探测器的结构如图 2.5.5 所示，主要包括闪烁晶体和探测装置。

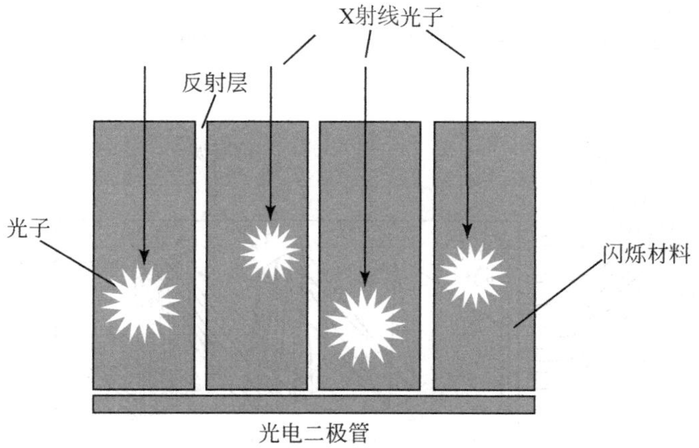

图 2.5.4 固体探测器的原理

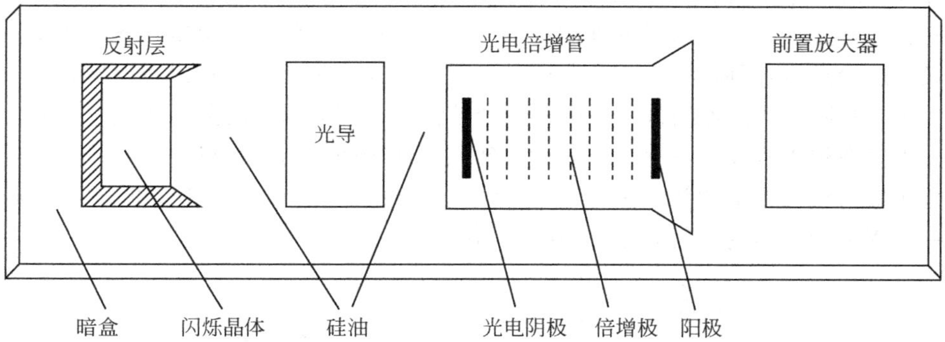

图 2.5.5 闪烁探测器的结构

由图 2.5.5 可见，在闪烁探测器前面加有反射层，它可以是涂有白色氧化镁粉末的铝盒，可使闪烁晶体产生的荧光光子能大部分反射到光电阴极上。在晶体与光电倍增管间放置有机玻璃制成的光导，并涂有硅油，以保证良好的光耦合。

闪烁晶体是将射线粒子能量转换成光能的一种器件。在闪烁晶体中一般还加有少量的激活剂，它们在晶体中形成正空穴，当晶体受 X 射线照射时，其中的原子和分子被激发，被束缚的电子跃迁为自由电子，但这些自由电子很容易被激活剂形成的正空穴所捕获。当受激原子和分子被激退时，这些电子重新回到原来状态而反射出光子来。

光电倍增管是一种光电转换器件，通过它可把光子转换成电子。它不同于其他的光电转换器件，如光电管、光电池等。光电倍增管可把微弱的光按比例地转换为较大的电信号，这就是它的倍增作用。光电倍增管的工作是建立在光电效应、次级电子发射和电子光学的基础上的，它一般由光阴极、次阴极和收集阳极三部分组成，如图 2.5.6 所示。其中光阴极是接收光子而发射光电子的电极。它一般是将 Sb-Cs 或 K-Sb-Cs 等光电材料，用真空蒸发的方法附着在管子端部透明的内表面而构成。光阴极的材料决定了光电倍增管的光谱响应范围。次阴极即次级电子倍增极。光阴极发射的光电子通过聚焦系统打在第一次阴极上，第一次阴极发射的电子打在第二次阴极上……次阴极各级间电压是依次递增的，电子逐次增加，直到被阳极收集为止。次阴极的数目通常为 9 ~ 14 不等，所以最后为阳极所收集的电子数量是很可观的。次阴极一般也以 Sb-Cs 等光电材料制成，此外也可用 Ag-Mg、Cu-Be 等合金材料。收集阳极是最后收集电子并输出信号的电极，它一般用电子逸出功较大的普通材料制成。

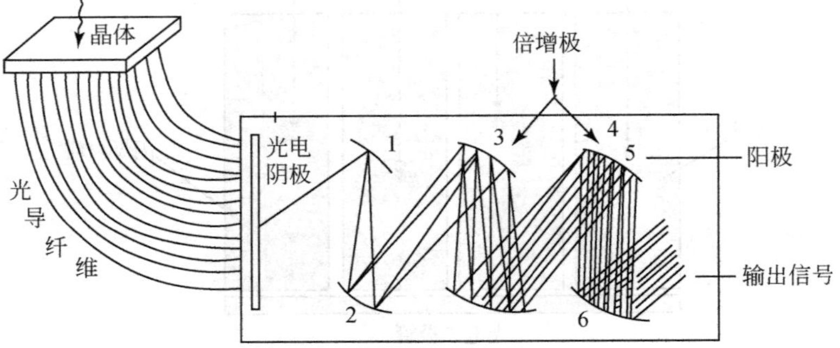

图 2.5.6　光电倍增管

外界环境对光电倍增管的性能影响很大。为避免外界磁场和电场的干扰，应采取严密的屏蔽措施，通常是在光电倍增管的外面罩上一个与阴极同电位的合金罩。光电倍增管工作在强辐射场时还会产生各种辐照效应，在这种情况下，应对整个环境加以辐射屏蔽。

图 2.5.7 是固体探测器组件示意图，每个单独的探测器通过防散射滤线栅分隔，借助于滤线栅，可以在很大程度上优化射线质量。然而，使用防散射滤线栅也存在不足之处：为了有效地阻止散射线，要求滤线栅的厚度至少为 0.1mm，这样就极大地降低了探测器的几何效率，一般固体探测器的几何效率在 50% ~80% 。

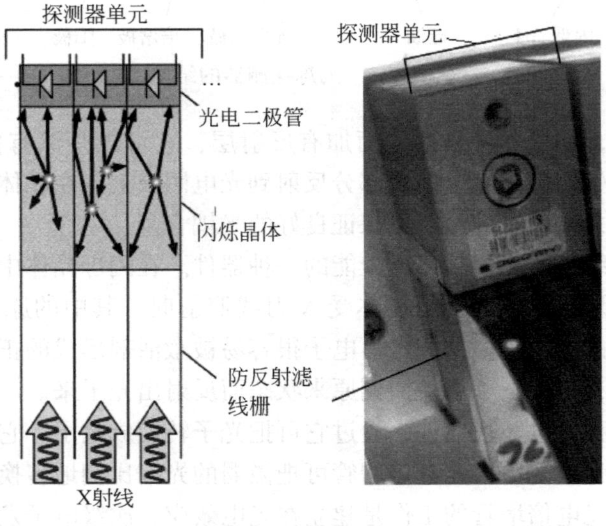

图 2.5.7　固体探测器组件示意图

3. 常用 CT 探测器材料

铊激活碘化钠晶体：NaI（Ti）是早期使用最普遍的闪烁体。这种晶体的密度大，对γ射线和 X 射线有较大的阻止本领，它的透明度和发光度都很高。但碘化钠晶体有一个致命的缺点，就是它极易潮解。晶体一旦潮解后，探测效率和能量分辨率均急剧下降，以致完全不能使用。所以在实际应用中，碘化钠晶体被密封在一个铝制外壳内。

铊激活碘化铯晶体：CsI（Ti）晶体主要优点是在空气中不易潮解，故不需封装。闪烁晶体在使用和保存时，应避免强光照射，否则会严重影响其性能。若因强光照射致使晶体变色，可用长期避光的方法褪色，晶体的性能即可得到恢复。

钨酸镉晶体：钨酸镉晶体对 X 射线吸收系数大，辐射长度短，可使高能物理探测器做得十分密集，从而降低整个设备的造价。其优点是生产成本低、吸收效率高等；其缺点是对湿度敏感、稳定性较差和余晖效应等。

闪烁晶体探测器：材料表面覆盖反射材料并耦合到一排光电二极管上。闪烁体用高反射材料包覆，可以使发出的光朝向探测器底部的光电二极管。由于闪烁体内的反射和吸收，仅有小部分的光子能到达光电二极管，产生电信号。因此，要得到较好的图像，必须有很高的 X 射线输入能量。闪烁晶体探测器的优点在于自身的高吸收率和发光效率，同时就光电转换一个环节而言也是具有较高效率的。其缺点是透光性差，穿过人体的有效 X 射线激发的光子只有一部分能够最终到达光电二极管，同时 z 轴均匀性差，会在一定程度上影响成像质量。因此，在使用过程中要防止吸潮情况的发生。闪烁晶体的选择非常重要，不同的晶体具有不同的量子转换效率和余晖特性。

稀土陶瓷探测器（UFC）：稀土陶瓷探测器与以往的 CT 探测器相比光输出率高，光电转换率是钨酸镉晶体的 2 倍，X 射线利用率可达 99%；具有很好的稳定性，图像很少产生环状伪影；余晖效应时间短，可以作快速连续的螺旋扫描。稀土陶瓷探测器的优点是具有高吸收率、发光效率高、余晖效应短、转换率高、高稳定性等。缺点主要有两个，一是探测器单元体积限制分辨率进一步提高；二是探测器之间的拼接缝隙影响 X 射线检测效率。

纳米探测器：白水晶（SiO_2）是纳米探测器的主要材料，对 X 射线具有高度敏感的特性，并主动吸附，同时产生能量的效应。Philips 引入了纳米“三明治”探测器技术，将 CT 探测器高度模块化。将 CT 探测器的闪烁晶体、光电转换部件以及 AD 转换部件等组件集成于一个模块，每个模块对应患者准直 $1cm^3$ 面积，相当于 256 个传统 64 排 CT 的探测器单元。

宝石探测器（gemstone detector）：宝石探测器是在宝石材料结构的基础上添加稀有元素组成，具有初始速度快、余晖效应低等特点，同时宝石探测器材料与光电二极管的响应曲线具有更好的一致性。这些特点可以使 CT 在超快速能量切换的基础上进行能谱分析，用能谱栅可以得到单能谱图像。单能谱成像可以更好地鉴别冠状动脉斑性质、结石成分等，也可以有效地去除射线硬化伪影等。

四、探测器的空间布局

（一）SSCT 中探测器排列

在 SSCT 产品中，对探测器采用两种布局（图 2.5.8）。一种是旋转的扇形探测器系统（第三代 CT 机），另一种是固定的探测器环系统（第四代 CT 机）。与探测器环系统相比，扇形束装置优点是剂量利用率高（在同样的分辨力、探测器数目和价格情况下），能更好地抑制散射线。探测器环系统需要更多的探测器。

（二）MSCT 探测器排列

MSCT 的逐步普及，使得探测器环系统的发展受到了限制。同样是探测器数目增加，但是在增多的探测器的基础上，使得其布局呈二维弧面分布，这样就有效地提高了探测器的利

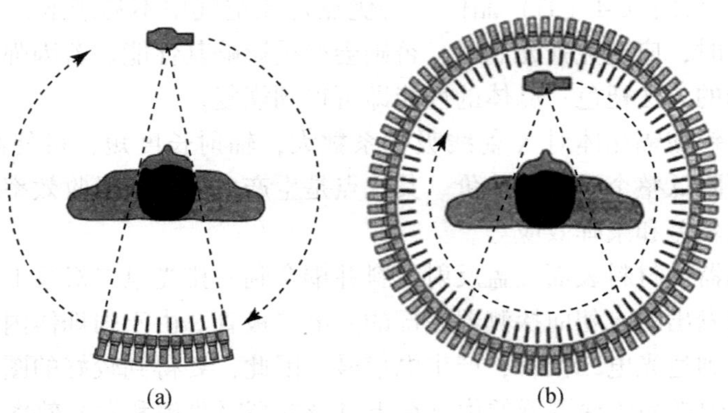

图 2. 5. 8　SSCT 中探测器的两种排列方式

用率（图2. 5. 9）。在 MSCT 中均采用固体探测器，且沿用第三代的旋转-旋转结构。

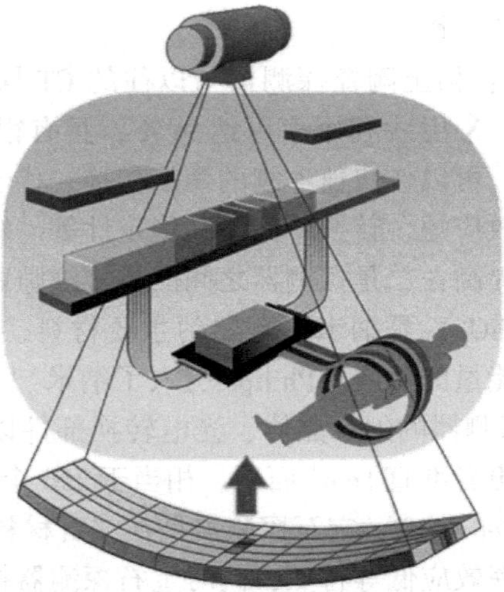

图 2. 5. 9　MSCT 探测器的排列

在介绍 MSCT 探测器排列之前，首先要澄清在 MSCT 中“排”和“层”的概念。“层”（slice）和“排”（detector-row）是两个完全不同的概念。“排”是指 CT 探测器在 z 轴方向的物理排列数目，即有多少排探测器，是 CT 的硬件结构性参数；而“层”是指 CT 数据采集系统同步获得图像的能力，即同步采集图像的 DAS 通道数目或机架旋转时同步采集的图像层数。因此，多排是多层的物理基础，但是排的数目并不严格等于层面数。例如，Siemens，Philips、GE16 层 CT 是 24 排，Toshiba 的 16 层 CT 是 40 排，而 Siemens 的也可以 32 排探测器为基础重建出 64 层图像。

MSCT 中探测器的排列主要有三类：矩阵探测器阵列（matrix detector），自适应探测器阵列（adaptive array detector）和混合矩阵探测器阵列（mixed matrix detector）。为了便于对比，我们将三类探测器阵列的排列放在图 2. 5. 10 中。从图 2. 5. 10（a）中可以看出，在矩阵探测器阵列中，探测器在 z 轴方向均匀分布排列。例如，GE LightSpeed 中，探测器在 z 轴均匀分布 16 排，在等中心点的投影宽度（projected width）为 1. 25mm，通过组合来选择不同的层厚。例如，在 4×1. 25mm 模式中，中心 4 排探测器被激活，并且同时收集 4 个单独的信号，如图 2. 5. 10（a）所示；当选择 4×2. 5mm 模式时，两个相邻的探测器组合成一个信号输出通道，如图 2. 5. 10（a）的第二排所示。同样的道理，在 4×3. 75mm 中，三个相邻的探测器组合成一个信号输出通道；在 4×5mm 中，四个相邻的探测器合成一个输出。很显然，这种类型的机器是属于“探测器起准直作用的”，被准直的探测器的宽度通常称为探测器孔径。需要说明的是，探测器孔径是指在等中心点投影的 X 射线束宽度，而不是探测器的物理宽度。实际探测器的物理宽度要大于探测器的孔径值。在自适应探测器阵列中，*z* 轴方向的探测器的大小不相等。例如，在 SOMATOM Volume Zoom 中，探测器单位的大小分别为 5mm、2. 5mm、1. 5mm 和 1mm［图 2. 5. 10（b）］。层厚由前准直器和后准直器共同确定，例如，在 4×1mm 模式中，中间两层由探测器单元决定（每个 1mm 宽）。边缘两层略微复杂，它们的内边缘由探测器单元边缘决定，外边缘由前准直器决定。图 2. 5. 10（c）是混合探测器阵列排列方式。在这种排列中，中心四排探测器 0. 5mm 宽，两边分别为 15 排 1mm 宽的探测器排。

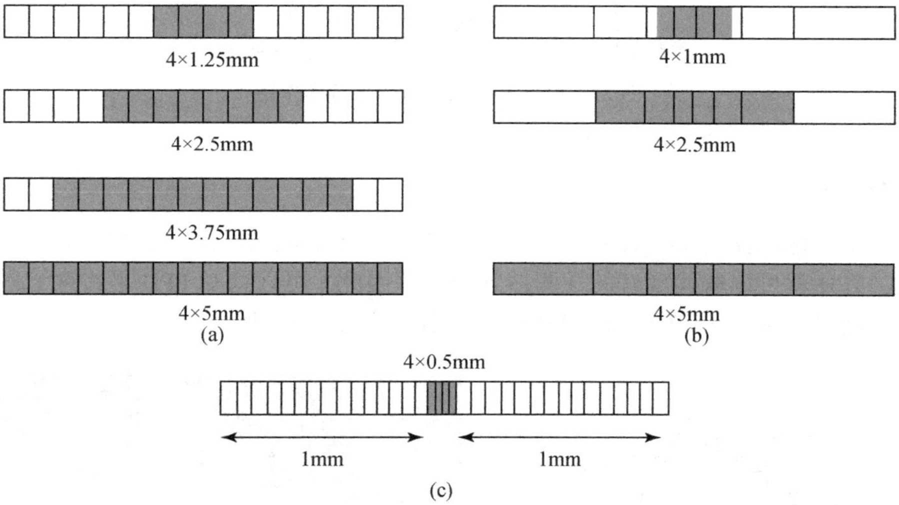

图 2. 5. 10　MSCT 中探测器的三种排列方式

三种类型各有优缺点。自适应探测器阵列中，由于层厚排列组合时探测器数目较少，因此探测器间缝隙较少，这样就提高了量子吸收效率。一般来说，探测器的数目越多，剂量利用率就越差。当固定探测器阵列中增减探测器数目比较方便灵活时，对应于设备的升级也比较方便。鉴于探测器排数和剂量利用率的综合性考虑，目前，各大厂商在 16 层以上的 CT 中均采用混合探测器排列方式。

五、参考探测器

参考探测器的作用是测量入射人体前的原始 X 射线。其结果对应于入射组织的 X 射线初始强度。X 射线经前准直器后被参考探测器接收。如图 2. 5. 11 所示，探测器两端各有 4 ~ 8 个通道，用来测量入射人体前的原始 X 射线。由于管电压存在波动，使球管发出的 X 射线能量即使通过了滤过器也并非完全一致，因此对影像影响较大，应进行参考校正（reference correction）。这些参考通道直接接收 X 射线入射而非通过患者，以修正 X 射线能量不同对影像的影响。

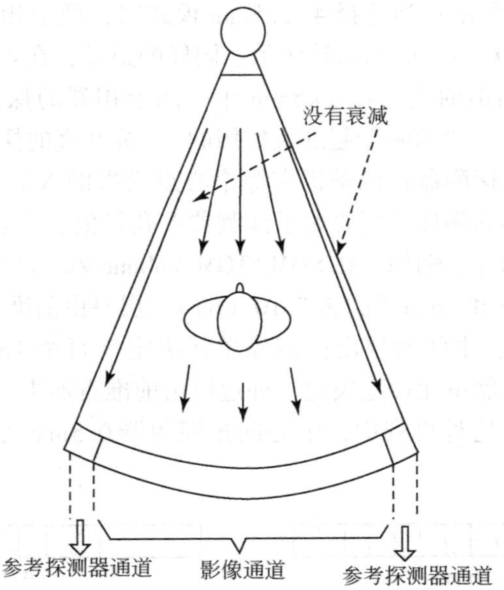

图 2.5.11　参考探测器的位置和作用

六、平板探测器

目前，平板探测器（flat-panel detector，FPD）用于显微 CT 中。当锥形线束重建方法切实有效时，FPD 就可以取代现有的探测器阵列了。因此，可以预知 FPD 是将来 CT 探测技术的一个重要趋势。图 2.5.12 给出了 FPD 示意图以及对应的实例。

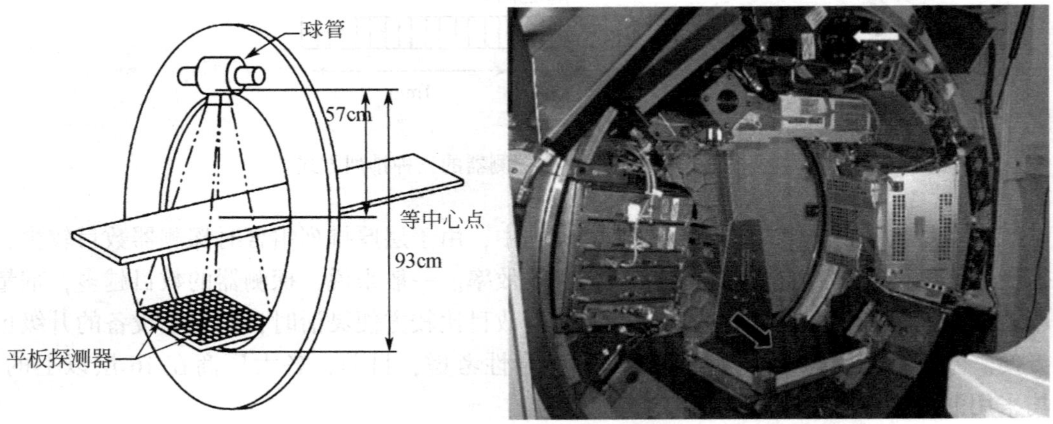

图 2.5.12　FPD 在 CT 中的位置和实例

FPD 分为两类，一类是间接转换式 FPD，另一类是直接转换式 FPD。

间接转换式 FPD 探测原理（图 2.5.13）：X 射线照射到碘化铯闪烁体层上，将 X 射线转化为可见光，光子被吸收，在光电二极管产生与 X 射线辐射强度成正比的电荷。在探测器曝光的过程中，电荷被集成和存储在探测器单元中，相当于电容器一样。实际读出过程是由薄膜晶体管（thin film transistor，TFT）进行初始化，TFT 通过数据链将电荷转移到读出电子装置。这类探测器在探测过程中，散射线的存在是主要的问题，其一是产生的可见光向各个方向发散，其二是可见光在闪烁体内传播时还会发生散射，因此在一点产生的可见光子会被邻近的几个 TFT 单元探测到，从而降低了探测器的空间分辨率。

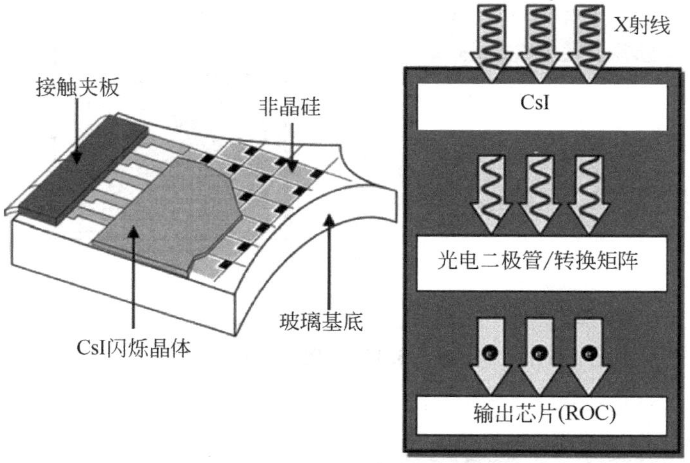

图 2.5.13　间接转换式 FPD 的原理

直接转换式 FPD 探测原理（图 2.5.14）：采用无定型硒将 X 射线光子直接转换成存储在电容中的电荷，再由 TFT 阵列读出。在一点产生的电荷在电场作用下向一个确定方向移动，移动过程中不存在散射的影响，因此直接转换式 FPD 的空间分辨率较高。

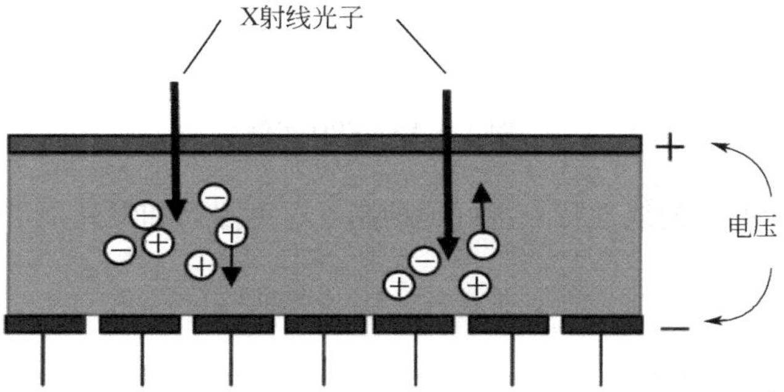

图 2.5.14　直接转换式 FPD 原理示意图

FPD 的主要优点为空间分辨力高。这是因为 FPD 和要成的像有同样大小的尺寸，因而探测器系统不会造成几何失真。此外，探测器的厚度也很薄。

高填充因子是 FPD 的另一个优点。式（2.5.2）是填充因子的数学表达。图 2.5.15 放大了一个探测单元的结构。

$$\text{填充因子} = \frac{\text{感光区域}}{a \times b} \tag{2.5.2}$$

如图 2.5.16 所示，图（a）是带状电缆数据连接的 FPD，图（b）是集成组装后的 FPD，在这个 FPD 中，将 4 194 304 个像素集成在 41cm×41cm 的区域上。

数字闪烁探测系统的另一个优点是动态范围广。图 2.5.17 中，（a）和（b）分别显示了胶片探测系统和数字探测系统的动态范围。从图中可以看出，胶片探测系统只能够在很窄的高对比度曝光范围进行物体成像，如果曝光过度或曝光不足，都会造成图像对比度降低，

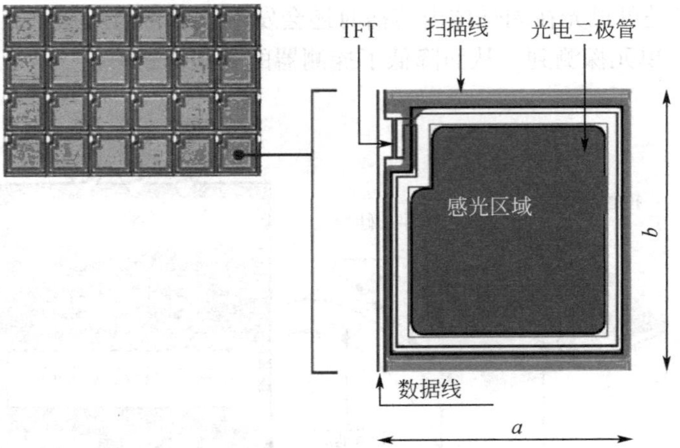

图 2.5.15　FPD 示意图

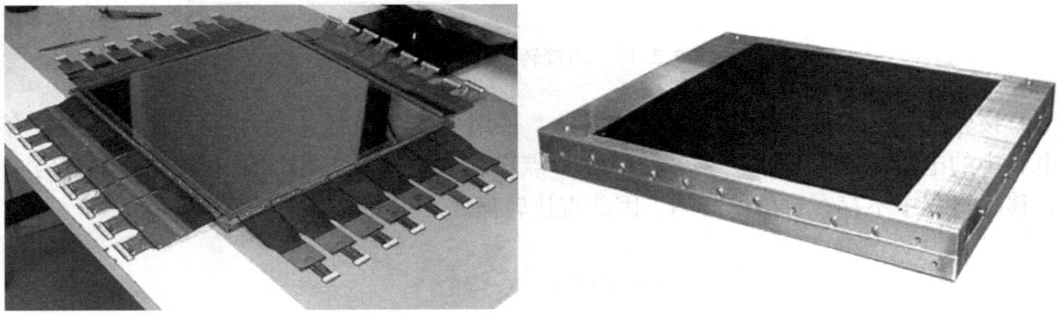

(a)　(b)

图 2.5.16　FPD 实例

而数字探测系统响应曲线的线性特点很好地抑制了过度曝光和曝光不足造成的影响。

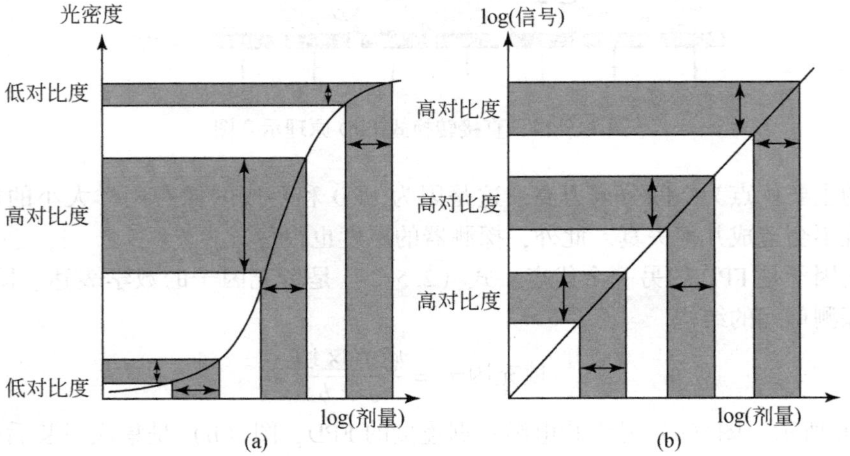

图 2.5.17　胶片探测系统（a）和数字探测系统（b）的特性比对

目前使用的基于 FPD 的锥束 CT 系统面临的一个最大问题就是散射线。散射包括背散射和来自物体的散射，背散射的影响通常可以通过安装吸收屏基本消除，来自待测物的散射通常是使用探测器前加准直器的方法抑制，FPD 的散射是二维的，散射造成的影响比较大。目前对散射的影响主要研究问题有：如何评估探测器接收到的数据中散射射线的多少；如何在重建的图像中尽量减小散射射线的影响。

七、探测器相关故障及维护

（一）探测器偏移、非线性和辐射损伤

探测器中出现暗电流的现象称为探测器偏移。偏移程度与周围环境温度和时间有关，而且每个通道间情况也不一样。由于单个通道的电子暗电流是随机的，围绕平均值波动的采样数据不会产生明显的图像伪影（假设漂移的幅度与探测的 X 信号比很小）。另外，通道之间的波动也可导致环形或条形伪影，主要是因为相邻通道之间的差异在所有帧内是一样的。在固定通道产生的常数误差产生环形伪影（由反投影重建的特点导致的）。为了补偿探测器的偏移，在每次扫描前先测量探测器的平均偏移值。完成方法是在球管曝光前短时间内计算探测器的平均读数，整个过程需要逐个通道进行。因为任何通道的平均偏移可随时间变化（如由于周围环境温度的变化），必须对探测器经常进行校正以确保偏移校正的准确性。在进行其他处理和重建前，先将平均偏移值从投影值中除去。

在探测器生产过程中，很难生产出一模一样的探测器单元。例如，探测器单元的尺寸在不同批次切割时会有轻微变化。因为在加工过程中有细微变化，每个探测器单元表面的粗糙程度也不一样，而且位于探测器之间的反射材料也不能保证完全一样。与每个闪烁晶体单元相连的光电二极管可产生响应波谱和转换效率的轻微差异。每个通道的数据采集电路也存在差异。另外，探测器增益也随时间变化。为了补偿不同时间和通道间的增益变化，大多数 CT 生产厂商使用空气扫描校正技术。在校正过程中，在扫描范围内不使用任何物体进行一系列扫描。如果假设照射到所有探测器单元的 X 射线光通量一样，在空气扫描中探测器单元的增益应与测量值成正比。为了减少统计偏差，需对大量样品进行平均得到增益校正值。注意，在不同的扫描条件下得到的校正值可能有所不同（如不同管电压、准直器孔径等）。

在 CT 机应用的技术中，假设探测器输出与到达探测器的 X 射线光子数量成正比。然而实际情况是，当探测器和 DAS 老化时，探测器和数据采集系统的线性在输入信号范围内就不成比例了。探测器漂移和探测器的非线性均可导致环形伪影和条纹伪影。

辐射损伤或滞后现象也会导致探测器信号退化。对于许多固体闪烁晶体探测器，探测器增益随辐射剂量和恢复时间变化。以 $CdWO_4$ 为例，辐射损失的净效应是测量信号的持续不变的偏差，如果没有使用足够的校正，会出现环形或条形伪影。

可以采用一些校正方法来解决探测器的漂移、非线性和辐射损失造成的环形或带状伪影。其中一个方法是找到产生问题的探测器，然后对探测器加以校正。例如，可以在一些固体闪烁晶体探测器中掺杂某些材料来抑制发生辐射损失。

（二）初始速度和余晖

如果对固体探测器进行一段时间的 X 射线照射，然后迅速停止 X 射线输入，探测器的输出不会马上变为 0。剩余信号在闪烁晶体上会保持几微秒到几百毫秒。图 2.5.18 是用 HiLight 探测器作的两个衰减曲线。从图中可以看出，探测器的初始速度和余晖的不同的时间常数。目前的 HiLight 探测器通过掺杂稀有元素消除余晖现象。

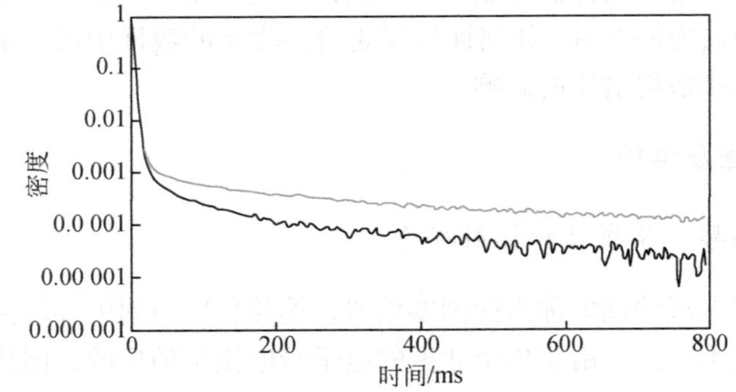

图 2. 5. 18　闪烁晶体探测器信号衰减图

简单观察曲线可以看见在衰减曲线上有多个衰减分量（不同的衰减分量对应不同的衰减时间），有的衰变常数非常短（几毫秒），有的很长（几百毫秒）。它们对图像的影响主要与时间常数的大小有关。为了方便以后讨论，我们把时间常数非常短的分量称为探测器初始速度，时间常数非常长的分量称为探测器的余晖。

探测器初始速度主要影响重建图像的空间分辨力，余晖的存在会给图像带来伪影。通过下面实验可以看出影响效果。在 GE 的 Lightspeed 的 CT 机上扫描两次 GE 性能体模。为了减少其他影响测量的因素，确保两次扫描使用相同的 mAs（200mA，0. 5s；50 mA，2s），用高分重建算法得到图像，显示 FOV 为 12cm，结果如图 2. 5. 19（a）和（b）所示。对于 0. 5s 的扫描，图像的空间分辨力明显下降，特别是在图（b）沿着方位角方向，在线的周围可观察到类似彗尾的图形。

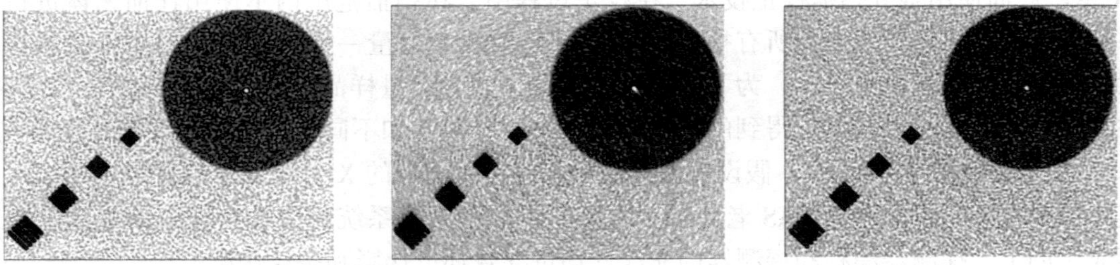

(a)　(b)　(c)

图 2. 5. 19　GE 性能体模图像

（a）2s 扫描时间的图像；（b）0. 5s 扫描时间的图像；（c）用探测器衰减校正后的 0. 5s 的图像

为了进一步定量分析对分辨力的影响，计算线的调制传输函数（MTF），结果如图 2. 5. 20 所示。在 MTF 计算中使用了二维傅里叶变换，在各个方向对幅度进行平均，并描绘出幅度与频率的关系曲线。2s 扫描的 MTF（未经校正）用细点线表示，0. 5s 扫描的 MTF（未经校正）用粗灰色点线表示。空间分辨力的损失显而易见。

探测器初始速度的另一个影响是使重建图像出现畸变。在体模内的棒是矩形。在图 2. 5. 19（b）中较大的棒的形状与图 2. 5. 19（a）中的相比明显变形，这是因为残余信号被前面的帧影响了。探测器余晖对图像质量的影响有些不同。余晖信号占整个信号的一小部分，这样对空间分辨力的影响不明显。它的影响主要是图像伪影，例如，由于余晖导致每个探测器通道之间存在差异，产生环形或阴影。

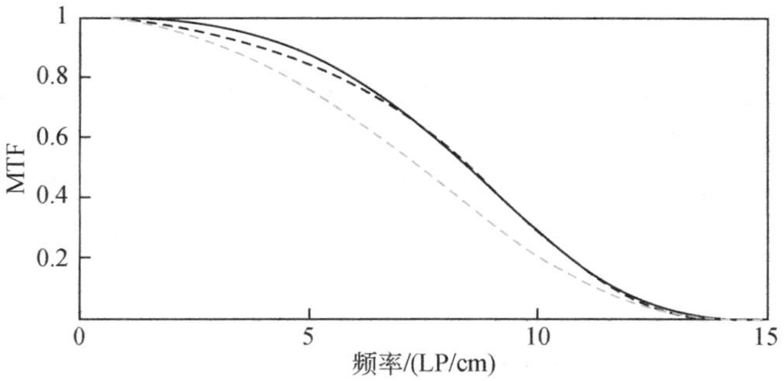

图 2.5.20　采用高分算法重建出的图像的 MTF 曲线

如前所述，余晖有多种时间常数，从几十毫秒到几百毫秒。相对短的时间常数部分对扫描物体表面影响有限，这些地方的对比度很大（物体与空气）。为了证明这个现象，可见图 2.5.21（a），该图患者扫描时间为 1s，注意患者左下方皮肤消失（箭头所示）。尽管这类伪影不会导致危险误诊，但是它降低了图像质量，从而对医生诊断造成不利影响。

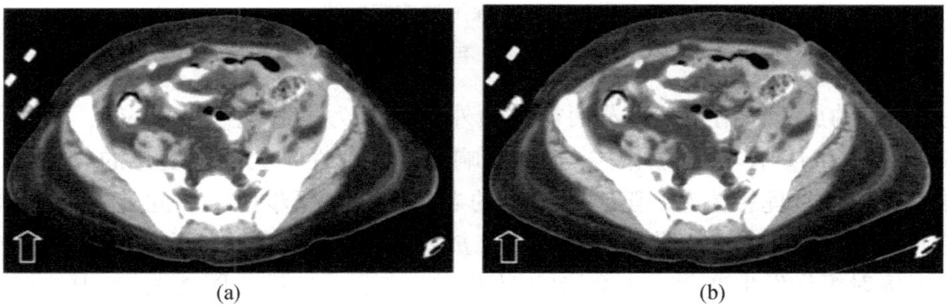

图 2.5.21　由探测器余晖导致的条纹伪影

（a）原始图像；（b）校正后的图像

时间常数长的余晖（几百毫秒范围内）会产生较严重的图像伪影。余晖作用后所导致的探测器单元间的非一致性，可使扫描物体内产生明显的环形或弧形伪影。使用大椭圆形体模扫描可以证明这一点。将体模摆放在等中心下近 10 cm 处。图 2.5.22（a）是采用有明显余晖的旧式探测器进行 1s 扫描时间的扫描得到的图像，图中出现很多环形和条形伪影。

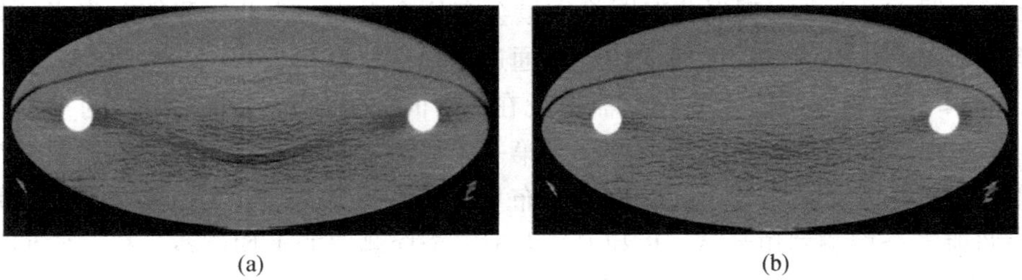

图 2.5.22　探测器余晖导致的图像伪影（a）和校正后的图像（b）

有几种解决闪烁晶体迟滞伪影的方法。最好的方法是从根源消除产生伪影。也就是说，如果我们能很大程度地限制闪烁材料自身的余晖和初始速度，那么问题就可以得到较好的解决。研究表明，在闪烁晶体中掺杂稀有元素可较好抑制探测器的延迟问题。

（三）探测器空间响应的不一致性

在所有前面的讨论中，我们均假设探测器响应在空间具有一致性。也就是说，探测器输出不随 X 射线光子照射到探测器的位置改变而改变。基于此，描绘探测器响应与位置的关系曲线应该是矩形，如图 2.5.23 中的细实线。在图中，水平轴代表沿探测器 z 轴（穿过层厚方向）的位置，竖直轴代表探测器归一化响应。对于单层面设备，在等中心处最大层厚是 10mm。

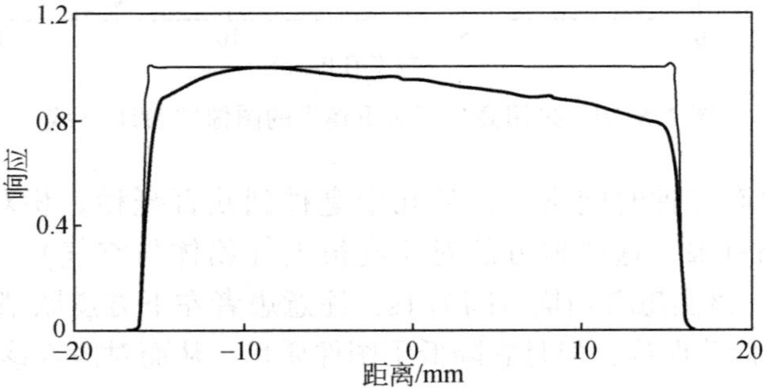

图 2.5.23　探测器响应曲线

细线是理想探测器响应曲线，粗线是退化的探测器响应曲线

考虑 CT 机的放大作用和探测器两端的额外空间（为了避免边缘效应），探测器单元的长度一般超过 30mm。在实际应用中，探测器响应的一致性是会发生变化的。例如，新生产的探测器的响应接近理想情况，随着探测器的老化，响应逐步改变。此外，由于辐射剂量、探测器单元间的机械压力或老化过程等原因，放置在探测器之间材料的反射随时间也会产生变化。由于辐射损伤发生变化，也会影响探测器响应非一致性。图 2.5.23 中的粗实线代表退化的探测器响应。

下面分析探测器退化对图像质量的影响。首先需要指出的是探测器在 x 和 z 方向的响应是不一样的。这可以小尺寸（近 1mm）的探测器来理解。光子到达光电二极管由反射材料从两个方向反射，反射器的退化会影响 1mm 范围区域的响应。现在考虑探测器响应在 z 方向的退化。为简单起见，首先考虑单层扫描情形。探测器单元在 z 方向的一般尺寸大于 30mm，这样该方向的探测器响应漂移更明显。如果一部分反射材料有缺陷，它会立即影响周边的探测器响应，而不会影响几毫米远的探测器响应。探测器响应变化分布曲线如图 2.5.24 所示。

那么探测器在 z 方向出现退化对图像质量会有什么影响？为此，我们首先必须知道为什么探测器的响应退化不能像前面所描述那样通过扫描空气获得校正因子来进行校准。解释如下：图 2.5.24 分别为三个假定的探测器单元在 z 方向的响应。三个探测器的平均探测器增益相同，但是在不同的位置有不同的漂移。第一个探测器单元是理想探测器，其响应与位置无关；第二个和第三个探测器单元的增益分布与 z 有关。当进行空气扫描时，同样强度的均匀 X 射线照射三个探测器单元 A、B 和 C。由于三个探测器的平均增益一样，它们经过空气扫描得到同样的增益校正。当使用等强度均匀照射时，经过校正的输出读数一样（输入除以平均增益得到空气校正），如图 2.5.24 右边最上边。现在假设如果输入在 z 方向有梯度变化，如图 2.5.24 中间情形，则每个探测器的输出（未经校正）是探测器响应函数和 X 射线通量函数乘积的积分。对探测器而言，当探测器的形状类似于 X 射线分布形状时，得到的信号强度最大，因此探测器 B 的信号输出就最大；反之，探测器 C 与 X 射线分布形状相差

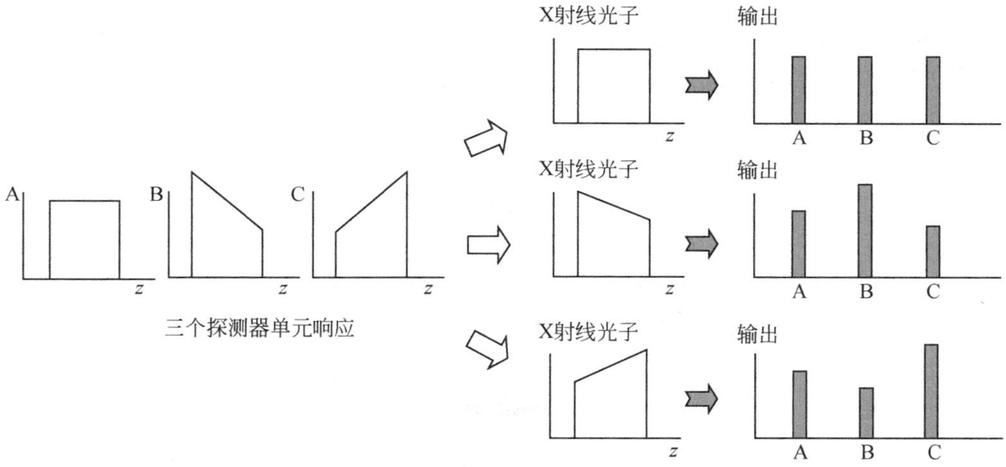

图 2.5.24 不同 X 射线输入下的探测器响应

较大，因此所得到的信号输出就最小。由于三个探测器有相同的探测器增益校正值，三个探测器的输出差异（校正后）基本未变。这说明即使是在校正后，输出信号与探测器响应曲线也有关。输入 X 射线存在梯度（不均匀）分布是由扫描物体引起的。当均匀 X 射线照射倾斜物体（如扫描人体头部）时，X 射线不再均匀。由于头的直径降低很快，指向顶部的 X 射线强度高于底部的 X 射线。需要指出的是，大多数人体结构在 z 方向变化不是太剧烈，结果使 X 射线只在相当大的范围内变化显著（如 5 ~ 10mm）。

现在看看探测器响应退化对图像质量的影响。用退化了的探测器扫描人体头部体模（内部填充塑料材料），在中部位置和顶部位置进行扫描，扫描层厚 7mm。在中部位置，头颅形状接近均匀的圆柱体，在 z 方向有微小变化。通过前面分析，不会得到与退化有关的伪影。实际上，图 2.5.25（a）表明重建图像没有伪影。而在顶部的扫描，出现清晰可见的环形或带形伪影，如图 2.5.25（b）所示。

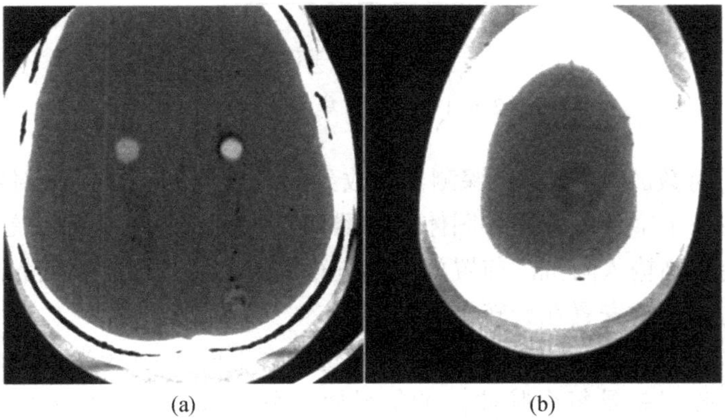

(a) (b)

图 2.5.25 扫描头部体模不同位置所重建出的图像

有几种方法可以解决探测器 z 方向退化产生的伪影。例如，可以对探测器设计和生产过程加以改善，确保在探测器寿命范围内有稳定的输出，主要包括对反射材料和闪烁材料的改进。当消除产生伪影的根源后，对倾斜物体的扫描与非倾斜物体扫描效果一样好。

另一个方法是避免采用厚层厚扫描倾斜物体。例如，在扫描头部的顶部时，层厚最好不要超过3mm。为了确保有较好的信噪比，可以对物体进行多次扫描（即可在图像空间进行也可在算法作用后的投影空间进行）。当然它的缺点是扫描时间增加以及在 MSCT 中加大了球管的负荷。

第六节　数据采集系统

数据采集系统（data acquisition system，DAS）的作用是将探测器输出的微弱信号经过前置放大、模数转换后送往计算机，供计算机进行图像重建用（图 2. 6. 1）。

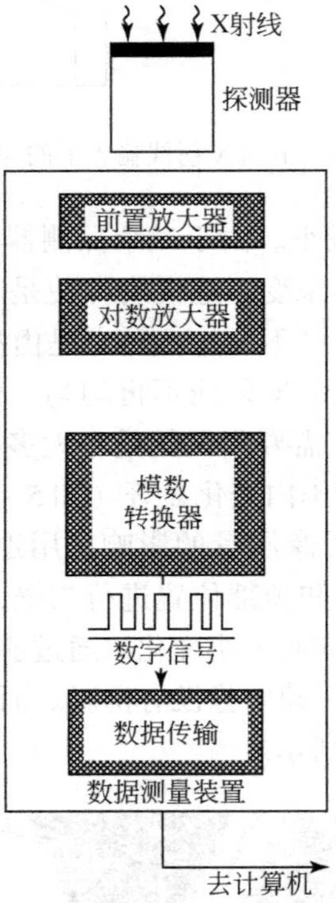

图 2. 6. 1　数据采集系统示意图

前置放大器（对数放大器）：从探测器接收到的信号，首先要经过对数压缩，以使后面的电路只需工作在一个窄的范围内。固体探测器和气体探测器的输出阻抗是很高的，输出信号又很小，必须使用高输入阻抗的前置放大器进行放大和阻抗变换，前置放大器被精密地屏蔽并置于探测器的旁边，安置在旋转机架上。

积分器：X-CT 扫描过程中测量的是每个测量角度下的 X 射线光子的总和，因此每次观测采集（在脉冲工作时就是每个脉冲）的信号要积分起来以计算光子总和，一般在放大器后接有积分器。在一个脉冲式 X 射线系统中，积分器的功能是给出一个输出电压，此电压代表在脉冲间隔区间内接收到的信号的积累。在保持间隔期内，积分器将电荷经过多路转化器移至 A/D 转换器。

多路转换器：各路积分器输出信号经多路混合器变成一路，使用共同的模/数变换器转变为数字信号。由于 X-CT 中信号变化动态范围很大，要求模拟数字变换器的位数达 16bit

以上。

DAS 除采集转换测量探测器的阵列的信号外，还采集来自参考测量探测器的信号。有些第三代 X-CT 的数据采集系统被全部装在旋转架上，数据采集控制系统是在中心控制器下工作的。由于扫描过程中只有部分探测器被照射，它是被电子开关切换轮流接通至数据采集系统的。

A/D 转换器：模数转换器是将连续模拟时域信号转变为离散的数字序列。A/D 转换的方法有多种，最常用的有逐次逼近式 A/D 转换器和双积分式 A/D 转换器。

第七节　滑　　环

一、非螺旋 CT 扫描机的馈电方式

图 2.7.1（a）显示了非螺旋扫描所采用的电缆馈电方式，采用电缆连接各个部分。它包括：供给球管和灯丝的高压电源采用高压电缆从扫描架外的高压发生器上连接；CT 设备的主计算机必须不断将指令参数传给采样系统，也需要采用电缆连接；扫描机架旋转部分的驱动电机供电需用电源电缆；状态监控、数据接收需用控制电缆。这种电缆间相互缠绕，使扫描机架的旋转角度范围很小，且只能进行某一范围的往复运动，而且在每次旋转扫描之前，还必须有启动、加速、稳定、减速、制动等过程，由于连接用的电缆长度是有限的，所以必须再逆过来重复以上各个步骤。这样必定会造成电缆绕扭、牵拉、脱落等现象的发生（解决方法是在机架内装有电缆卷取机构），因此就会造成扫描周期长、结构笨重复杂、转速不均匀等问题，从而限制了 CT 速度的提高。为了实现连续扫描，改善图像质量，必须克服传统的电缆馈电方式存在的诸多问题，于是在 80 年代末期开发了滑环（slip-ring）技术。

二、滑环技术

滑环技术是指 CT 机中的转动部分和固定部分间的连接采用碳刷–滑环接触的连接方式［图 2.7.1（b）］。它实现了机架旋转部分与静止部分的馈电和信号传递方式，可以连续扫描。

其工作原理类似于电力机车中的电力线及接触臂的关系，它是采用优质材料制成的电源和数据滑环与球管、检测系统结合在一起，组成旋转部件，它们在旋转中保持相对位置固定。机架上的静止部分就是利用优质电刷和旋转的电源滑环紧密接触，实现内外两部分、动静两部分的连接，这样就完全替代并取消了电缆连接。

如图 2.7.2 所示，滑环是一个圆形宽带状封闭铜环，一面与探测器、球管控制电路以及检测电路相连，另一面则通过许多滑道与一个固定的碳刷（电刷）头相接触。当电刷沿滑环滑动，则经滑环与碳刷而向球管供电，由于所有的 X 射线发生器与探测器部分都安装在一个滑环上，使滑环可单方向连续旋转。扫描时，滑环与机架一起高速同步旋转，数据通过滑环与机架相连的一面随时传送到滑环上，而滑环另一面的各个滑道也就取得了自己所要负责传送的数据。

碳刷由金属或合金金属构成，如图 2.7.3 所示，碳刷的个数和粗细与运动的滑环相匹配，5 组粗的碳刷提供电压给球管，3 组细的碳刷则用来传输来自机架控制系统的信号。

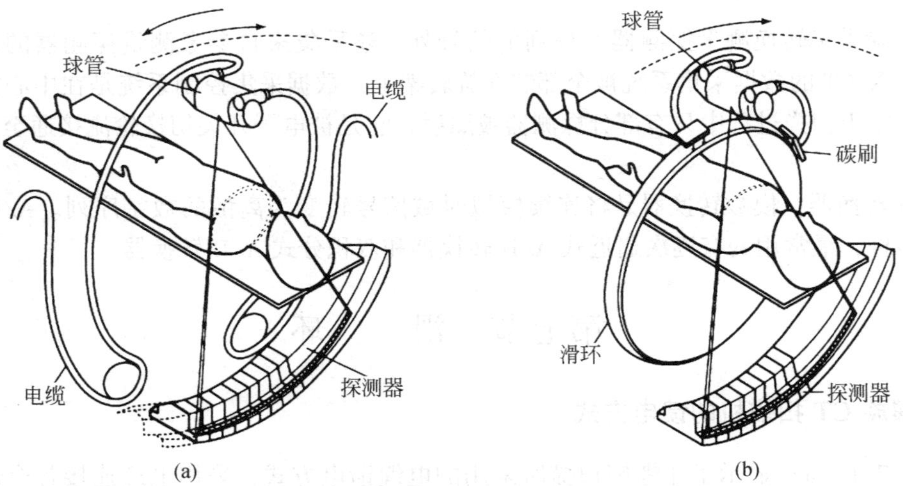

图 2.7.1　电缆连接（a）和滑环连接（b）方式

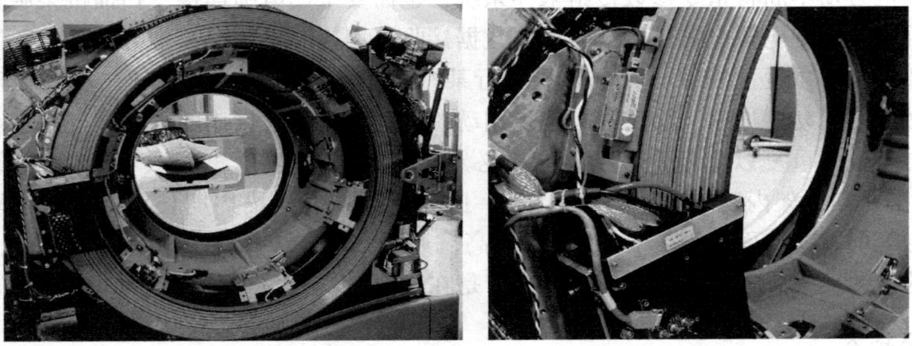

(a)　　(b)

图 2.7.2　滑环的全景（a）和细节图（b）

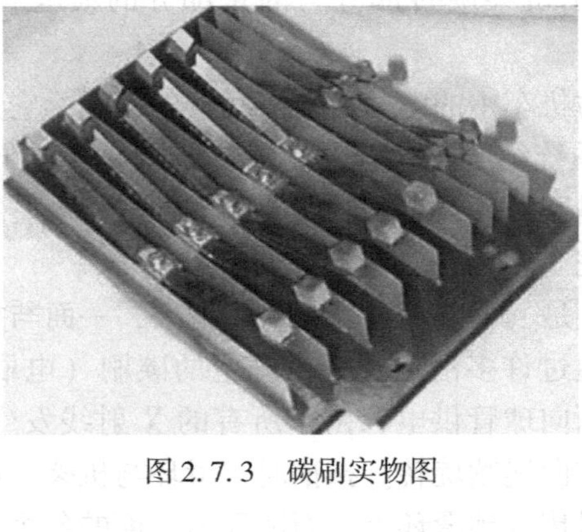

图 2.7.3　碳刷实物图

三、滑环种类

滑环由三部分组成：①传导设备操作与控制信号的低压环；②供应球管与变压器电源的高压环；③向探测器输入输出数据的数据环。目前根据高压环上的电压不同，螺旋 CT 分为高压滑环式和低压滑环式。

滑环技术对扫描机架中以低电压馈电的方式，称为“低压滑环”。低压滑环是由外界将数百伏的直流电输入到扫描机架内，电压较低，容易实现良好的绝缘，数据的传输性能也很稳定，但其产生的电流很大，所以低压式滑环要求碳刷与集流环接触电阻要非常小。集流环常采用电阻率非常低的材料制作。由于低压滑环的高压发生器装在机座旋转架上，要求发生器体积小、质量轻、功率大，所以发生器普遍采用中高频逆变技术，它是滑环技术的关键。低压滑环对绝缘要求不高，安全、稳定、可靠。工艺要求和制作成本相对较低，低压滑环数据的传输性能也很稳定。低压滑环的不足之处是由于发生器内置，X 射线发生器与球管一起旋转，增加了旋转部分的重量、旋转力矩和离心力，给扫描速度的提高带来一定的困难。

高压滑环是利用滑环技术将高压电流馈入机架内以供给球管产生 X 射线。高压滑环的高压在框架外地面的高压发生器产生后，经高压滑环进入球管。旋转的高压滑环装在充满绝缘或惰性气体的密闭室内，高压在地面产生 1 万伏高压，经滑环进入机座内旋转架上，高压发生器再产生 120kV 或 140kV 电压。高压滑环的优点是可使高压发生器外置，一方面不增加旋转机架的重量，也不必担心集流环因触点电流而引起的温升问题，扫描速度更快；另一方面，由于高压发生器不受体积重量的限制，可制作大功率的发生器，同时对技术要求也比较高。但高压滑环容易引起机架的旋转部件和静止部件及接触臂、电刷之间的高压放电，绝缘较难处理，由此会引发高压噪声，影响数据采集。

四、滑环常见故障及维护

碳刷属于磨损消耗品，当碳刷变短或接触不良时，需要更换碳刷。碳刷与滑环长期接触，碳刷磨损会在滑环上有碳粉生成，碳粉会引起短路和放电等现象，处理方法是用无水酒精擦拭滑环与碳刷（图 2.7.4），调整碳刷弹簧压力。在检测滑环时转动方向要顺电机转动方向转动，不可反转。滑环上有高压电，要防止电击。在滑环使用过程中，要注意保持扫描架内的空气湿度不能超过 70%，否则当碳粉堆积到一定程度时，会引起滑环之间的相互干扰或短路。

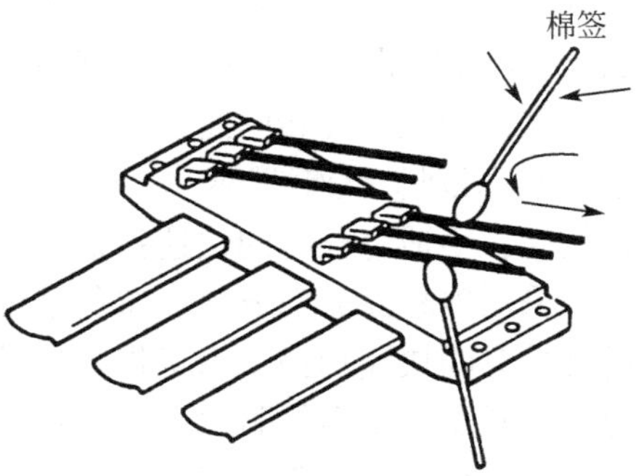

图 2.7.4　碳刷的清洗方法

第八节　机　　架

机架（gantry）俗称龙门架。其作用主要用来完成特定扫描方式的扫描，以获得患者扫描层面的原始数据，供计算机系统进行图像处理。机架的结构形式和运动状态直接影响采样数据的精确性和采样速度，而机架的运动精度上又必须满足 CT 采样要求的平稳性和正确性，同时对机架的临床操作简易性及环境的低噪音等也有要求。

机架内包含的系统部件有：球管、准直器、滤过器、探测器阵列组件、DAS、旋转机械及控制电路、机架前后倾斜的机械传动部件和激光定位等部件（图 2. 8. 1）。CT 在开机时，球管会产生热量，由于机架内含有众多组件，其中某些组件直接影响到机架周围的温度，因此机架的制冷是必须要考虑的重要因素。

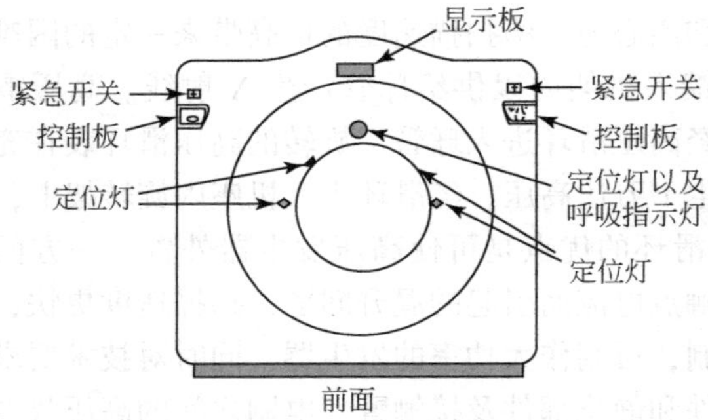

(a)

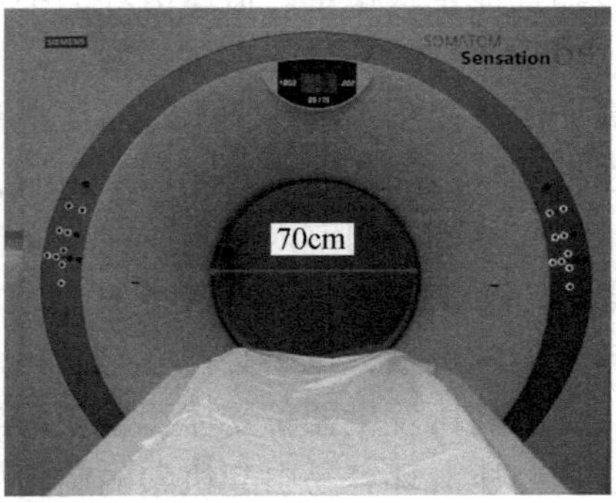

(b)

图 2. 8. 1　CT 机架控制面板（a）和机架孔径（b）

为了便于对某些器官进行一定方向的扫描，如颅底或腰椎，机架还必须具有倾斜功能，机架配有可使其前后倾斜的控制按钮。也有通过操作台面板上的控制按钮控制机架的倾斜，不同公司的产品设计有所不同。大多数 CT 的扫描平面可以倾斜±30°。绝大多数的机架孔径为 70cm，而用于放疗定位的 CT 机属于大孔径 CT，其机架孔径可达 85 ~ 90cm。

在设计第一台 CT 时，CT 的机械设计可能没有得到应有的重视，随着 CT 的发展，对采样处理所需的精度要求很高，如今 CT 的机械设计已经成为很严格的工程要求。CT 的机械设计要求是在不断变化的，目前要解决的是旋转速度问题。机架在旋转时所产生的离心力对设计技术提出了更高的要求。解决这一问题必须要考虑机架内的旋转部分。旋转部分组件的质量基本上都在 400 ~ 1000kg，为了将如此重的组件加速到每秒 2 圈甚至更快的旋转速度，需要采用合适的机架驱动方式，来保证机架旋转的速度和均匀性。

目前 CT 机架的驱动方式有以下几种。①钢带驱动：成本较低，可以节能节耗。但是钢带驱动导致的机械摩擦，噪音较高，不适合长时间快速扫描。钢带驱动也要求机架内的球管体积不能太大。②磁悬浮驱动：采用磁悬浮驱动方式，避免了机械摩擦导致的故障。驱动速度快、运行稳定、能力强，适合长时间快速扫描。为了提高扫描速度，保证高速扫描的稳定性，Aquilion 16 利用磁悬浮的技术开发了新型的驱动方式——直接驱动，与传统的钢带式驱动相比，提高了机架在高速旋转时的稳定性，降低了机架的运行磨损，确保高速旋转时冠脉采集的精确度。③气垫驱动：通过气流层把运动摩擦表面分开，从而完全消除了物体之间的摩擦。气垫机架实现将机架在空气中悬浮起来，稳定地高精度旋转，机架悬浮在 5 个微米的高度做相对运动。悬浮是由滑环腔内导入的压力空气来实现的，保证转动轴的悬浮。采用此种驱动方式，要求机架上的球管、高压发生器、冷却系统和 DAS 系统实现一体、紧凑和模块化的设计。在保证快速运转的前提下，气垫驱动还消除了传统钢带机架转动中无法避免的振动造成的图像质量衰减。

机架也是故障率高的部件。①旋转系统的机械故障，包括不能旋转、转速低或旋转不均匀等故障，其原因在于机架内连接转动轮的皮带松动。解决方法是调整旋转齿轮的位置，使皮带紧凑，不松动打滑。当机架缺油（润滑油）时，会引起旋转阻力加大，噪音大，转速不均。旋转阻力过大，将使旋转电机电流过大，空气开关跳闸保护。②机架倾角故障，表现机架卡位，正负方向都不能运行，一般是由于当扫描架倾斜超过一定角度后，重心发生改变，出现振动，造成两个摆角电机不同步，出现扫描架保护。还会出现设计好的角度与实际的角度不一致，角度不对时，不能拉定位片（因不在0°）或不能扫描。

第九节　检　查　床

检查床（patient table）的作用是准确地把患者送到预定或适当的位置上，其设计必须满足两个要求：第一个要求是床面要能够降到尽可能低的位置，使患者能够方便地坐在上面，摆好位置，然后上升到检查位置；第二个要求是扫描床的水平定位和运行速度要有很高的精度。床的水平运动由计算机控制，其位置的精度、位置的重复性是床运动的一个重要指标（图 2. 9. 1）。这对于螺旋扫描方式尤其重要，因为它直接参与了数据的采集。

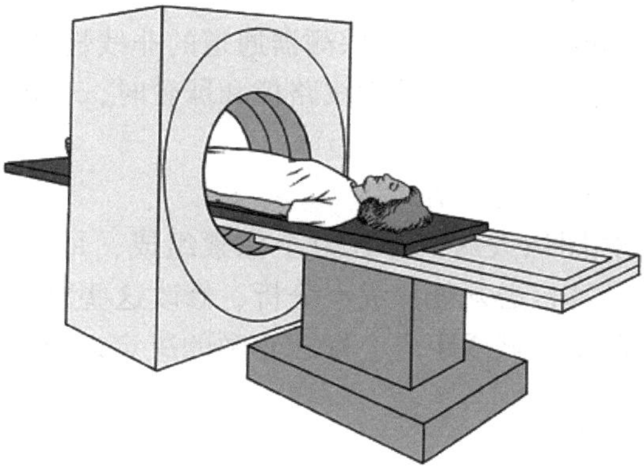

图 2. 9. 1　CT 检查床包括了床架的水平运动

检查床的材料要求结实，并且对射线的吸收非常小，一般选用碳化纤维材料。

CT 的定位像包含了床板的投影。由于床板在制造和使用过程中会产生局部的缺陷，床板投影是非均匀的，会影响医生的使用。为保障其具有足够的强度并兼顾其舒适性，目前的 CT 床板大多由碳纤维多层压制而成。

检查床也属于故障率较高的部件。最常见的故障有：①床面水平运动故障。近台手动控制运动正常，扫描时不动。这不是床自身故障，而是 CT 设备计算机控制系统问题。②床面水平运动位置检测故障。扫描无法进行，可手动控制床水平运动，但发现位置显示不对——编码器自身或驱动编码器的部件故障。③床面水平控制电路板故障或电机故障。

第十节　计算机系统

计算机主要包括计算机硬件和软件两部分。计算机的硬件构造在这里就不赘述，仅将计算机在 CT 中的功能描述如下。

（1）控制整个 CT 系统：当操作者选用适当的扫描参数启动扫描之后，程序就在计算机的控制下运行。计算机协调并安排扫描期间内各种事件时间顺序，其中包括球管和探测器在适当时刻的开和关、传递数据以及系统操作的监控等，接收初始参数，执行检查床及机架的操作，并监视这些操作以保证所有的数据相符合。

(2) 数据处理：数据处理主要包括数据预处理和图像重建。预处理包括以下几点。

零点漂移校正（offset correction）：探测器的暗电流、前置放大器的零漂、探测器及其连接电缆的振动噪声等都会形成零点漂移。机器安装完毕或者前置放大器等部件维修时要运行此程序。具体做法是将测量所得的数据存入硬盘，从实测数据中将零漂清除掉。

参考校正（reference correction）：由于管电压存在波动，使球管发出的 X 射线能量即使通过了滤过器也并非完全一致，因此对影像影响较大。在探测器两端分别装有 4～8 个参考通道，这些参考通道直接接收 X 射线入射而非通过患者，以修正 X 射线能量不同对影像的影响。

空气校正（air correction）：由于探测器每个通道性能不能完全一致，即使入射到探测器各个通道的 X 射线强度完全一致，通过预置放大器的输出也不会完全一致。每天开机后要运行空气校正程序，也即扫描空气得到一组数据，然后从实扫数据中减去只扫描空气所得到的参考值。将获得的校正参数预先存储起来，需要时读出。

体模校正（phantom calibration）：校正探测器通道的非线性和 X 射线硬化效应引起的非线性，消除环形伪影。尤其当更换图像处理线路板和球管时，一定要重作体模校正，否则严重影响图像质量。

图像重建方法将在第三章专门介绍。

(3) 图像显示：每一幅图像大约由十几万个像素组成，每个像素具有一个数值，这些数值将转换为灰度编码。计算机必须能操纵、分析、修改这些数字，以提供更有用的可见信息。这包括：放大倍数，测量区域或距离，标志轮廓的决定以及两个图像的比较，从 CT 图像中也可以建立直方图等。

第三章　CT 图像重建

第一节　CT 重建算法历史与现状

CT 重建算法的数学基础源自于数学家 Radon 提出的 Radon 变换和逆 Radon 变换。针对二维图像的 CT 重建算法包括直接的傅里叶变换算法、滤波反投影（filtered back-projection，FBP）算法和迭代重建（iterative reconstruction）算法。自 20 世纪 80 年代开始，用于 CT 重建的算法则主要集中于针对三维精确和近似重建算法来展开，其中以 Feldkamp 等提出的 FDK 算法最具代表性。当前，FDK 算法及其相关的改进算法仍是商用 CT 成像系统的主流重建算法。针对基于 Radon 逆变换的三维 CT 重建算法，Smith 和 Tuy 等提出了著名的待成像物体精确重建充分条件。随后，Grangeat 对该充分条件进行了分析和总结，并将三维情形时的投影变换与 Radon 变换巧妙地联系起来，使得基于 Radon 逆变换的成像公式变得形象而直接。

在对具有实用价值的锥形束螺旋 CT 精确重建算法的探索过程中，90 年代中后期的几个 CT 成像研究小组分别提出了一系列具有深远影响的概念与定义。Danielsson 及 Defrise 指出，基于螺旋扫描轨道的成像几何中，将轨道上所有点进行两两连线将完全填充由螺旋轨迹形成的柱状体。同时，针对标准的螺旋轨道，柱体内的任一点均唯一对应于一特定线段。Defrise 将此线段称为 PI 线。如此一来，成像物体的重建可以直接转移到相应的 PI 线上进行。Katsevich 所在的研究小组则针对锥形束螺旋 CT 提出著名的 FBP 型精确重建算法，该算法在数学表达上较为复杂并脱离了 Radon 逆变换的成像框架。Zou-Pan 等则基于 Katsevich 算法提出了所谓的 BPF（back-projection filtration）算法，该算法既能处理投影数据的纵向截断，即长物体成像问题，也能处理横向截断成像问题，为理论上的感兴趣区域（ROI）重建提供了有力的理论支持。随后，Katsevich 算法和 Zou-Pan 算法均被推广，用于一般扫描轨道的成像几何。例如，Noo 所在的研究小组提出了一种可以满足某些特殊扫描轨道的选择 PI 线的新方法；Defrise 所在的研究小组提出了基于 PI 线的 Truncated Hilbert Transform（THT）成像方法，在射线不必完全穿过整个物体条件下，可实现局部 ROI 成像；Wang 所在的研究小组对 THT 方法进行了推广，使 THT 的成像条件得以再度放宽。

在 CT 成像领域，各种不同表现的伪影消除方法一直是研究的热点。近年来，锥形束 CT 的精确算法虽然取得了突破性的进展，然而这类算法都是基于理想模型的，即单能、理想焦点、理想探测器。实际中，锥形束 CT 系统 X 射线源是多能的，面探测器的射线采集效率也远低于线阵列探测器；其次由于锥形束开放式扫描，散射的影响远高于单层 CT，这些因素均可导致锥形束 CT 扫描下测量数据的低信噪比和重建图像中新型伪影的产生。如何有效地消除这类新伪影，已经成为新一代 CT 成像技术走向临床所面临的挑战。目前 CT 成像领域仍有诸多问题等待我们去研究，如 ROI 的精准解析重建算法研究、高效迭代重建算法研究、低剂量重建算法研究以及各种与 CT 成像相关的伪影消除研究等。

第二节　CT 重建算法相关概念

为了阐述上的方便，我们先定义几个术语。

一、采样几何形状

第一代和第二代 CT 的投影由一组平行 X 射线扫描得到，称为平行投影。第三代和第四代 CT 的投影由同一焦点产生的 X 射线同时扫描得到，因射线束呈扇形，故称为扇形投影。对于第三代 CT，所有探测器单元采集到的数据共同组成一个角度下的投影，焦点对应于 X 射线源。而第四代 CT 的情况稍微复杂一些，球管和探测器在得到单个投影中的角色发生了转换，即投影是由某一探测器单元对应不同的球管位置的数据组成。多排 CT 的投影是锥形投影，由若干共焦点的扇形投影组成。图 3.2.1 给出了平行线束、扇形线束和锥形线束三种采样几何形状。

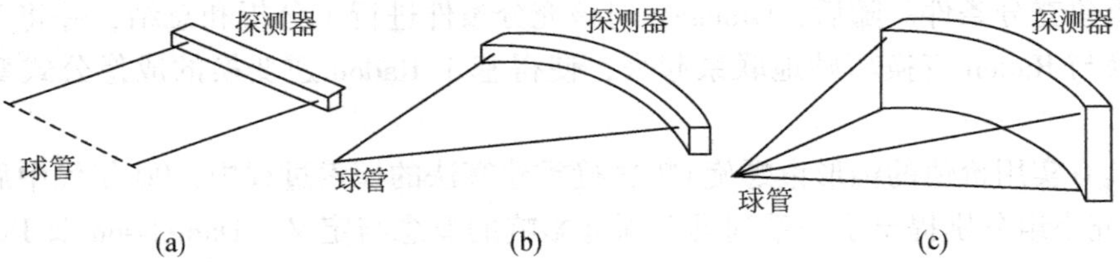

图 3.2.1　几种不同的数据采样几何方式

（a）平行线束；（b）扇形线束；（c）锥形线束

二、Shepp-Logan 体模

Shepp-Logan 体模（S-L phantom）是 CT 图像重建领域用于数据仿真的经典头部模型（图 3.2.2），于 1974 年由 L. A. Shepp 和 B. F. Logan 首次提出，可生成不同数据采集几何下的 2D 或者 3D 的标准投影数据。S-L 体模通过椭圆来表征不同的形状，不同的灰度用来模拟不同组织的衰减系数。例如，最外层的椭圆模拟头骨，内部的两个小椭圆模拟大脑内部特征或者肿瘤。S-L 体模中各椭圆参数如表 3.2.1 所示，在 Matlab 软件中可用 phantom 函数直接创建，实际应用中我们还可以更改椭圆参数，以满足数值仿真需要。

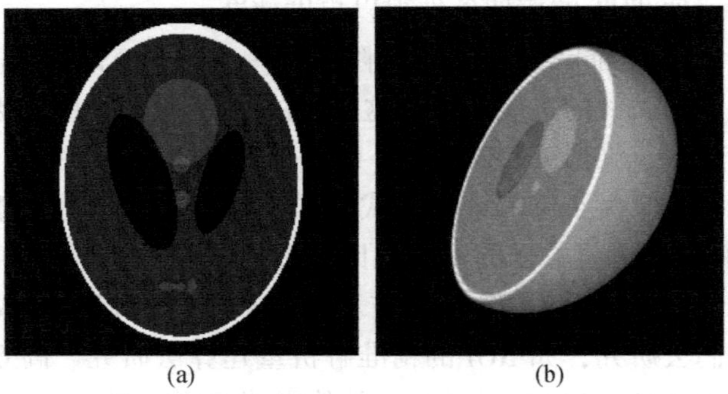

图 3.2.2　S-L 体模

（a）2D 模型；（b）3D 模型

表 3.2.1　S-L 体模中各椭圆参数

参数编号	cx（中心 x 坐标）	cy（中心 y 坐标）	a（水平轴）	b（垂直轴）	r（椭圆倾角）	u（线性衰减系数）
1	0.5538	−0.3858	0.033	0.206	−18	0.03
2	0.06	−0.605	0.023	0.023	0	0.01
3	0	−0.605	0.023	0.023	0	0.01
4	−0.08	−0.605	0.046	0.023	0	0.01
5	0	−0.1	0.046	0.046	0	0.01
6	0	0.1	0.046	0.046	0	0.01
7	0	0.35	0.21	0.25	0	0.01
8	−0.22	0	0.16	0.41	18	−0.02
9	0.22	0	0.11	0.31	−18	−0.02
10	0	−0.0184	0.6624	0.874	0	−0.98
11	0	0	0.69	0.92	0	1

三、投影

投影（projection）又称为“射线和”或者“线积分”，如图 3.2.3 所示。数学上，设 $f(x,y)$ 为平面 x-y 上定义的密度函数，则其投影函数可表示为

$$p(s,\theta)=\int_{-\infty}^{\infty}\int_{-\infty}^{\infty}f(x,y)\delta(x\cos\theta+y\sin\theta-s)\,\mathrm{d}x\mathrm{d}y;$$

$$p(s,\theta)=\int_{-\infty}^{\infty}\int_{-\infty}^{\infty}f(x,y)\delta(\bar{x}\cdot\bar{\theta}-s)\,\mathrm{d}x\mathrm{d}y;$$

$$p(s,\theta)=\int_{-\infty}^{\infty}f(s\cos\theta-t\sin\theta,s\sin\theta+t\cos\theta)\,\mathrm{d}t;$$

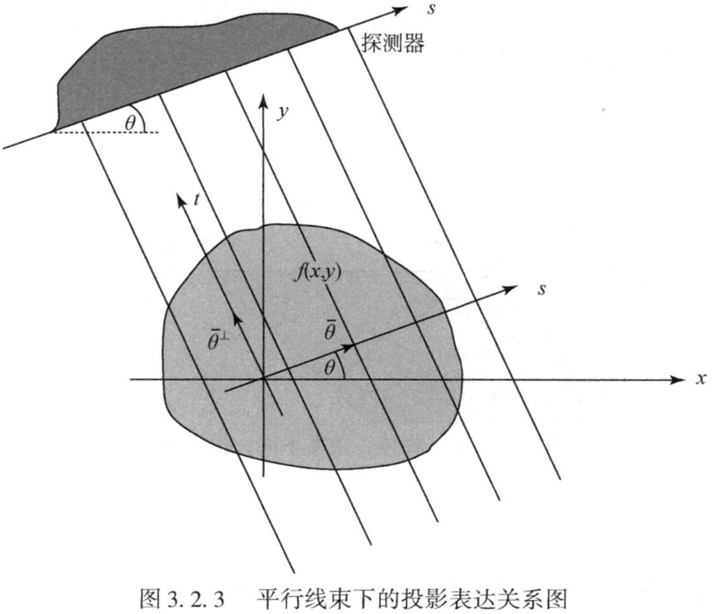

图 3.2.3　平行线束下的投影表达关系图

$$p(s,\theta)=\int_{-\infty}^{\infty} f(s\bar{\theta}+t\bar{\theta}^{\perp})\,\mathrm{d}t;$$

$$p(s,\theta)=\int_{-\infty}^{\infty} f_{\theta}(s,t)\,\mathrm{d}t$$

其中，$\bar{x}=(x,\ y)$，$\bar{\theta}=(\cos\theta,\ \sin\theta)$，$\bar{\theta}^{\perp}=(-\sin\theta,\ \cos\theta)$；$\delta$ 为狄拉克函数；f_{θ} 为 f 经旋转 θ 角度后的图像。

假设探测器按逆时针方向绕物体旋转，则等价于探测器不动，物体按顺时针方向旋转。下面通过图形进一步解释投影的含义。如图 3.2.4 所示，假设被投影的物体是一个二维平面上均匀的圆盘，圆盘的圆心记为坐标原点。由于物体是均匀密度的，因此其线密度函数是一个常数 ρ，则物体的投影值即为弦长 t 乘以密度函数 ρ，其数学表达式为

$$p(s)=\begin{cases}\rho t=2\rho\sqrt{R^2-s^2}, & |s|<R\\ 0, & |s|\geqslant R\end{cases}$$

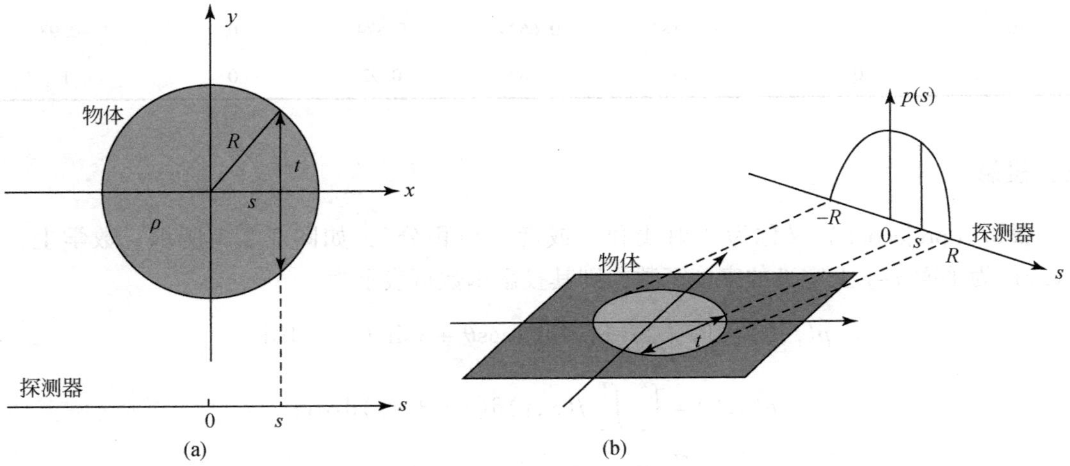

图 3.2.4　投影等于线积分乘以弦长

由此可见，物体的投影由物体本身的密度和投影的路径决定。同一个物体，采集投影的角度不同，则投影也不同（图 3.2.5）。

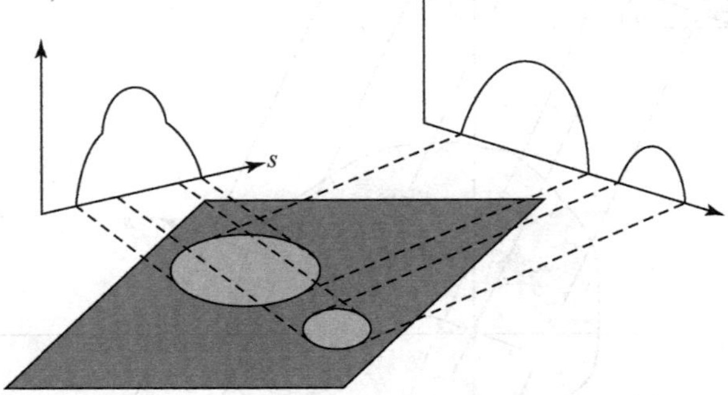

图 3.2.5　同一物体，角度不同，投影也不同

四、弦图

有许多种描述投影的方法，最常用的就是弦图（sinogram）。所谓弦图，就是在重建之

前采集一层 CT 的投影分布图，而弦图对应的空间称为弦空间。弦空间的纵轴表示探测器单元，横轴表示投影角度，一个单位投影就表示为平行于横轴的直线上的一个样本集。这样，在不同扫描角度上所采集到的所有数据就组成了一幅二维图像，其像素值的大小（亮度）代表对应的投影样本的数值大小。

在图 3.2.6 中，s 和 r 与投影角 θ 的关系为 $s=r\sin\theta$，因此，可以把 s 看成是 θ 的函数，如果把投影 $p(s,\theta)$ 显示在 s-θ 坐标中，则投影在坐标上的分布是一条正弦曲线。由此可以看出，空间域的一个点在弦空间表现为一条正弦曲线［图 3.2.7（a）］。把物体看成许多点的集合，它在弦空间中就是一系列正弦曲线的重叠图像［图 3.2.7（b）］。

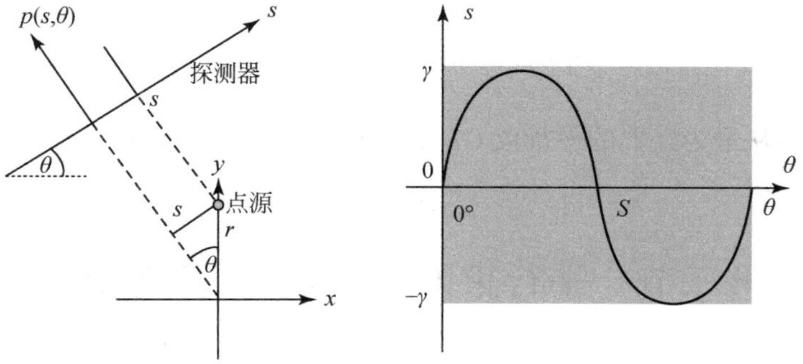

(a) (b)

图 3.2.6　正弦图就是把投影数据显示在 s-θ 平面上

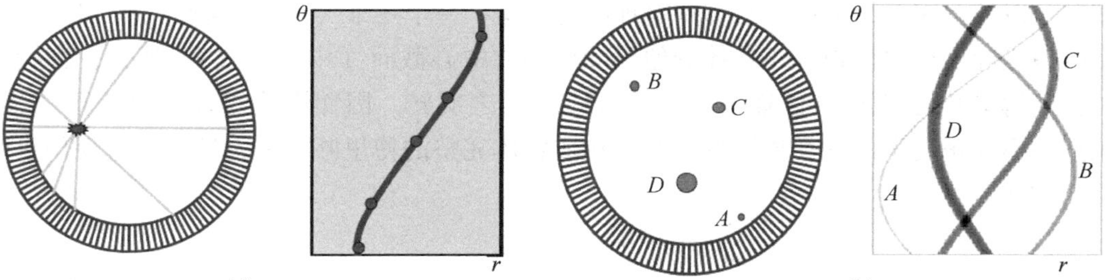

(a) (b)

图 3.2.7　时空间的一个点或多点对应于弦空间的一条或多条正弦曲线

弦图可用于检测 CT 系统是否正常，是非常重要的投影数据表现形式。比如，当某一探测器单元失效，弦图内则含有一条竖直的直线，其原因在于探测器单元之间的位置是相对固定的。

五、Radon 变换

Radon 变换揭示了函数和投影之间的关系，如图 3.2.8 所示，假定函数为 $f(x,y)$，并对其在不同的角度取投影，则 $p(t,\theta)$ 和 $f(x,y)$ 的关系式可表示如下

$$p(t,\theta)=\int_{-\infty}^{\infty}\int_{-\infty}^{\infty}f(x,y)\delta(x\cos\theta+y\sin\theta-t)\mathrm{d}x\mathrm{d}y$$

也就是说，一个无限薄的切片内相对线性衰减系数的分布是由它的所有线积分的集合唯一决定。但是，具体求解该问题时仍存在一定的难度。例如，CT 采集到的数据是有限的，用其

来唯一并准确地重建是不可能的。Radon 变换给出了一个由投影能够重建图像的概念，长久以来，人们一直致力于寻求一种最优的数学算式来实现它。Radon 变换和逆 Radon 是一个变换对，在 Matlab 软件中分别可用 radon 和 iradon 函数实现。

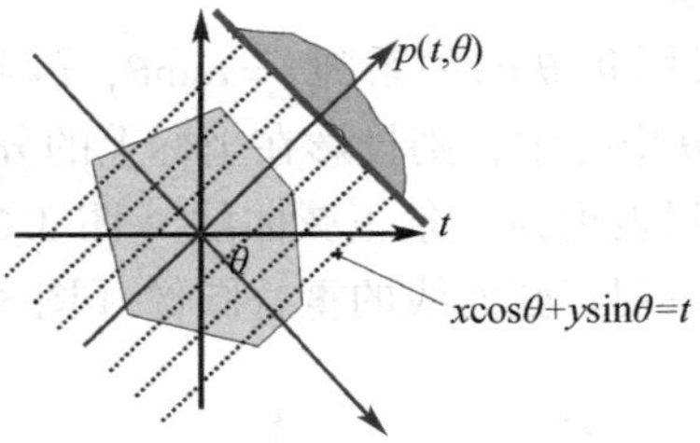

图 3.2.8　Radon 变换的图像表示

下面的章节将从最为经典的平行束 CT 图像重建入手，逐步深入地介绍不同采样几何下的 CT 图像重建算法。

第三节　平行束 CT 图像经典重建算法

一、傅里叶变换重建算法

（一）中心切片定理

中心切片定理有时又被称为投影切片定理或者傅里叶中心切片定理，它是断层成像的理论基础。以图 3.3.1 为例，中心切片定理的含义是：一个三维（二维）物体的二维（一维）投影的傅里叶变换精确地等于物体的傅里叶变换的中心截面（中心直线）。那么，当投影旋转时，其傅里叶变换的中心截面（中心直线）随之旋转。因而图像重建的过程可描述为：首先把在不同角度下的各个投影变换组合构成物体完整的傅里叶变换，然后通过反傅里叶变换重建物体。

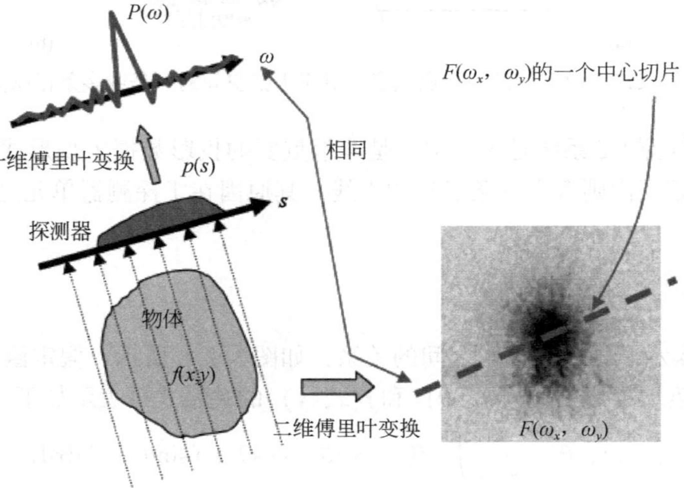

图 3.3.1　中心切片定理的图示

当探测器围绕物体旋转180°时，物体的二维傅里叶变换所对应于探测器方向的中心片段就能覆盖整个傅里叶空间（图3.3.2），也就是说，探测器绕物体旋转180°就能测到完整的傅里叶变换函数。当这些线覆盖了整个傅里叶空间后，原本图像就可由二维傅里叶反变换获得。

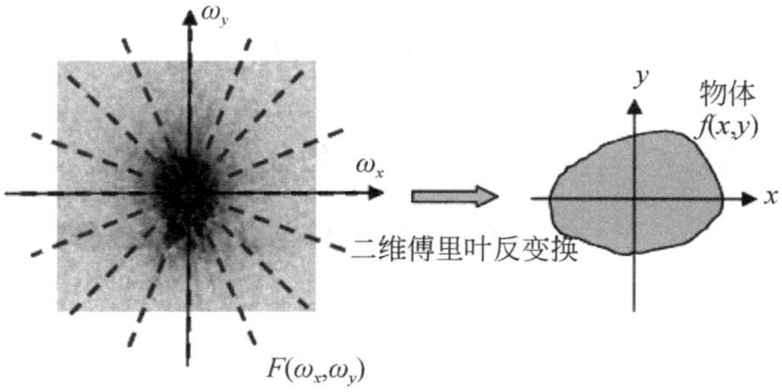

图3.3.2　傅里叶空间与物体的关系

（二）中心切片定理的证明

为了便于阐述，我们把重建目标函数记为$f(x, y)$，在θ角度采集到的平行投影记为$p(t,\theta)$，如图3.3.3所示。其中t表示投影线到等中心（机架旋转中心）的距离。中心切片定理的证明如下：首先研究投影平行于y轴的情况，即

$$p(x, 0)=\int_{-\infty}^{\infty} f(x, y)\mathrm{d}y \tag{3.3.1}$$

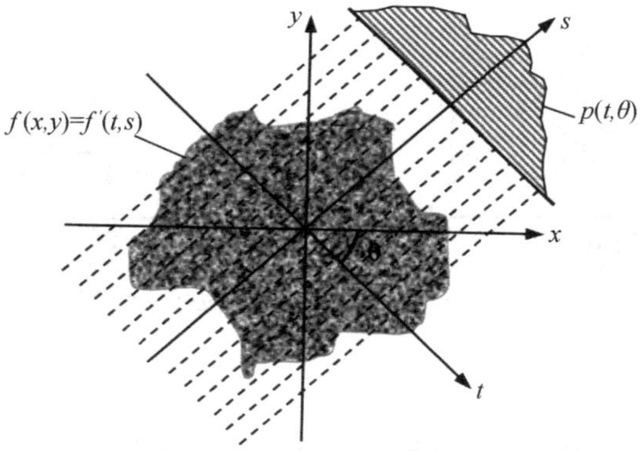

图3.3.3　原始坐标系和旋转坐标系示意图

两边同时对x求傅里叶变换，得

$$P(u)=\int_{-\infty}^{\infty} p(x, 0)\mathrm{e}^{-\mathrm{j}2\pi ux}\mathrm{d}x=\int_{-\infty}^{\infty}\int_{-\infty}^{\infty} f(x, y)\mathrm{e}^{-\mathrm{j}2\pi ux}\mathrm{d}x\mathrm{d}y \tag{3.3.2}$$

再对原函数$f(x, y)$作二维傅里叶变换，求其在$\nu=0$时的值

$$F(u, \nu)\big|_{\nu=0}=\int_{-\infty}^{\infty}\int_{-\infty}^{\infty} f(x, y)\mathrm{e}^{-\mathrm{j}2\pi(ux+\nu y)}\mathrm{d}x\mathrm{d}y\big|_{\nu=0}=\int_{-\infty}^{\infty}\int_{-\infty}^{\infty} f(x, y)\mathrm{e}^{-\mathrm{j}2\pi ux}\mathrm{d}x\mathrm{d}y \tag{3.3.3}$$

比较式（3.3.2）和式（3.3.3）的右边，我们发现它们相等，这说明在投影角$\theta=0$时结论正确。由于坐标系是任意选择的，当把坐标系旋转一个角度时以上结论同样是正确的。

也就是说，目标物质在任意角度投影的傅里叶变换等于它的二维傅里叶变换在同方向上的直线。

中心切片定理也可以采用以下方法直接推导。如图 3. 3. 4 所示，作一旋转坐标系，使其 s 轴平行于投影方向，目标函数 $f(x, y)$ 在新坐标系中用 $f'(t, s)$ 表示，两坐标系的关系如下：

$$\begin{aligned} t &= x\cos\theta + y\sin\theta \\ s &= -x\sin\theta + y\cos\theta \end{aligned} \tag{3.3.4}$$

投影 $p(t, \theta)$ 就是函数 $f'(t, s)$ 沿 s 轴的线积分

$$p(t, \theta) = \int_{-\infty}^{\infty} f'(t, s)\mathrm{d}s \tag{3.3.5}$$

投影 $p(t, \theta)$ 对变量 t 求傅里叶变换，得

$$P(\omega, \theta) = \int_{-\infty}^{\infty} \mathrm{e}^{-\mathrm{j}2\pi\omega t}\mathrm{d}t \int_{-\infty}^{\infty} f'(t, s)\mathrm{d}s \tag{3.3.6}$$

对式（3. 3. 6）右边作坐标变换，从积分学的理论可知两个坐标系统有以下关系

$$\mathrm{d}s\mathrm{d}t = J\mathrm{d}x\mathrm{d}y = \begin{vmatrix} \dfrac{\partial t}{\partial x} & \dfrac{\partial s}{\partial x} \\ \dfrac{\partial t}{\partial y} & \dfrac{\partial s}{\partial y} \end{vmatrix} \mathrm{d}x\mathrm{d}y \tag{3.3.7}$$

其中，J 是 Jacobian 行列式。综合上述，得

$$P(\omega, \theta) = \int_{-\infty}^{\infty}\int_{-\infty}^{\infty} f(x, y)\mathrm{e}^{-\mathrm{j}2\pi\omega t(x\cos\theta + y\sin\theta)}\mathrm{d}x\mathrm{d}y \tag{3.3.8}$$

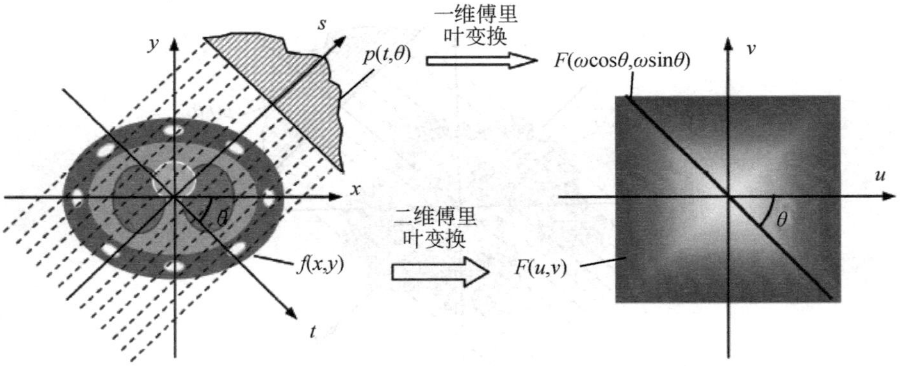

图 3. 3. 4　傅里叶中心切片定理的图形描述

为了把投影的傅里叶变换 $P(\omega, \theta)$ 与原函数 $f(x, y)$ 的傅里叶变换联系起来，可以看到

$$F(u, v) = \int_{-\infty}^{\infty}\int_{-\infty}^{\infty} f(x, y)\mathrm{e}^{-\mathrm{j}2\pi t(xu + yv)}\mathrm{d}x\mathrm{d}y \tag{3.3.9}$$

注意到式（3. 3. 8）和式（3. 3. 9）中右边项很相似，如果 $u = \omega\cos\theta$ 和 $v = \omega\sin\theta$，那么它们就完全等同，即

$$F(\omega\cos\theta, \omega\sin\theta) = P(\omega, \theta) \tag{3.3.10}$$

在傅里叶空间，变量 $u = \omega\cos\theta$ 和 $v = \omega\sin\theta$ 定义了一条穿过原点且与 u 轴成 θ 角度的直线，如图 3. 3. 4 所示。至此，我们就证明了平行投影的傅里叶变换是原函数的傅里叶变换的

一个切片，该切片的角度与投影相同。

中心切片定理说明，从每个投影都可以得到目标函数的二维傅里叶变换的一条直线。如果在 $0 \sim 2\pi$ 角度上获得足够的投影，就可以得到所要重建的目标函数的傅里叶空间的所有值，只要取傅里叶逆变换就能得到目标函数。断层重建的过程就是一系列一维傅里叶变换之后的二维傅里叶逆变换。

（三）傅里叶变换的特点

傅里叶变换图像重建技术，由于得到快速傅里叶算法支持，曾被广泛应用过。但近来，许多图像重建算法已被后来发展出来的卷积反投影法所替代，原因是傅里叶变换法存在下述缺点。在傅里叶空间中所采取的采样模式不是基于笛卡儿坐标系的，因此要将极坐标形式下的投影 $P(\omega,\ \theta)$ 转化成直角坐标下的 $G(u,\ \nu)$，投影数比较少时，还需要进行内插。傅里叶中心切片定理表明，单位投影的傅里叶变换刚好是对应的二维傅里叶空间中的一条直线，投影的样本就构成了极坐标网格（图 3.3.5）。因此，在作傅里叶逆变换之前必须对这些样本进行插值，使之转换成用笛卡儿坐标表示。在实空间，插值误差位于像素所在的小区域，但是在二维傅里叶空间的每个样本表示特定空间频率的强度，也就是说，傅里叶空间中某一样本的误差将影响整个图像。

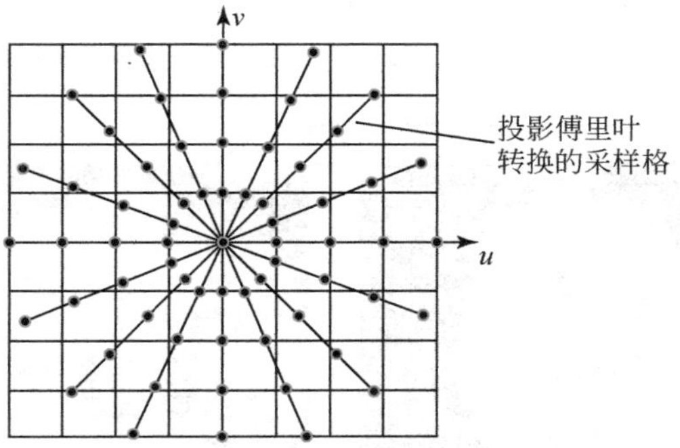

图 3.3.5　基于傅里叶切片定理的傅里叶变换

为了阐明重建图像受傅里叶空间中插值误差的这种影响程度，对一肩部体模作扫描（图 3.3.6），重建图像 $f(x,\ y)$ 的矩阵为 512×512，其中 $x=0,\ 1,\ 2,\ \cdots,\ 511$，$y=0,\ 1,\ 2,\ \cdots,\ 511$，重建图像参见图 3.3.6(a)。对它作离散傅里叶变换得到函数 $F(u,\ \nu)$，为一复数方阵，其中 $u=0,\ 1,\ 2,\ \cdots,\ 511$，$\nu=0,\ 1,\ 2,\ \cdots,\ 511$。在该方阵中，$F(0,\ 0)$ 表示图像的 dc 成分。直接对 $F(u,\ \nu)$ 作傅里叶逆变换就得到原始图像 $f(x,\ y)$。但是 $F(u,\nu)$ 中的值是从平行投影计算的值，假想在计算中出现了误差，其中 $F(0,\ 1)$ 用其两近邻 $F(0,\ 0)$ 和 $F(0,\ 2)$ 的均值来替代。插值运算就是利用相邻像素点的估算，然后进行傅里叶逆变换得到一幅重建图像 $f'(x,\ y)$。由于图像强度全面的改变，窗宽调低 300Hu 图像才达到理想效果。这说明 $F(u,\ \nu)$ 中某一元素值的改变将导致整幅图像强度的改变，同时还产生了明显的阴影伪影。理解 $F(0,\ 1)$ 的物理意义是解释这一现象的关键。$F(0,\ 1)$ 表示图像 $f(x,\ y)$ 在水平方向的 dc 成分和竖直方向的一次谐波，其估算的误差就导致图像强度的变化以及竖直方向上一个单周期的正弦阴影。这个例子说明了在傅里叶空间作插值运算的难度，但并不证明精确的插值是不可能的。许多先进的算法已经获得了良好效果。

此外，在傅里叶变换重建方法中，对断层的投影作正交变换是一维的，但求物体图像的

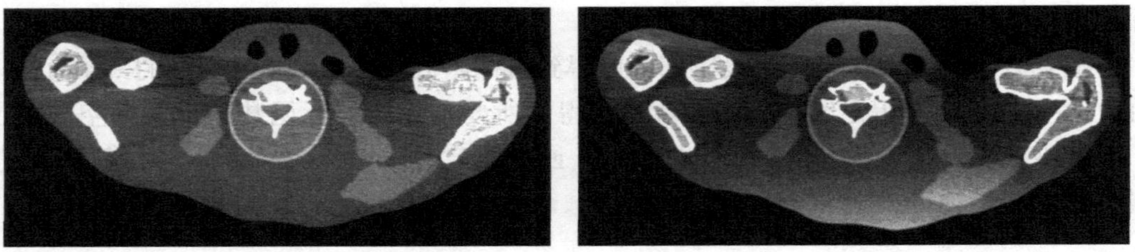

(a) (b)

图 3.3.6 傅里叶变换中插值的灵敏度

逆变换却是二维的，因此必须将 $G(u, \nu)$ 数据都存储起来，等到全部 $G(u, \nu)$ 数据变换完整之后才能进行二维逆变换。这就要求硬件内存大，等待的时间长，难于实现实时的图像重建要求。

另外，难于实现目标重建（targeted reconstruction）是直接傅里叶重建法的又一缺点。目标重建是 CT 中常用的一种技术，用于研究细小区域的精细结构。如图 3.3.7 所示，我们用头部的重建图像来说明。要想观测头部的总体情况和看清大尺寸的结构，FOV 应设置为 25cm［图 3.3.7（a）］。如果要研究窦［图 3.3.7（a）中圆虚线内部分］的细节，图像的尺寸就显得小了，紧挨着的微细结构难以识别，必须对感兴趣区域作特殊处理，使之更加清楚地成像。采用直接傅里叶重建法，$F(u, \nu)$ 中必须补上大量的 0，以完成在频域的插值运算。这样，逆傅里叶变换的尺寸就反比于 ROI 的尺寸，对于很小的 ROI，矩阵太大，难以处理。

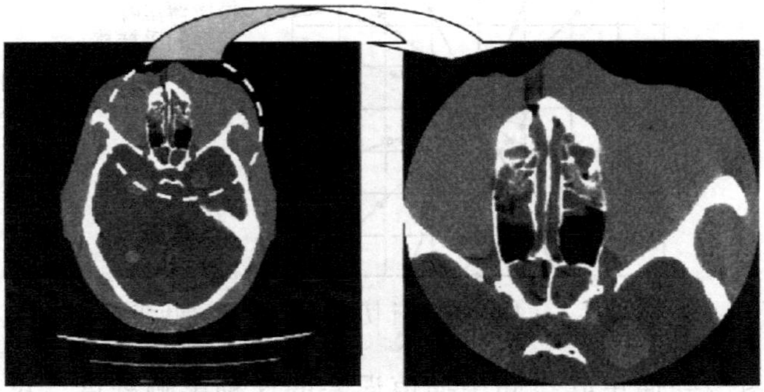

(a) (b)

图 3.3.7 目标重建的概念

二、滤波反投影法

傅里叶变换方法的理论价值非常有效，它给出了一个由投影重建图像的基本思路，但其实际结果还有待进一步提高。因此，人们开始寻找一种新的替代方法，其中最常用的方法就是滤波反投影法（FBP）。在介绍 FBP 之前我们首先介绍反投影法（back projection，BP），它是 FBP 的基础。

（一）反投影法

反投影法是一种基本的重建方法，Kuhl 和 Edwards 首先将反投影法应用在放射性同位素成像中，取得了一个患者断层扫描的重建图像，并成功地运用于透射成像中。最初的图像重建的实现是用非数学的方法，即用一个示波器，其射束轨迹与 γ 射线检测器耦合，并受此 γ

射线探测器的调制。后来才逐渐应用了计算机辅助设备。

1. 反投影法的基本思想

反投影法的基本思想是：将每次“投影”重新放回矩阵之中，并继续取它们的射线和，这又叫“投影反馈法”。

2. 反投影法示例

现取 4 个单元矩阵为目标。

0	2
1	3

第一次运算是：水平照射后，将射线和放入图像单元，即

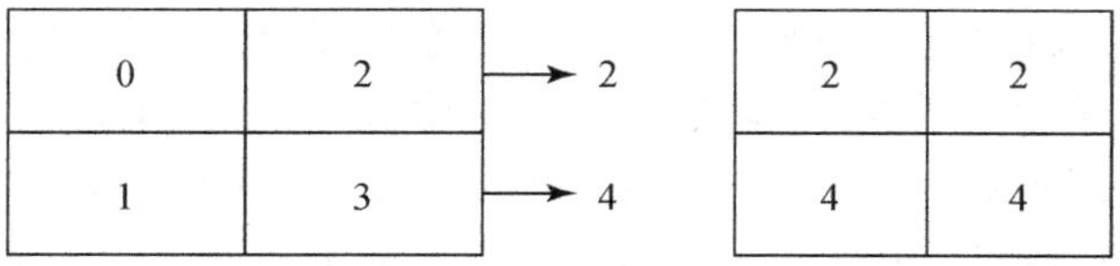

第二次运算是：垂直照射后，将射线和加到上面那个图像单元中，即

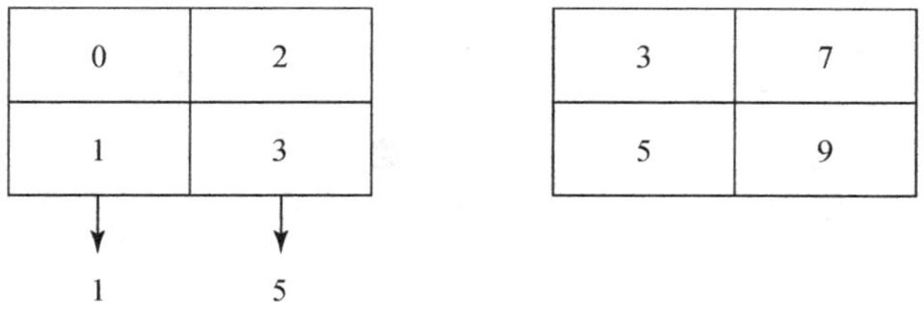

第三次运算是：取对角线方向的照射（右上方向），获得的射线和再加到前面所获得的图像单元中，即

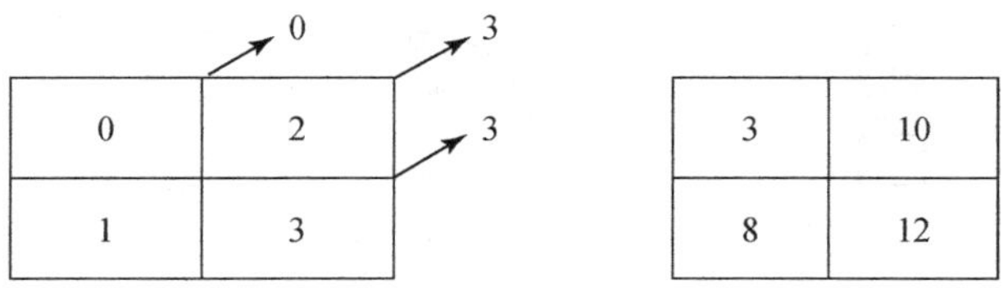

第四次运算是：取左上方向的对角线照射，并将此射线和加到前面所获得的图像单元中，即

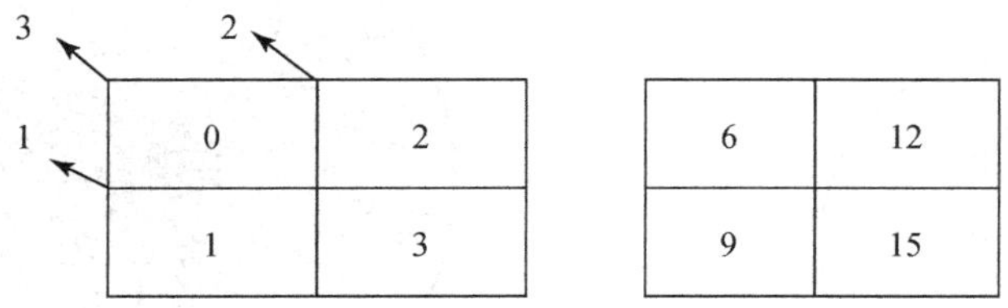

最后运算是：从每个图像单元中减去背景值（背景强度等于某投射角情况下各投影值之和）。本例中，背景强度等于6，再将各吸收系数除以最大公约数，得到如下结果，这样便将这个新的模型转换为原始的模型了。

6–6	12–6
9–6	15–6

→

0	6
3	9

/3 →

0	2
1	3

反投影法有时也称为叠加法或总和法。它实现简单而不需要很复杂的数学运算，因此计算速度比较快。

3. 反投影法图解

反投影法是 CT 重建的基本方法，为了更好地理解这个方法，下面用图解方法来描述。

假设有一个孤立的高密度体，如图 3.3.8 所示，位于扫描观察范围中有一只钉子，当扫描射线不通过钉子时，探测器所接受到的信号不发生衰减，即衰减信号只存在于某个时间间隔内，这样的信号称为“脉冲”。因此，在 X 射线束通过的整个观测方位上，将测到的脉冲信号反投影到矩阵中，就得到第一次反投影。扫描系统旋转一个角度后，再进行第二次线性扫描。这样，扫描系统每一次方位发生变化，便构成一次新的反投影。前三次反投影如图 3.3.9所示。所有反投影的叠加形成了一个星形突起，星形突起周围的辐射条的方向和数目取决于投影的方向和数目。其中心区域密度最大，因为此处各辐射条相互重叠。可见由各次反投影相叠加，就形成了一个扩散的圆形区域，这就是用反投影法所建立的钉子图像，如图 3.3.10 所示。

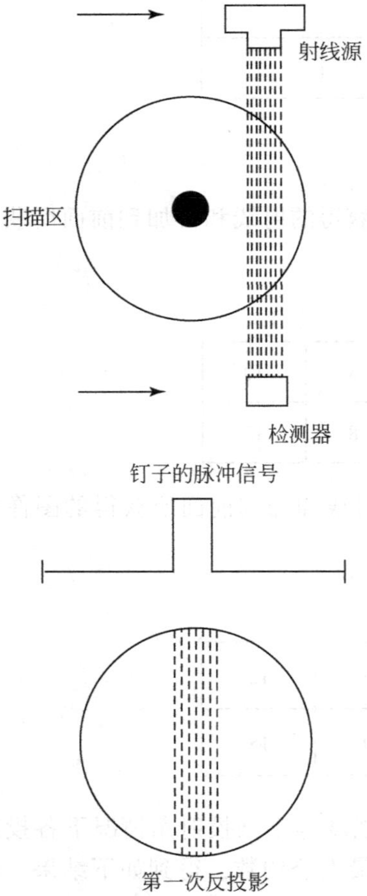

图 3.3.8　第一次反投影示意图

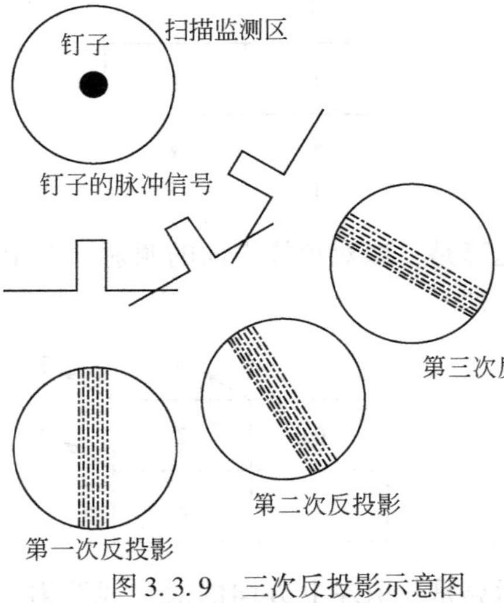

图 3.3.9　三次反投影示意图

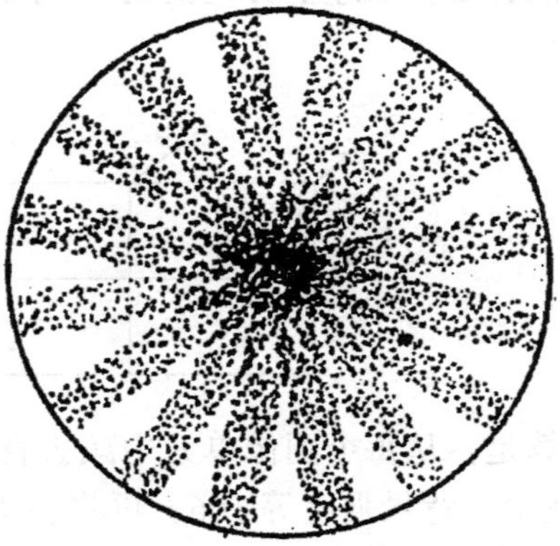

图 3.3.10　反投影法重建出的最后图像

实际上，对于任何复杂形式的薄层可以认为是密度不同的像素点的集合，经过反复投影叠加，在每个点所对应的位置上形成了星形图像。反投影的次数越多，星形点越接近于聚焦得很好的密度点。从整个画面来看，便构成了薄层的图像。

（二）滤波反投影法

1. 反投影法的缺点

反投影法是利用穿过某些像素的所有射线的投影值反过来估算该像素的吸收系数值。这样就把从各个方向上得到的投影看成这个方向上的像素具有同等贡献，邻近结构对反投影图像中所有点的密度都要产生影响。因此，反投影法的重建必须加以改进，这就引出了滤波反投影法。

2. 滤波反投影法的思想

滤波反投影法的定义：利用卷积的方法，先对反投影函数进行修正，然后用反投影的方法重建图像。也就是说，在反投影相加之前先用一个校正函数进行滤波，以修正图像，所以滤波反投影法也称为卷积反投影法。卷积反投影法与反投影法十分相似，其区别在于：反投影法是按照 X 射线投影的大小作正比例的投影，卷积反投影法则是使用一种专用的过滤函数把所得的投影进行修正后再作反投影。卷积反投影的特点是：可滤除简单反投影法产生的伪影。

3. 滤波反投影法图示

所谓滤波反投影，就是将每个投影信号在反投影之前先进行滤波。滤波的功能是消除边缘模糊干扰。仍以对高密度的钉子扫描为例：由钉子所产生的脉冲信号，滤波后在脉冲的两侧出现了负的和正的脉冲突起，如图 3. 3. 11 所示。这种分布在主信号脉冲两侧的正负交替脉冲在与其他滤波反投影信号叠加时，具有正、负抵消的作用，从而使图像更加相近于实际的目标。钉子对应的脉冲信号具有较宽的频谱成分，因滤波作用使其中的高频成分有不同程度的丧失，这就是滤波后的信号出现正负交替脉冲的原因。三次滤波反投影的情况如图 3. 3. 12所示。

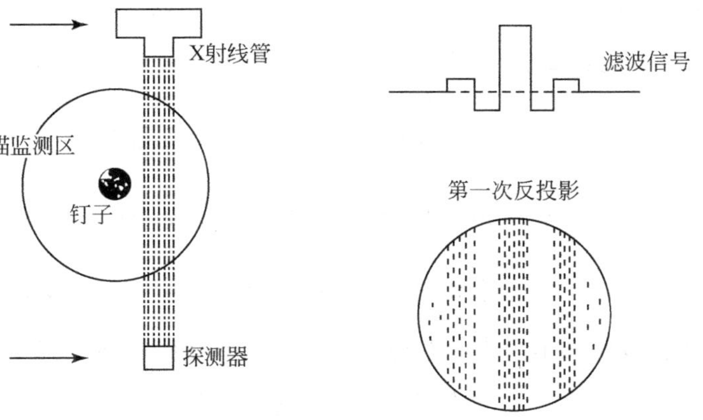

图 3. 3. 11　第一次滤波反投影

如果滤波器设计得恰当，当这些滤波反投影信号叠加时，“辐射”状的正值与负值正好互相抵消，因而获得边缘清晰的图像，能够十分精确地反映原来的目标，图 3. 3. 13 是采用滤波反投影得出的最终图像。反之，如果滤波器设计欠佳，不仅干扰信号得不到恰当地抵消，反而还会使主信号脉冲的形状有所改变，这当然是我们所不希望的。一般而言，所设计滤波器必须在实际应用中经受严格的检验。

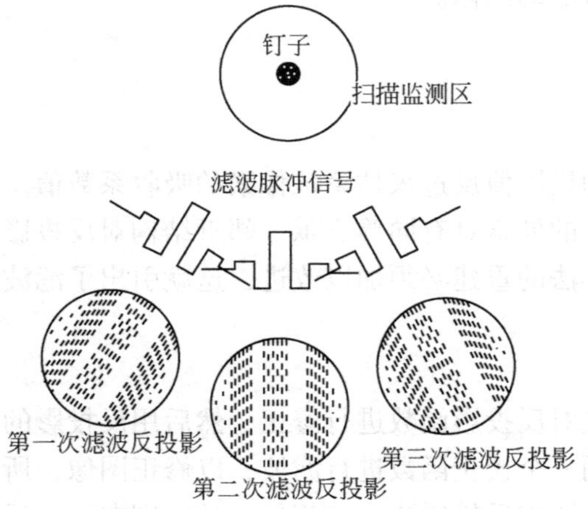

图 3.3.12　三次滤波反投影的情况

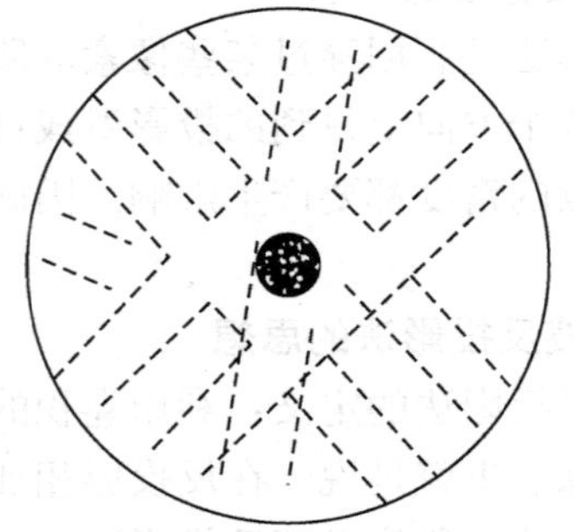
图 3.3.13　滤波反投影法建立的钉子图像

4. 滤波反投影公式的推导

傅里叶变换和它的逆变换是一对共轭运算，图像函数 $f(x, y)$ 可以通过它的傅里叶变换 $F(u, \nu)$ 作逆变换得到

$$f(x, y) = \int_{-\infty}^{\infty}\int_{-\infty}^{\infty} F(u, \nu)\mathrm{e}^{\mathrm{j}2\pi(ux+\nu y)}\mathrm{d}u\mathrm{d}\nu \tag{3.3.11}$$

为便于表达，把笛卡儿坐标系 (u, ν) 转到极坐标系 (ω, θ) 的转换

$$u = \omega\cos\theta$$
$$\nu = \omega\sin\theta \tag{3.3.12}$$

$$\mathrm{d}u\mathrm{d}\nu = \begin{vmatrix} \partial u/\partial\omega & \partial u/\partial\theta \\ \partial\nu/\partial\omega & \partial\nu/\partial\theta \end{vmatrix}\mathrm{d}\omega\mathrm{d}\theta = \omega\mathrm{d}\omega\mathrm{d}\theta \tag{3.3.13}$$

把傅里叶切片定理的结果 $F(\omega cos\theta, \omega sin\theta) = P(\omega, \theta)$ 代入，得

$$\begin{aligned} f(x,y) &= \int_0^{2\pi}\mathrm{d}\theta\int_0^{\infty}F(\omega\cos\theta,\omega\sin\theta)\mathrm{e}^{\mathrm{j}2\pi\omega(x\cos\theta+y\sin\theta)}\omega\mathrm{d}\omega \\ &= \int_0^{2\pi}\mathrm{d}\theta\int_0^{\infty}P(\omega,\theta)\mathrm{e}^{\mathrm{j}2\pi\omega(x\cos\theta+y\sin\theta)}\omega\mathrm{d}\omega \\ &= \int_0^{\pi}\mathrm{d}\theta\int_0^{\infty}P(\omega,\theta)\mathrm{e}^{\mathrm{j}2\pi\omega(x\cos\theta+y\sin\theta)}\omega\mathrm{d}\omega \\ &\quad + \int_0^{\pi}\mathrm{d}\theta\int_0^{\infty}P(\omega,\theta+\pi)\mathrm{e}^{-\mathrm{j}2\pi\omega(x\cos\theta+y\sin\theta)}\omega\mathrm{d}\omega \end{aligned} \tag{3.3.14}$$

对于平行投影几何，投影样本呈中心对称，如图 3.3.14 所示。所以有

$$p(t, \theta+\pi) = p(-t, \theta) \tag{3.3.15}$$

类似地，根据傅里叶变换的特性，单位投影的傅里叶变换也是中心对称

$$P(\omega, \theta+\pi) = P(-\omega, \theta) \tag{3.3.16}$$

将式（3.3.16）代入式（3.3.14），得到

$$f(x, y) = \int_0^{\pi}d\theta\int_{-\infty}^{\infty}P(\omega, \theta)|\omega|\mathrm{e}^{\mathrm{j}2\pi\omega(x\cos\theta+y\sin\theta)}\mathrm{d}\omega \tag{3.3.17}$$

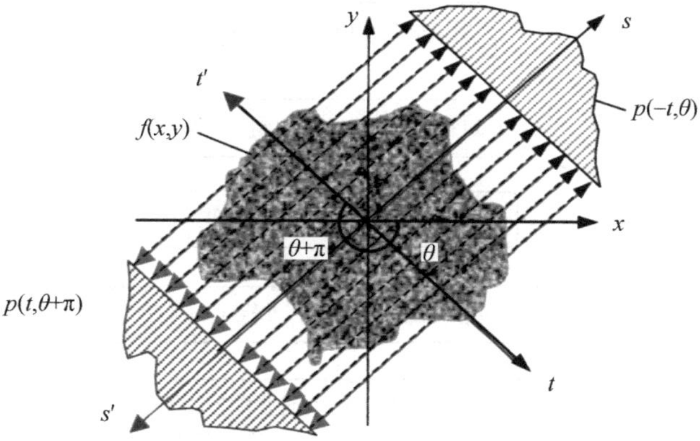

图 3.3.14　平行投影线束的对称特性

借助于旋转坐标系（s，t），可得

$$f(x,\ y)=\int_0^{\pi}\mathrm{d}\theta\int_{-\infty}^{\infty}P(\omega,\ \theta)\,|\omega|\,\mathrm{e}^{\mathrm{j}2\pi\omega t}\mathrm{d}\omega \tag{3.3.18}$$

这里，$P(\omega,\ \theta)$ 表示对应于 θ 角度的单位投影的傅里叶变换；里层的积分是 $P(\omega,\ \theta)\,|\omega|$ 的逆傅里叶变换，记为 $g(t,\ \theta)$，在空间域，它表示单位投影被一频域响应为 $|\omega|$ 的函数作滤波运算，故称为滤波反投影。

$$g(t,\ \theta)=g(x\cos\theta,\ y\sin\theta)=\int_{-\infty}^{\infty}P(\omega,\ \theta)\,|\omega|\,\mathrm{e}^{\mathrm{j}2\pi\omega(x\cos\theta+y\sin\theta)}\mathrm{d}\omega \tag{3.3.19}$$

这样，式（3.3.17）可写为下列形式

$$f(x,\ y)=\int_0^{\pi}g(x\cos\theta,\ y\sin\theta)\,\mathrm{d}\theta \tag{3.3.20}$$

其中，（$x\cos\theta+y\sin\theta$）是点（x，y）沿 θ 角度（t 方向）到坐标原点的距离。式（3.3.20）表明，重建图像中某个像素（x，y）的值等于所有经过该位置的滤波反投影的总和。也就是说，我们可以分别研究每一滤波反投影对于重建图像的贡献。（$x\cos\theta+y\sin\theta$）表示投影样本所在 X 射线的路径，$g(x\cos\theta+y\sin\theta)$ 的强度沿该路径均匀地加到重建图像中。这样，滤波反投影样本的值被加到整个直线路径上，此即反投影过程。

5. 滤波反投影算法的实现

根据式（3.3.19）中二重积分的表达式可以看出，平行束的 FBP 重建算法的主要步骤如图 3.3.15 所示。第一步：内层积分。对于某角度 θ 的投影数据 $p(t,\ \theta)$，先作一维的傅里叶变换得到 $P(\omega,\ \theta)$，再与频域内的滤波器 $|\omega|$ 相乘，最后作傅里叶逆变换。事实上，根据信号处理中傅里叶变换的卷积定理，内层积分可以用于表示投影数据 $p(t,\ \theta)$ 和滤波器 $|\omega|$ 在时域的卷积（也称为滤波）。第二步：外层积分。把第一步得到的滤波数据作反投影，然后将每个反投影累加，便可得到最终的重建图像。通过上述平行束滤波反投影重建公式的推导过程，可以看出该算法是先对数据作滤波，然后反投影到图像空间。这也是“滤波反投影”称谓的由来。

滤波反投影算法具体的算法实现过程中还要考虑诸多的问题，下面分别讨论。

（1）滤波函数的选取。频域中两函数的乘积运算等价于空域中相应两函数的卷积。在空域中，与 $P(\omega,\ \theta)$ 对应的函数是测量得到的平行投影 $p(t,\ \theta)$，滤波器 $|\omega|$ 与对应的冲击

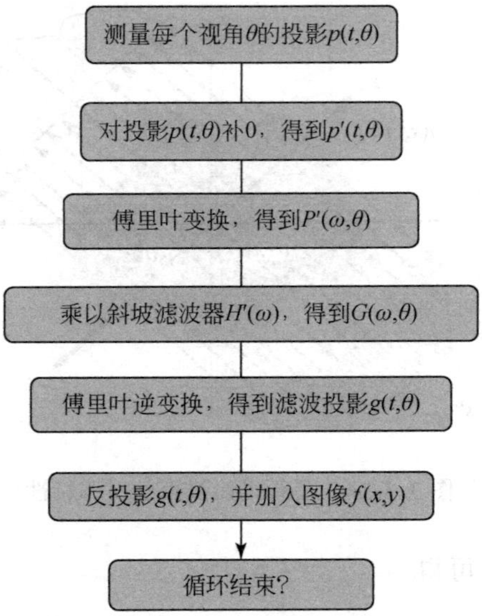

图 3.3.15　FBP 算法的实现步骤

响应 $\xi(t)$ 之间是一个傅里叶变换对

$$\xi(t)=\int_{-\infty}^{\infty}|\omega|\mathrm{e}^{\mathrm{j}2\pi\omega t}\mathrm{d}\omega \tag{3.3.21}$$

实际中，$\xi(t)$ 是不存在的，比如将 $t=0$ 代入上式计算得到 ξ（0），即曲线 $|\omega|$ 以下的面积。当 $\omega\to\infty$ 时，$\xi(0)\to\infty$，所以等式（3.3.17）是无法直接计算的，必须另想其他方法，引入限带函数（band-limiting function）。

为了消除滤波器 $|\omega|$ 所带来的弊端，通常要对滤波器的直流分量部分进行非零修正，如图 3.3.16 所示。理论上滤波器 $|\omega|$ 也称为 Ramp 滤波器，其高频分量是无限延伸的，但实际实现时必须截断处理，相当于在带宽［$-\omega_0$，ω_0］之外突然衰减为零，在重建图像的边缘时会出现环状振荡条纹，称为 Gibbs 现象。为有效地消除此现象，我们需对 Ramp 滤波器稍作平滑处理（图 3.3.17）。例如，将之与 $\sin x/x$ 作卷积，得到 Shepp-Logan 滤波器；与余弦函数卷积，可得到 Cosine 滤波器；与 Hamming 窗函数或者 Hann 窗函数卷积可分别得到 Hamming 滤波器和 Hann 滤波器，等等。

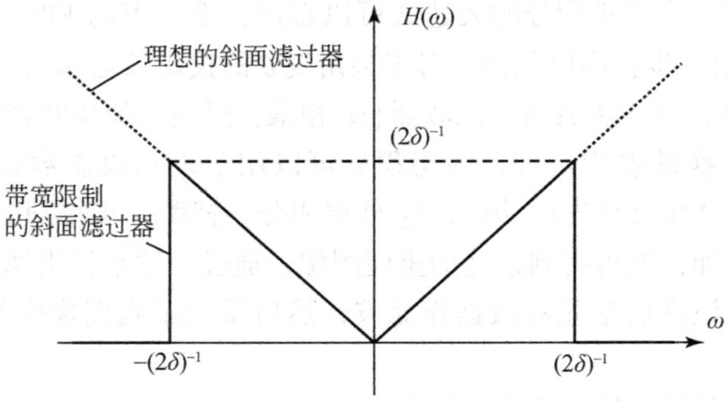

图 3.3.16　带宽限制的斜面滤波器的频率响应

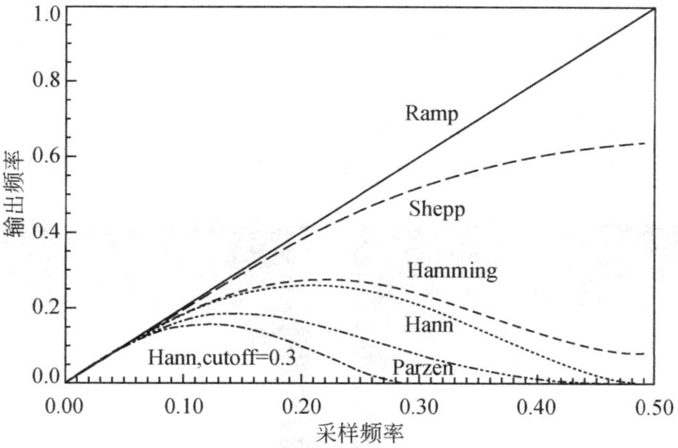

图 3.3.17 滤波反投影中常用的滤波器及其窗函数

除了改变窗的形状，我们还可以改变它的截止频率 ω_H 来得到理想的噪声水平和空间分辨力。如图 3.3.18 所示，截止频率不同，那么它们对重建图像的影响也不一样。

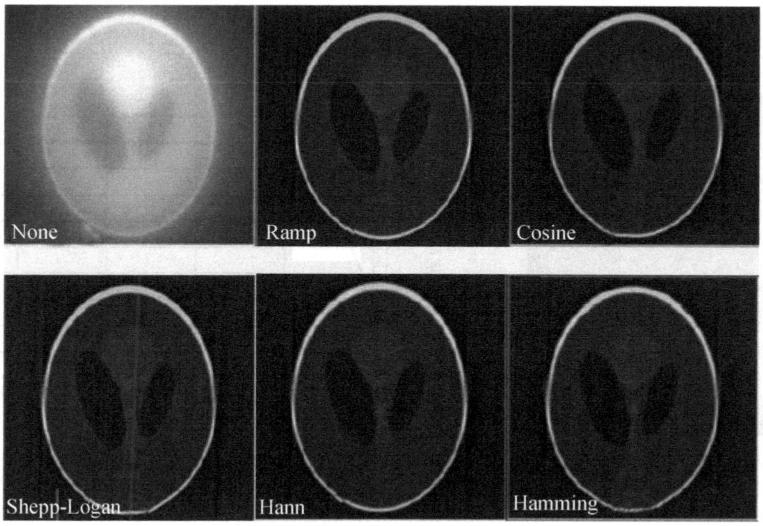

图 3.3.18 不同滤波器下的图像重建效果

滤波器的设计非常灵活。在商业 CT 扫描仪中，为实现不同的临床应用必须强调或弱化特定的频率成分，因此一般都提供不同性能的滤波器供选择。比如，在 GE 公司的 LightSpeed 型产品中就有六种滤波器，分别为 soft、standard、detail、lung、bone 和 edge。其中 standard 卷积核产生较均衡的图像，所以通常用于日常的全身扫描；bone 卷积核常用于内耳道、肺脏和骨骼的扫描，以观察精细结构。当然，获得高分辨力的代价是噪声水平的提高。滤波器的设计是复杂的，必须经过大量的临床实验验证。

（2）补零问题。等式（3.3.19）所示的原始滤波运算包含一个非周期卷积运算，其变到频域中进行，就是周期或圆周卷积。如果直接按照上述顺序进行运算，干涉伪影（interference artifacts）在所难免，即所谓的 warp-around 效应或 interperiod interference。因此，必须在傅里叶变换和滤波操作之前给每一个投影补 0，才能避免伪影产生。0 的数目不小于原始投影的样本数减去 1($N-1$)。为了阐明 interperiod interference 效应，我们扫描一椭圆形体模，并在是否补 0 两种情形下分别重建图像。结果如图 3.3.19 所示，仔细观察便会发现，没有补 0 的图像中 FOV 的边缘存在阴影伪影。图 3.3.20 是未补零图像与补零图像相减所得的图像，在图中可以清楚地观察到伪影。对图 3.3.20 经过中心作一垂直的剖面曲线作定量分析，得到图 3.3.21，发现图像边缘处 CT 值有明显下降，幅度约为 20HU。

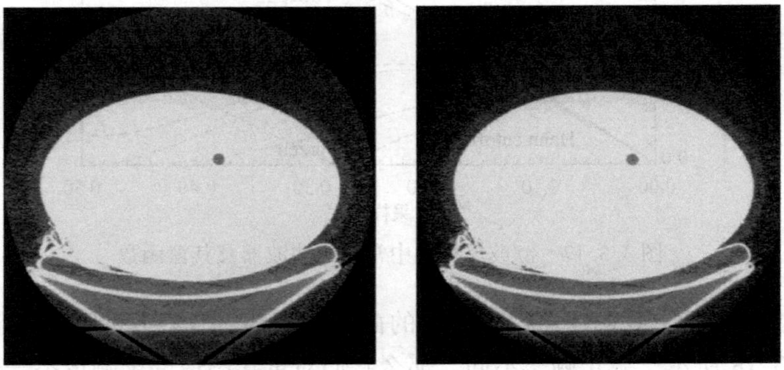

(a) (b)

图 3.3.19 在重建图像上补零的效果图

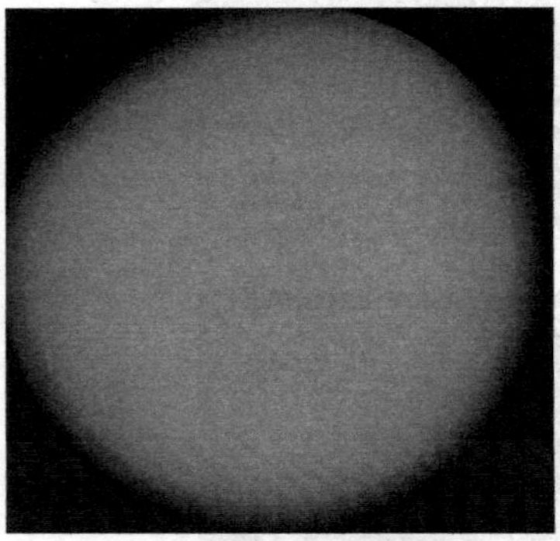

图 3.3.20 未补零图像与补零图像的差值图

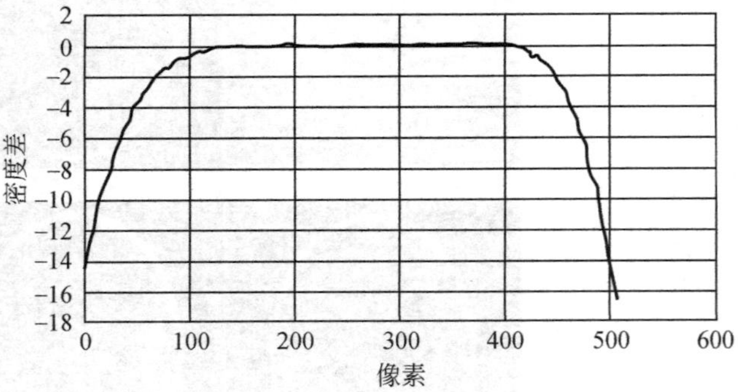

图 3.3.21 差值图像的剖面线

第四节 扇形束重建

到目前为止，我们讨论的都是平行束采样几何重建。在几乎所有的第三代商业 CT 扫描仪中，X 射线源近似为一个点，在极短时间内通过采集近千个探测器通道的数据得到投影。第四代设备的投影则由 X 射线源围绕一个固定圆形探测器通道扫描得到。总之，形成一个投影的 X 射线并不是平行束，而是聚焦于一个点。因此，前面推导的重建公式不能直接应用于图像重建。

为解决重建问题，首先必须了解扇形束的几何结构，实际应用中存在两种不同的具体形式，即等角扇形束和等间距扇形束。不同的探测器设计决定了不同扇形束的几何结构。如图 3.4.1 (a) 所示，在等角扇形束几何结构中，探测器由大量的探测器模块（module）组成，这些模块等中心地排列在以 X 射线源为中心的圆弧上。与它到 X 射线源的距离相比，模块的宽度非常小，因此可以近似认为每个探测器单元（cell）与 X 射线源形成的角度是恒定的。比如，HighSpeed 扫描仪的 X 射线源到探测器的距离大约是 1100mm，而探测器单元的宽度约为 1 mm。一个模块由 16 个探测器单元组成，所以模块内部各单元形成的最大角度，即中央单元与边缘单元的夹角只有 0. 000 002 4°。由于各模块均面朝 X 射线焦点排列，这种角度差异问题都是同样的，其影响对于所有的实际应用均可忽略不计。这种设计的优势体现在对工艺的要求相对较低。模块之间几何形状完全一致，可方便地更换。

另一种扇形束几何形状是等间距的，适用于探测器是一个整体结构的情况，如图像增强器（image intensifier）或数字平板。如图 3. 4. 1（b）所示，探测器各单元等间距地布置在一个平面上而非曲面上。这种设计方式的特点是，相邻单元与 X 射线源形成的间隔角从中央到外围逐渐改变。

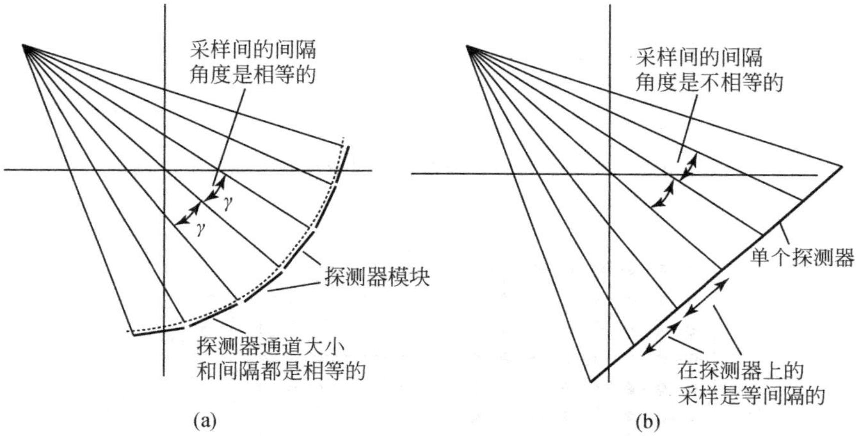

图 3. 4. 1　等角扇形束和等间隔扇形束采样几何结构

一、扇形束到平行束的转换（rebin）

傅里叶重建算法一节已详细推导了平行束采样几何的重建算法及其实现的具体问题。如果能把扇形束投影转换成平行投影，这些方法就可以直接利用。在这一节，我们讨论如何建立这种转换机制。

为了理解线束转换的原理，我们先看平行投影在弦空间的表达，如图 3. 4. 2 所示，横轴表示 X 射线离开中心点的距离，纵轴表示 X 射线与 x 轴形成的夹角。一条投影线映射到弦空间中就是一个点，一个投影集就映射成一个均匀排列的网格（图 3. 4. 3）。网格中的某一行表示其中一个投影，如图 3. 4. 3（a）中虚线长方形所示。如果把一个扇形投影集映射到同一弦空间，那么每一扇形投影映射成倾斜的一行点阵，如图 3. 4. 3（b）中虚线矩形所示。点阵形成一个投影的射线族，与 x 轴形成的夹角从探测器的一边到另一边逐渐增加或减少，所以每个样本的 θ 角度不同。同样，扇形束投影射线与等中心点的距离也不是按照固定的规律增减的。在等角扇形束投影中，θ 与射线样本指数 i 呈线性关系如下

$$\theta = (i - i_{\text{iso}})\Delta\gamma \tag{3.4.1}$$

其中，i_{iso}是处于中心的射线指数；$\Delta\gamma$ 是相邻两条射线的夹角。第 i 条射线到等中心的距离为

$$d_i = r \times \sin(i - i_{\text{iso}})\Delta\gamma \tag{3.4.2}$$

这里，r 为 X 射线源到等中心的距离。以上说明，扇形束样本可经过插值转换成平行束样本栅格，要想得到栅格中某个交点的值，可以通过将临近的样本点强度作插值预算得到。图中给出了用 4 个扇形束射线样本点估计一个平行束射线样本点的具体例子。当然，插值算法可以是线性或非线性的。

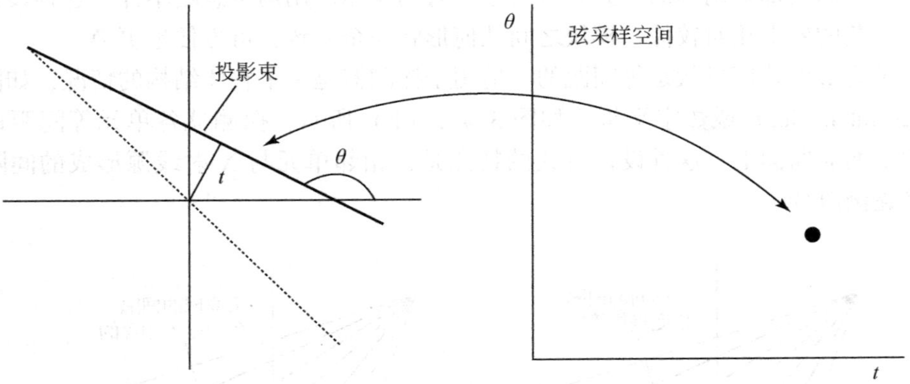

图 3.4.2　在实空间的一个投影线对应在弦空间是一个点

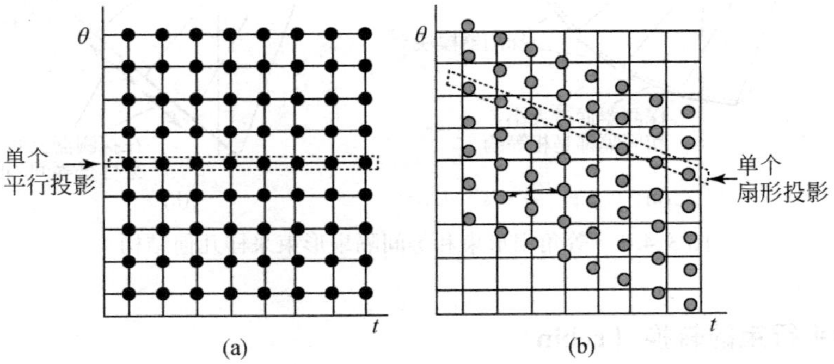

图 3.4.3　在弦空间的样本模式

只需两个步骤即可把扇形束转化为平行束。第一步的插值只在同一探测器通道采集的投影样本上进行，得到空间排列不均匀的平行束样本集。根据等式（3.4.1），平行投影在扇形弦空间中排列在直线上。如果用中心投影线的角度表示平行投影的角度，那么，经重排后的空间排列不均匀的平行投影 $p(i, j)$ 与扇形投影 $q(i, j')$ 的关系如下

$$p(i, j) = q\left[i, j - \frac{(i - i_{\text{iso}})\Delta\gamma}{\Delta\beta}\right] \tag{3.4.3}$$

其中，$\Delta\beta$ 是投影视角的增量。第二步插值根据式（3.4.2）沿探测器通道排列的方向上进行，得到空间排列均匀的平行投影。

值得注意的是，两次插值之间是独立的，所以顺序可以互换。这种方法也增加了数据处理的灵活性。比如，可对扇形投影通过计算机软件实现插值得到空间排列不均匀的平行投影，令探测器通道在采集投影数据时形成时间延迟，同样也可以达到目的。根据式（3.4.3），当较之中心探测器通道有 τ_i 时间延迟（毫秒级）时，第 i 个投影样本就平行于中心投影样本

$$\tau_i = \frac{(i - i_{\text{iso}})\Delta\gamma}{\Delta\beta}\Delta t \tag{3.4.4}$$

这里，Δt 是原始扇形束投影数据采集的时间间隔，单位 ms。这种方法无需插值，图像的空间分辨力更高。缺点是额外的时间延迟系统导致系统的数据采集电路复杂。

必须指出的是，不管是通过软件插值或采样延迟方法得到的平行投影，空间排列都不是均匀的。经过二次插值可使之空间排列均匀，转化为平行投影，但是也可以直接采用修正后的平行投影算法直接进行重建。

二、等角采样几何的重建公式

为了避免投影重排和对空间分辨力的负面影响，很自然的想法是直接对扇形投影进行重建，这就导致了扇形束重建方法的产生（图 3.4.4）。为了便于推导，先定义几个术语。扇形束射线由两个参数 γ 和 β 唯一决定，其中 γ 是射线与中心射线（假想的通过 X 射线源和等中心的直线）的夹角，称为探测器角；β 是中心射线与 y 轴的夹角，称为投影角。在平行投影重建中，射线由两参数 t 和 θ 唯一决定，其中 t 是射线到等中心的距离，θ 是投影角。通过以下公式，扇形投影中的投影样本 $q(\gamma,\beta)$ 就转化为平行投影中的投影样本 $p(t,\theta)$，则

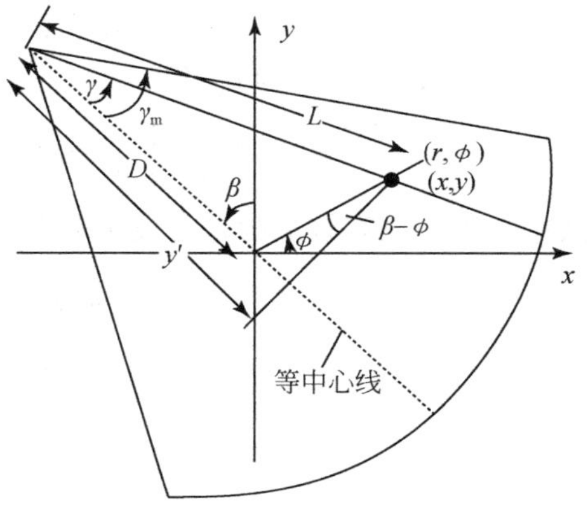

图 3.4.4　扇形束几何线束

$$\begin{cases}\theta=\beta+\gamma\\ t=D\sin\gamma\end{cases}\tag{3.4.5}$$

其中，D 是 X 射线源到等中心的距离。对于平行投影，我们已经推导了重建公式，重写如下

$$\begin{aligned}f(x,y)&=\int_0^{\pi}\mathrm{d}\theta\int_{-t_m}^{t_m}P(t',\theta)h(t-t')\mathrm{d}t'\\&=\int_0^{\pi}\mathrm{d}\theta\int_{-t_m}^{t_m}P(t',\theta)h(x\cos\theta+y\sin\theta-t')\mathrm{d}t'\end{aligned}\tag{3.4.6}$$

可以写成下式，使之包含 2π 范围内的投影

$$f(x,y)=\frac{1}{2}\int_0^{2\pi}\mathrm{d}\theta\int_{-t_m}^{t_m}P(t',\theta)h(x\cos\theta+y\sin\theta-t')\mathrm{d}t'\tag{3.4.7}$$

转换成极坐标形式，并利用公式 $r\cos(\theta-\phi)=r\cos\theta\cos\phi+r\sin\theta\sin\phi$，可得

$$\begin{aligned}f(r,\phi)&=\frac{1}{2}\int_0^{2\pi}\mathrm{d}\theta\int_{-t_m}^{t_m}p(t',\theta)h[r\cos(\theta-\phi)-t']\mathrm{d}t'\\&=\frac{1}{2}\int_{-\gamma}^{2\pi-\gamma}\mathrm{d}\beta\int_{-\gamma_m}^{\gamma_m}q(t',\theta)h[r\cos(\beta+\gamma-\phi)-D\sin\gamma]D\cos\gamma\mathrm{d}\gamma\end{aligned}\tag{3.4.8}$$

这里，γ_m 是极限探测器角，即当 $\gamma>\gamma_m$ 时 $q(\gamma,\beta)=0$。自然地，$\gamma_m=\sin^{-1}(t_m/D)$。所有 β 的函数都是以 2π 为周期的，式（3.4.8）中的积分区域 $-\gamma\sim2\pi-\gamma$ 可以用 $0\sim2\pi$ 来替代，即

$$f(r,\phi)=\frac{1}{2}\int_0^{2\pi}\mathrm{d}\beta\int_{-\gamma_m}^{\gamma_m}q(t',\theta)h[r\cos(\beta+\gamma-\phi)-D\sin\gamma]D\cos\gamma\mathrm{d}\gamma\tag{3.4.9}$$

显然，这里滤波函数 h 的独立变量相当复杂，不便于在计算机上实现。注意到

式（3.4.9）不是卷积的形式，把变量转化成下式

$$r\cos(\beta+\gamma-\phi)-D\sin\gamma=r\cos(\beta-\phi)\cos\gamma-[r\sin(\beta-\phi)+D]\sin\gamma \quad (3.4.10)$$

记 L 为 X 射线源到重建像素点（r，ϕ）的距离，穿过点（r，ϕ）的射线所在的探测器角为 γ'。那么

$$\begin{cases}L\cos\gamma'=D+r\sin(\beta-\phi)\\ L\sin\gamma'=r\cos(\beta-\phi)\end{cases} \quad (3.4.11)$$

从以上两个式子，得到

$$r\cos(\beta+\gamma-\phi)-D\sin\gamma=L\sin(\gamma'-\gamma) \quad (3.4.12)$$

将上式代入式（3.4.9），得

$$f(r,\ \phi)=\frac{1}{2}\int_0^{2\pi}\mathrm{d}\beta\int_{-\gamma_m}^{\gamma_m}q(t',\ \theta)h[L\sin(\gamma'-\gamma)]D\cos\gamma\mathrm{d}\gamma \quad (3.4.13)$$

式中，唯一没有解决的是滤波函数 h。基于滤波函数的原始定义，可以得到

$$\begin{aligned}h(L\sin\gamma)&=\int_{-\infty}^{\infty}|\omega|\mathrm{e}^{\mathrm{j}2\pi\omega L\sin\gamma}\mathrm{d}w\\&=\left(\frac{\gamma}{L\sin\gamma}\right)^2\int_{-\infty}^{\infty}|\omega'|\mathrm{e}^{\mathrm{i}2\pi\omega'\gamma}\mathrm{d}\omega'\\&=\left(\frac{\gamma}{L\sin\gamma}\right)^2h(\gamma)\end{aligned} \quad (3.4.14)$$

以上推导过程利用了 $\omega'=(\omega L\sin\gamma)/\gamma$。由于参数 L 与 γ 无关，而（x，y）与（r，ϕ）可相互替换，重建公式（3.4.13）可写成

$$f(x,\ y)=\int_0^{2\pi}L^{-2}\mathrm{d}\beta\int_{-\gamma_m}^{\gamma_m}q(\gamma,\ \beta)h''(\gamma'-\gamma)D\cos\gamma\mathrm{d}\gamma \quad (3.4.15)$$

其中，$h''(\gamma)=\frac{1}{2}\left(\frac{\gamma}{\sin\gamma}\right)^2h(\gamma)$。

假定投影 $q(\gamma,\ \beta)$ 的探测器角的采样间隔为 v，$h''(\gamma)$ 的离散形式可表达如下

$$h''(nv)=\begin{cases}\dfrac{1}{8v^2}, & n=0\\ 0, & n=\text{偶数}\\ -\dfrac{1}{2}\left(\dfrac{1}{\pi\sin nv}\right)^2, & n=\text{奇数}\end{cases} \quad (3.4.16)$$

将平行线束重建公式（3.4.6）和扇形线束重建公式（3.4.15）进行比较，从结构上两个公式是相似的。所以，在平行投影重建里所讨论的关于计算机实现的问题，在这里都可以方便地采用。比如，为了避免相互干扰，在滤波前必须对投影补 0，以便作傅里叶变换。同样，也必须对滤波器的窗函数附加修正函数，改变其频率响应。

对两种不同的采样几何的重建公式作一比较。与平行投影重建不同，扇形投影重建在滤波操作之前先乘以 $D\cos\gamma$，它独立于投影角 β，所以可在重建之前先进行计算并保存。第二个区别是扇形投影重建中用到了加权反投影。反投影沿扇形进行，尺度因子 L^{-2} 随着像素的不同而不同。由于 L 依赖于参数 γ 和 β，所以运算量大，已经出现了许多高效快速的算法。为了提高重建速度，某些 CT 制造商开发了专用的特定用途集成电路（application specific integrated circuit，ASIC）。

为了阐明扇形束反投影与平行束反投影之间的区别，在 GE 性能体模上对单个滤波投影

做反投影实验，结果如图 3.4.5 所示。比较说明，扇形束反投影重建的图像不但其形状随离开 X 射线源的距离而改变（图中是 6 点位置），而且强度也在变化。流程图 3.4.6 可以帮助更好地理解扇形束投影重建。

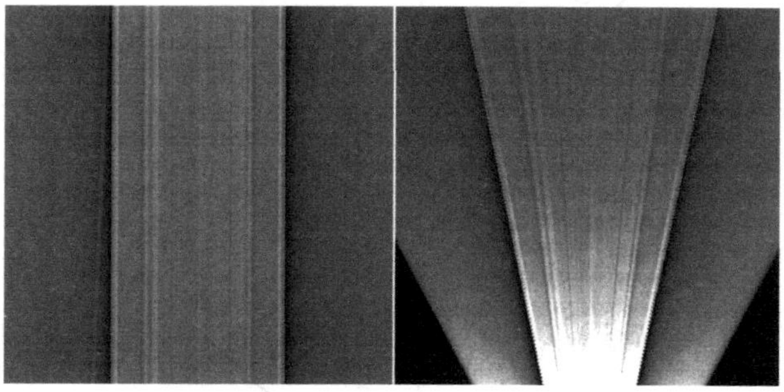

图 3.4.5　对同一体模不同的几何线束（平行束和扇形束）

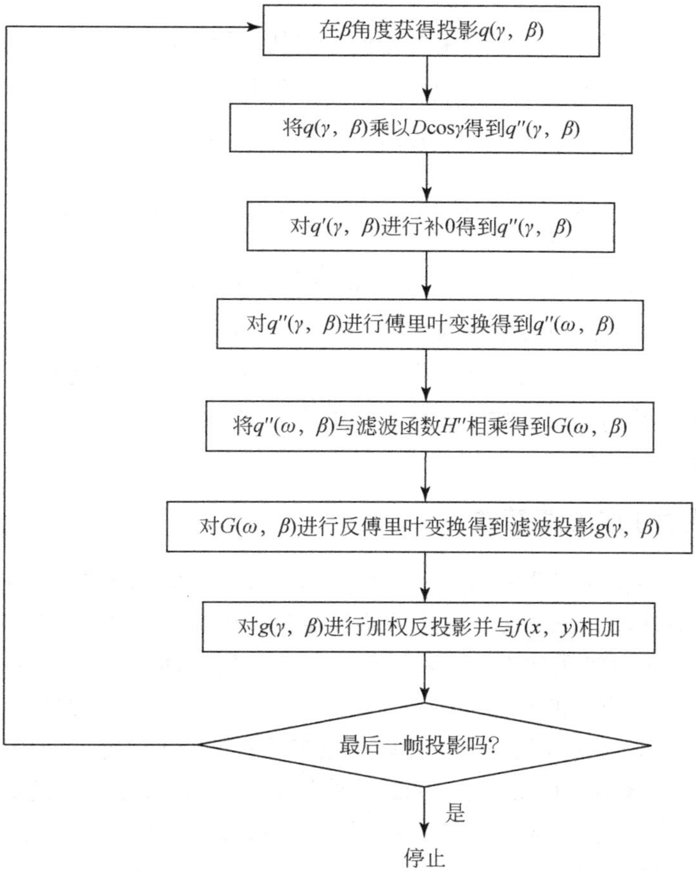

图 3.4.6　等角扇形线束重建流程图

三、等距采样几何的重建公式

与等角扇形束相似，等距扇形束投影中的一个样本可记为 (s, β)，如图 3.4.7 所示，其中 s 为射线与假想探测器的交点到等中心的距离。引入假想探测器的概念是为了便于重建公式的推导，它平行于实际探测器并与等中心共线。β 是投影角，其定义与等角扇形束相同。

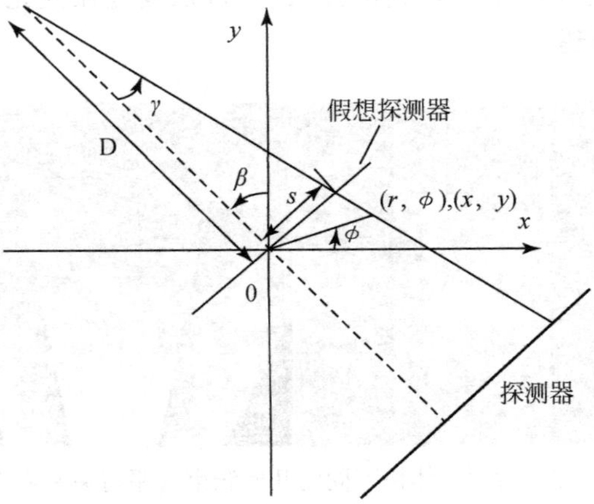

图 3.4.7　等距扇形投影的几何关系

重建公式的推导过程与等角扇形束的相似，也从平行束反投影公式开始，建立两种采样几何之间的关系。记等角扇形束投影为 $q(s, \beta)$，重建公式如下

$$f(r, \phi) = \frac{1}{2}\int_0^{2\pi} U^{-2}(r, \phi, \beta)\mathrm{d}\beta \int_{-\infty}^{\infty}\left(\frac{D}{\sqrt{D^2+s^2}}\right)q(s, \beta)h(s'-s)\mathrm{d}s \quad (3.4.17)$$

其中，$U(r, \phi, \beta) = \dfrac{D + r\sin(\beta - \phi)}{D}$；$D$ 为 X 射线源到等中心的距离。式（3.4.17）与式（3.4.15）相比，可发现二者极其相似，都在滤波之前乘以一个函数，都作加权运算。尺度函数 $D/\sqrt{D^2+s^2}$ 是探测器角度的余弦。等式（3.4.17）原始的扇形束投影必须先经过探测器角的修正，然后才进行滤波。再看权重函数 $U(r, \phi, \beta)$ 的物理意义，投影距离与 D 的比值。与等角采样几何的情况相似，权重函数因重建图像的像素点位置而异，使得计算难度与平行束投影相比大为增大。

四、扇形束 CT 超短扫描成像算法

扇形束 CT 扫描结构在实践中易于实现和控制，被广泛应用于临床。尽管新的快速三维螺旋 CT 体积成像方法将是未来 CT 重建的研究主流，但扇形束 CT 仍然有其研究价值。近来，新颖的扇形束精确 CT 重建方法不断被提出，主要研究两方面的问题：一方面是感兴趣区域超短扫描精确重建方法的理论分析和证明，另一方面是如何处理带有部分截断投影数据的精确重建问题。针对这两方面问题，先后有很多学者进行了研究，希望在最小的扫描范围内精确重建出感兴趣区域。Parker 在 1982 年首先提出基于圆形轨道的扇形束短扫描概念（short-scan），扫描范围为 1/4+2γ，其中 2γ 为张角（open angle）。随后，Kudo 在 2002 年首度提出扇形束超短扫描概念（super-short-scan），扫描范围比短扫描更小，此时 Parker 的重建方法不再适用。同年，Noo 利用平行束成像数据可以通过扇形束校正数据获得，研究了扇形束扫描的角度范围和精确重建感兴趣区域之间的关系，构建出扇形束超短扫描精确重建公式，并给出两个略有不同的超短扫描数据完备性条件。其后，有关超短扫描重建方法得到广泛的研究，其思想大多源自三维螺旋 CT 重建算法的相关研究。在 2005 年，Zou-Pan 提出一种新颖的基于反投影滤波（backprojection-filtration，BPF）的超短扫描精确重建算法，该算

法可以对含有特定截断投影数据的感兴趣区域重建，它与以往的 FBP 重建方法不同，先对修正数据进行反投影，然后对反投影数据进行平移不变滤波。

（一）Noo 超短扫描成像算法

为了方便地对 Noo 超短扫描成像算法进行理论分析，笛卡儿坐标系 $\{x, y\}$ 和 $\{u, w\}$ 分别表示固定坐标系和旋转坐标系，如图 3.4.8 所示，其中固定坐标系固定于成像物体上，旋转坐标系固定在 X 射线源上且随着 X 射线源转动。X 射线源所在圆形轨道可以表示为

$$\boldsymbol{r}_0 = (R\cos\lambda,\ R\sin\lambda)^{\mathrm{T}} \tag{3.4.18}$$

其中，λ 和 R 分别表示视角（view angle）、X 射线源与旋转中心的距离。此时，旋转坐标系中两坐标轴的单位向量分别记为

$$\boldsymbol{e}_u = (-\sin\lambda,\ \cos\lambda)^{\mathrm{T}} \tag{3.4.19}$$

$$\boldsymbol{e}_w = (\cos\lambda,\ \sin\lambda)^{\mathrm{T}} \tag{3.4.20}$$

固定和旋转坐标 (x, y) 和 (u, w) 之间可由如下的旋转变换确定

$$\begin{bmatrix} x \\ y \end{bmatrix} = \begin{bmatrix} -\sin\lambda & \cos\lambda \\ \cos\lambda & \sin\lambda \end{bmatrix} \begin{bmatrix} u \\ w + R \end{bmatrix} \tag{3.4.21}$$

设 X 射线源到探测器的距离为 D，探测器的方向与 $\boldsymbol{e}_u$ 一致。当视角 λ 给定后，可以把由 X 射线源 $\boldsymbol{r}_0$ 发出且穿过点 $\boldsymbol{r}(x, y)$ 的射线在探测器上的投影位置 u_d 表示为

$$u_d = -\frac{D}{w}u \tag{3.4.22}$$

这里，$u = -x\sin\lambda + y\cos\lambda$，$w = x\cos\lambda + y\sin\lambda - R$ 由式（3.4.21）解得。此时，探测器上投影位置 u_d 处的投影数据记为

$$P(\lambda,\ u_d) = \int_0^{+\infty} \mathrm{d}t f(\boldsymbol{r}_0(\lambda) + t\boldsymbol{\beta}) \tag{3.4.23}$$

其中，$\boldsymbol{\beta}(\lambda, u_d) = \dfrac{1}{A(u_d)}[u_d\boldsymbol{e}_u(\lambda) - D\boldsymbol{e}_w(\lambda)]$ 表示穿过点 $\boldsymbol{r}(x, y)$ 射线的单位向量，$A(u_d) = \sqrt{u_d^{\ 2} + D^2}$。

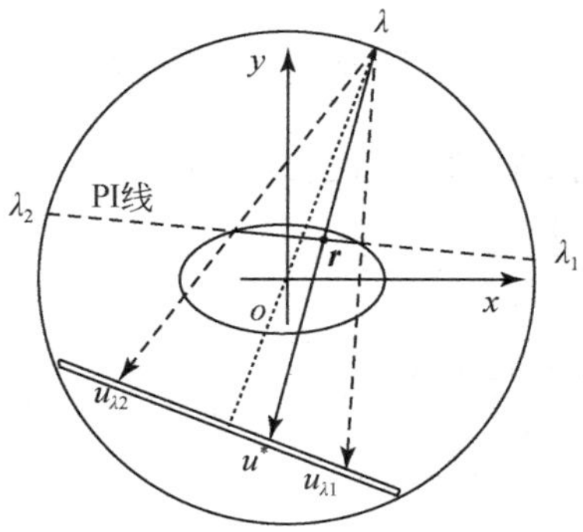

图 3.4.8　基于 PI 线的扇形束 CT 超短扫描几何示意图

Noo 在文献中给出一种通过扇形束到平行束数据校正的超短扫描重建公式，描述如下

$$f(\boldsymbol{r}) = \frac{1}{2\pi}\int_{\Lambda} \mathrm{d}\lambda \frac{1}{\| \boldsymbol{r} - \boldsymbol{r}_0(\lambda) \|} [\omega(\lambda,\ \boldsymbol{\beta}) g(\lambda,\ \boldsymbol{\beta})] |_{\boldsymbol{\beta} = \boldsymbol{\beta}^*(\lambda,\ \boldsymbol{r})} \tag{3.4.24}$$

这里，Λ 表示待重建点 $\boldsymbol{r}(x, y)$ 所需要的扫描范围，$g(\lambda, \boldsymbol{\beta})$ 为 λ 视角下 $\boldsymbol{\beta}$ 方向所对应的

扇形束投影数据在探测器区间上的 Hilbert 滤波数据，$\boldsymbol{\beta}^*(\lambda, \boldsymbol{r})$ 是用于重建点 $\boldsymbol{r}$ 的校正数据点，$\omega(\lambda, \boldsymbol{\beta})$ 为加权函数，用于消除校正过程中的数据冗余。

（二）Zou-Pan 超短扫描成像算法

根据 Zou-Pan 提出的基于 PI 线重建算法思想，图像重建可以通过对 PI 线段上的点进行，虽然感兴趣区域内的任一点可由无穷多条 PI 线段通过，但总可以选择特定的扫描方式进行 PI 线段集合设计，使得这些 PI 线段完全填满感兴趣区域，同时两两互不相交或至多有一个相同的端点，简言之，重建点 $\boldsymbol{r}$ 有且仅有一条 PI 线段与之对应，如图 3.4.9 所示。在固定坐标系内，坐标 (x, y) 可由 PI 线坐标 $(x_\pi, \lambda_1, \lambda_2)$ 来表示

$$x = R[(1-t)\cos\lambda_1 + t\cos\lambda_2],\ y = R[(1-t)\sin\lambda_1 + t\sin\lambda_2] \tag{3.4.25}$$

其中，$t \in [0, 1]$，且

$$x_\pi = \left(t - \frac{1}{2}\right)|\boldsymbol{r}_0(\lambda_1) - \boldsymbol{r}_0(\lambda_2)| \tag{3.4.26}$$

当 $t=0$，$t=1$ 时，分别对应于 PI 线段的两个端点值，其中 u_{d_1} 和 u_{d_2} 分别为相应端点处的投影值。

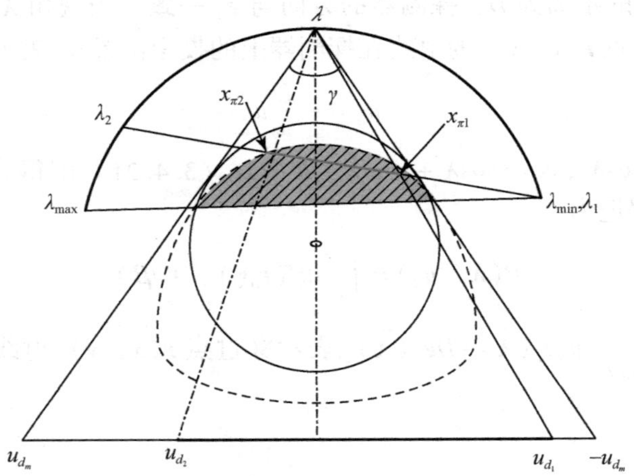

图 3.4.9　扇形束 PI 线示意图

基于 PI 线的 Zou-Pan 超短扫描 CT 成像公式如下

$$f_\pi(x_\pi, \lambda_1, \lambda_2) = \frac{1}{2\pi^2}\frac{1}{\sqrt{(x_{\pi2} - x_\pi)(x_\pi - x_{\pi1})}} \times \left[\int_{x_{\pi1}}^{x_{\pi2}} \mathrm{d}x'_\pi \frac{\sqrt{(x_{\pi2} - x'_\pi)(x'_\pi - x_{\pi1})}}{x_\pi - x'_\pi} g_\pi(x'_\pi, \lambda_1, \lambda_2) + 2\pi D(\boldsymbol{r}_0(\lambda_1), \boldsymbol{e}_\pi)\right] \tag{3.4.27}$$

这里，$x_\pi \in [x_{\pi1}, x_{\pi2}]$；$\boldsymbol{e}_\pi$ 表示 PI 线的方向，其定义为

$$\boldsymbol{e}_\pi = \frac{\boldsymbol{r}_0(\lambda_2) - \boldsymbol{r}_0(\lambda_1)}{|\boldsymbol{r}_0(\lambda_2) - \boldsymbol{r}_0(\lambda_1)|} \tag{3.4.28}$$

$g_\pi(x'_\pi, \lambda_1, \lambda_2)$ 表示沿 PI 线方向的加权反投影数据，其定义为

$$g_\pi(x'_\pi, \lambda_1, \lambda_2) = \int_{\lambda_1}^{\lambda_2} \frac{\mathrm{d}\lambda}{|\boldsymbol{r}' - \boldsymbol{r}_0(\lambda)|^2}\left\{-\left[\frac{\mathrm{d}\boldsymbol{r}_0(\lambda)}{\mathrm{d}\lambda}\cdot\boldsymbol{\beta}\right]P(\lambda, u'_d) + \left[\frac{\mathrm{d}\boldsymbol{r}_0(\lambda)}{\mathrm{d}\lambda}\cdot\boldsymbol{e}_u(\lambda)\right]\right.$$

$$\times A(u'_d)\frac{\partial P(\lambda,u'_d)}{\partial u'_d}\Bigg\} + \frac{P(\lambda,u'_d)}{|\boldsymbol{r}' - \boldsymbol{r}_0(\lambda)|}\Bigg|_{\lambda_1}^{\lambda_2} \tag{3.4.29}$$

其中，$x'_\pi \in [x_{\pi1}, x_{\pi2}]$，$u'_d \in [u_{d1}, u_{d2}]$。

第五节　锥形束 CT 成像

本节首先从 FDK 算法讲起，作为精确锥形束重建算法的基础，随后论述锥形束 CT 成像相关的概念、三维 Radon 逆变换、Grangeat 算法、长物体成像问题以及经典的锥形束 Katsevich 算法和 Zou-Pan 算法。

一、FDK 成像算法

鉴于 FDK 类型算法可以基本解决小、中锥角效应对图像重建的影响，一直是实际应用的主流算法。FDK 算法虽然不是精确的三维重建算法，但它的出现标志着直接的三维重建的开始，而不是用二维的图像简单堆叠形成的三维图像。因此，在锥形束 CT 精确重建算法的发展过程中，FDK 算法是一个里程碑式的工作。由于 FDK 算法不满足锥形束 CT 精确重建的 Tuy 条件，从而，FDK 算法在平面扫描轨道上无法获得精确的三维重建图像。但根据不同的近似程度，FDK 算法有不同的描述方式，也有许多改进的 FDK 算法出现。作为本节的基础，我们将给出最基本的 FDK 重建公式。

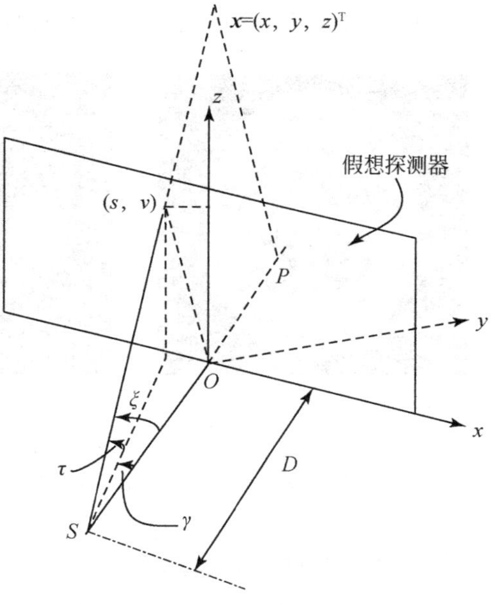

图 3.5.1　FDK 成像几何示意图

FDK 成像几何如图 3.5.1 所示，其中 $x-y$ 平面为二维扇形束投影的扫描平面，角度 γ 为扇角，X 射线束沿 z 方向的张角 τ（$\neq 0$）为锥角。为了方便起见，我们采用平面探测器对 FDK 算法进行讲述。图 3.5.1 中的矩形框代表假想探测器，是实际的探测器平移到旋转中心的效果（两者均垂直于直线 $\overline{OS}$）。探测器的平移可为成像公式的推导提供方便。

FDK 算法可以看成是二维经典 FBP 重建算法依据锥角 τ 的大小来近似的一种算法。因此，我们首先给出二维扇形束等分探测器经典 FBP 重建公式

$$f(r, \phi) = \frac{1}{2}\int_0^{2\pi}\frac{1}{U^2}\int_{-\infty}^{+\infty}R_\beta(s)h(s'-s)\frac{R}{\sqrt{R^2+s^2}}\mathrm{d}s\mathrm{d}\beta \tag{3.5.1}$$

其中

$$s' = \frac{|\overrightarrow{SO}|}{|\overrightarrow{SP}|}\overrightarrow{PE} = R\frac{r\cos(\beta-\phi)}{R+r\sin(\beta-\phi)},\qquad U = \frac{|\overrightarrow{SO}+\overrightarrow{SP}|}{R} = \frac{R+r\sin(\beta-\phi)}{R} \tag{3.5.2}$$

在图 3.5.1 中，对于任一待重建点 $\boldsymbol{x}=(x, y, z)^{\mathrm{T}}$ 和某一扫描位置 S，它们的连线与虚拟

探测器平面的交点为（s，v）①，$\boldsymbol{x}$ 的方向可作为虚拟探测器平面与 x–y 平面的交线方向，v 代表 z 轴方向。此射线与 x–y 平面的夹角为 τ，与中轴线（SO）的平角为 ξ，在平面 x–y 中投影与中轴线形成的扇角为 γ。直观上，将式（3.5.1）中的相应部分作简单替换即可，有

$$\cos\gamma \Rightarrow \cos\xi = \frac{D}{\sqrt{D^2 + s^2 + v^2}},\quad \frac{R + r\sin(\beta - \phi)}{R} \Rightarrow \frac{|\overrightarrow{SO} + \overrightarrow{SP'}|}{D} \tag{3.5.3}$$

此时，经典的 FDK 重建公式可表述如下

$$f(r,\ \phi) \backsimeq \frac{1}{2}\int_0^{2\pi}\left(\frac{D}{|\overrightarrow{SO} + \overrightarrow{SP'}|}\right)^2 \mathrm{d}\beta \int_{-\infty}^{+\infty} \cos\xi R_\beta(s,\ v)h(s' - s)\,\mathrm{d}s\mathrm{d}\beta \tag{3.5.4}$$

FDK 算法虽然为近似重建，但是中间平面可以实现精确的图像重建，且在中间平面两侧的较大区域内仍有较高的图像分辨率，如图 3.5.2 所示。基于该特征，诸多改进的方法相继提出用于延缓两侧分辨率的衰减，如此一来，改进 FDK 算法可以有效地满足临床的部分需要，因此 FDK 系列的近似算法是目前应用最为广泛的三维重建算法之一。

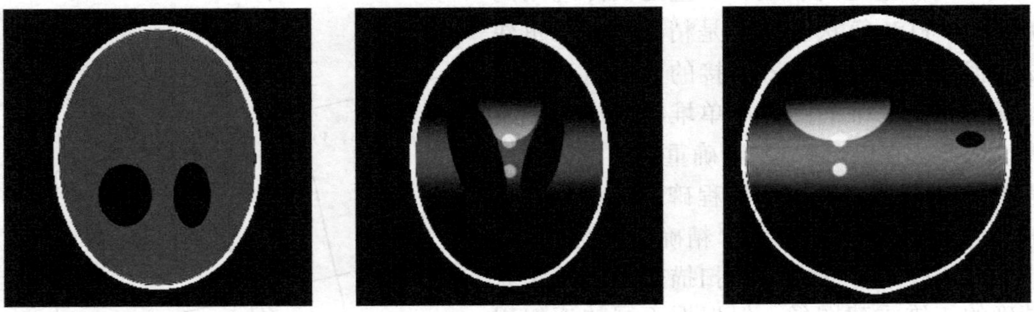

(a)　(b)　(c)

图 3.5.2　FDK 算法重建图像

（a）对应于 x=0.0cm 处的横断面；（b）对应于 y=2.7cm 处的矢状面；（c）对应于 z=0.0 处的冠状面

二、锥形束 CT 精确成像算法

近来，多种螺旋锥形束 CT 解析精确重建算法相继被提出，其中以 Katsevich 算法和 Zou-Pan 算法最为著名。Noo 和 Wang 所在的 CT 研究小组分别针对 Katsevich 重建算法，在螺旋 CT 成像几何结构下对 Katsevich 重建公式进行等价变形，为稳定的数值计算提供了有力的技术支持。本节，我们将针对锥形束 CT 重建中的相关基本概念和重建公式给出详细的论述。

（一）锥形束 CT 成像几何中的相关概念

现代 CT 成像数据的采集多采用螺旋轨道，如图 3.5.3 所示，具体原因在于螺旋轨道容易实现，在匀速推进病床时，转动环状的扫描装置就可以形成螺旋轨迹。因此，早期三维 CT 精确重建算法的探讨都是针对这种轨迹进行的。下面我们分别介绍锥形束 CT 成像几何中的相关概念。

1. 基于平板探测器的成像几何

常用的探测器主要分为平板探测器和圆柱探测器两种，两者具有相似性，因此，本书只

---

①（s，v）为假想探测器所在平面内的坐标

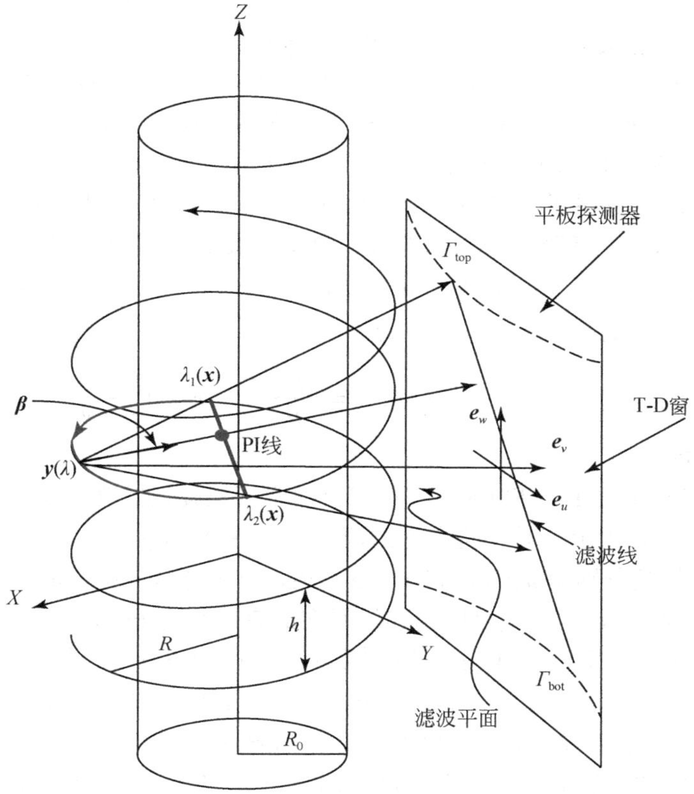

图 3.5.3　螺旋 CT 成像几何

介绍基于平板探测器的成像几何，如图 3.5.3 所示。

在成像几何中，我们将感兴趣区域的重建坐标点用向量 $\boldsymbol{x}$ 或其分量形式 $\boldsymbol{x}=(x,\ y,\ z)^{\mathrm{T}}$ 来表示；待重建图像在 $\boldsymbol{x}$ 点处的函数值用 $f(\boldsymbol{x})$ 表示（衰减系数）。对于给定的 $R<R_0$，假设 $f(\boldsymbol{x})$ 在柱体 $x^2+y^2<R_0^2$ 内非零，区域 $x^2+y^2<R_0^2$ 称为视场（field of view，FOV）。在三维笛卡儿坐标系中螺旋轨道表示为

$$\boldsymbol{y}(\lambda)=\left(R\cos\lambda,\ R\sin\lambda,\ \frac{h}{2\pi}\lambda\right)^{\mathrm{T}} \tag{3.5.5}$$

其中，h 表示螺距①；R 表示 X 射线源 $\boldsymbol{y}(\lambda)$ 与旋转中心的距离；λ 为旋转角度，则锥形束变换为

$$D(\boldsymbol{y}(\lambda),\ \boldsymbol{\beta})=\int_0^{\infty}\mathrm{d}t f(\boldsymbol{y}(\lambda)+t\boldsymbol{\beta}) \tag{3.5.6}$$

其中，$\boldsymbol{\beta}$ $(\lambda,\ \boldsymbol{x})$ 表示穿过点 $\boldsymbol{x}$ 射线的单位向量，由下式确定

$$\boldsymbol{\beta}(\lambda,\ \boldsymbol{x})=\frac{\boldsymbol{x}-\boldsymbol{y}(\lambda)}{|\boldsymbol{x}-\boldsymbol{y}(\lambda)|} \tag{3.5.7}$$

为了表述上的方便，我们引入旋转坐标系 $(u,\ v,\ w)$，对于给定的任一旋转角，设三

① 工程上，螺旋是指 X 射线源旋转一周时扫描床移动的距离。与之对应的概念是螺旋系数，其定义为螺距与扫描厚度的比值。一般来说，螺旋系数取得越大，扫描所用的时间越短，患者的受照剂量越低，但图像质量下降。当患者的密度在沿扫描床运动方向上变化剧烈时，应当采用小的螺距系数，这样可以提高图像质量。

个两两垂直的单位向量分别为 $\boldsymbol{e}_u(\lambda)$，$\boldsymbol{e}_v(\lambda)$，$\boldsymbol{e}_w(\lambda)$，如图 3.5.3 所示，为

$$\boldsymbol{e}_u(\lambda)=(-\sin\lambda,\ \cos\lambda,\ 0)^{\mathrm{T}},$$
$$\boldsymbol{e}_v(\lambda)=(-\cos\lambda,\ -\sin\lambda,\ 0)^{\mathrm{T}},\ \boldsymbol{e}_w(\lambda)=(0,\ 0,\ 1)^{\mathrm{T}} \tag{3.5.8}$$

可见，单位向量 $\boldsymbol{e}_u(\lambda)$ 和 $\boldsymbol{e}_v(\lambda)$ 在 $x-y$ 平面内，而单位向量 $\boldsymbol{e}_w(\lambda)$ 与 z 轴平行，$\boldsymbol{e}_v(\lambda)$可解释为探测器平面的单位法向量，探测器平面的横坐标和纵坐标单位向量可分别设为 $\boldsymbol{e}_u(\lambda)$ 和 $\boldsymbol{e}_w(\lambda)$，其原点设为 X 射线源 $\boldsymbol{y}(\lambda)$ 在探测器平面的垂直投影点。因此，探测器平面内的任一点都可由点对（u，w）确定。在如上定义的探测器平面中，锥形束投影数据可表示为关于坐标（u，w）的函数，记为 $P(\lambda,\ u,\ w)=D(\boldsymbol{y}(\lambda),\ \boldsymbol{\beta})$，其中 $u\boldsymbol{e}_u(\lambda)+w\boldsymbol{e}_w(\lambda)+D\boldsymbol{e}_v(\lambda)=A\boldsymbol{\beta}$，$A(u,\ w)=\sqrt{u^2+w^2+D^2}$，$D$ 为 X 射线源到探测器平面中心的距离。反之，有 $D(\boldsymbol{y}(\lambda),\ \boldsymbol{\beta})=P(\lambda,\ u,\ w)$，其中，$u=D\dfrac{\boldsymbol{\beta}\cdot\boldsymbol{e}_u}{\boldsymbol{\beta}\cdot\boldsymbol{e}_v}$；$w=D\dfrac{\boldsymbol{\beta}\cdot\boldsymbol{e}_w}{\boldsymbol{\beta}\cdot\boldsymbol{e}_v}$。

2. PI 线的概念

PI 线的概念最早是由 Tam 和 Danielsson 等针对常规螺旋扫描轨道提出的。如图 3.5.3 所示，扫描轨道由 $\boldsymbol{y}(\lambda)$ 表示，对于轨道上的两个点 $\boldsymbol{y}(\lambda_1)$ 和 $\boldsymbol{y}(\lambda_2)$（$\lambda_1<\lambda_2$，且 $|\lambda_2-\lambda_1|<2\pi$），其对应的旋转角分别用 $\lambda_1(\boldsymbol{x})$ 和 $\lambda_2(\boldsymbol{x})$ 表示（其中 $\lambda_1(\boldsymbol{x})$ 和 $\lambda_1(\boldsymbol{x})$ 由待重建点 $\boldsymbol{x}$ 确定，故表示为 $\boldsymbol{x}$ 的函数），它们之间的连线所在的直线称为 PI 线，$\lambda_1(\boldsymbol{x})$ 和 $\lambda_2(\boldsymbol{x})$ 所确定的线段称为 PI 线段。当 λ_1 和 λ_2 所对应的旋转角度区间不在 2π 内时，相应的 PI 线称为 n-PI 线，n 可以取 3，4，5 等。对于同一个物体，如果被螺旋轨道连续不同的周期包围，就可以用连续的周期内的 PI 线来重建，也可以用 n-PI 线来重建，尤其是在锥形束锥角比较大的情形下，如锥角一次能同时照射螺旋轨道内的几个周期的范围。对于螺旋扫描轨道，$\lambda_1(\boldsymbol{x})$和 $\lambda_2(\boldsymbol{x})$ 之间轨道包围的待重建物体的部分内的任一点，存在且存在唯一的一条 PI 线段通过该点。因此，对于任意待重建的 ROI，我们只需要重建通过该 ROI 的所有 PI 线段就可以了，然后再通过插值的方式恢复到笛卡儿固定坐标系中即可。

3. Tam-Danielson 窗的概念

基于 PI 线段的重建算法中，对于某一条 PI 线段而言，如何利用最少的投影数据就能得到这条 PI 线段上的精确重建图像，一直是大家关注的重要问题。若能准确地找到用于重建的最少投影数据，就可以减少对正常人体组织器官不必要的射线照射，可以减少扫描时间，还可以减少由于器官运动或者患者的抖动而造成的伪影。

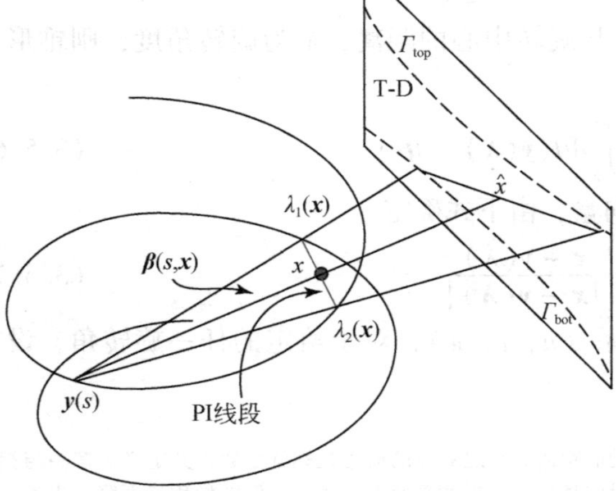

图 3.5.4 Tam-Danielson 窗

如图 3.5.4 所示，图中的螺旋扫描轨道由 $\boldsymbol{y}(s)$ 表示，对于 s 所在的 2π 区间内任意待重建的点 $\boldsymbol{x}$，如前所述，通过该点的 PI 线由 $\lambda_1(\boldsymbol{x})$ 和 $\lambda_2(\boldsymbol{x})$ 确定。PI 线的单位向量表示为 $\hat{\boldsymbol{e}}_\pi$。从点 s 到点 $\boldsymbol{x}$ 的单位向量为 $\boldsymbol{\beta}$。对于锥形束中的射线 $s\lambda_1$（或 $s\lambda_2$），固定一个端点 λ，另一个端点在轨道的 λ_1、λ_2 之间移动，与探测器的交点将会在探测器上划出两条曲线，分别用虚线 Γ_{top}和 Γ_{bot}表示。探测器上 Γ_{top} 与 Γ_{bot} 所围的区域称为 Tam-Danielson 窗，简称 T-D

窗。Tam 等提出，对于精确重建 PI 线段，在发射源的每个视角点，只需要 T-D 窗口内部的数据即可。然而，Tam 算法需要相对 ROI 多余的扫描轨道以获取长物体两端的数据。鉴于 Tam 算法的此缺点，Katsevich，Zou-Pan 等相继提出了系列改进算法。

4. 三维 Radon 逆变换的定义

在三维空间中，设函数 $f(\boldsymbol{x})$，$\boldsymbol{x}\in R^3$ 表示为待成像物体，设法向量为 $\boldsymbol{n}$ 且到原点的距离为 ρ 的平面记为 $\Pi(\rho,\ \boldsymbol{n})$，满足 $(\rho,\ \boldsymbol{n})\in(R,\ S^2)$，其中 S^2 表示二维的单位向量形成的球面。则 $f(\boldsymbol{x})$ 的 Radon 变换可表示为

$$Rf(\rho,\ \boldsymbol{n})=\int_{M\in\Pi(\rho,\ \boldsymbol{n})}f(M)\,\mathrm{d}M \tag{3.5.9}$$

三维 Radon 逆变换可表示为

$$f(M)=-\frac{1}{8\pi^2}\int_{S^2}\frac{\partial^2 Rf}{\partial\rho^2}(\overrightarrow{OM}\cdot\boldsymbol{n},\ \boldsymbol{n}) \tag{3.5.10}$$

三维精确重建的很多算法都是从三维 Radon 逆变换的公式入手分析数据的必要性与冗余度。

5. Tuy 条件

从式（3.5.9）可以看出，基于 Radon 逆变换的三维重建公式，对于待重建点，通过该点的任意平面的积分数据必须是已知的。因此，必须由线积分数据构造出这些面积分数据。Tuy 对构造上述面积分所需要的数据扫描轨道给出了一个必要条件，叙述如下：

（1）扫描轨道在被成像物体外围，并且不与物体相交；

（2）扫描轨道是连续有界的，并且几乎处处可微；

（3）经过待重建点处的任意平面（设法线为 $\boldsymbol{n}$）与扫描轨道至少存在一个交点（设在轨道参数 λ），并且轨道在 λ 处的切线与 $\boldsymbol{n}$ 不垂直。

根据 Tuy 条件，我们可以进一步解释 FDK 算法重建图像中为何会出现图 3.5.2 中所呈现的伪影。这是因为基于圆形轨道的 FDK 算法过待重建点的许多平面都不能与圆形轨道相交，也使得针对基本平面圆形轨道的 FDK 算法的任何改进，都不能完成精确重建，最多只能延缓在中心平面两侧图像质量下降速度。

（二）Grangeat 算法

由式（3.5.9）可以看出，Radon 变换的求逆公式需要把 Radon 变换数据对积分平面到原点的距离求微分，而要直接从锥形束投影中组合得到这些平行的积分平面（都以 $\boldsymbol{n}$ 为法线）的积分数据，对于常规的扫描轨迹来说，几乎是不可能的。

Grangeat 提出了一种基于锥形束投影直接计算 Radon 求逆中径向微分的方法，并且把这些计算巧妙地转移到探测器坐标上来完成。Grangeat 算法仍然试图通过锥形束投影计算 Radon 变换中的各积分平面的积分数据，因此，跟 Tuy 条件一样，该算法仍然要求对于待重建点 $\boldsymbol{x}$ 以及过该点的任意平面（法向量为 $\boldsymbol{n}$），该平面的扫描轨道 $\boldsymbol{y}(\lambda)$ 至少有一个交点。上述条件的数学表述为：对于任意给定的 $\boldsymbol{x}$ 和 $\boldsymbol{n}$，存在 $\lambda(\boldsymbol{x},\ \boldsymbol{n})$，使得下式成立

$$\boldsymbol{r}_0(\lambda(\boldsymbol{x},\ \boldsymbol{n}))\cdot\boldsymbol{n}=\boldsymbol{x}\cdot\boldsymbol{n} \tag{3.5.11}$$

根据三维的 Radon 求逆公式（3.5.9），有

$$f(\boldsymbol{x})=-\frac{1}{8\pi^2}\int_{R^2}\Delta_{\boldsymbol{x}\cdot\boldsymbol{n}}Rf(\boldsymbol{n},\ \boldsymbol{x}\cdot\boldsymbol{n})\,\mathrm{d}\boldsymbol{x} \tag{3.5.12}$$

考虑到 $\boldsymbol{n}$ 为单位向量，因此对于 $\boldsymbol{n}$ 的分量 n_i，有 $\sum n_i^2 = 1$。所以

$$\Delta_x Rf(\boldsymbol{n},\boldsymbol{x}\cdot\boldsymbol{n}) = \frac{\partial^2 \boldsymbol{R}f}{\partial(\boldsymbol{x}\cdot\boldsymbol{n})^2}\cdot\boldsymbol{n}\cdot\boldsymbol{n}+0 = \frac{\partial^2 Rf}{\partial(\boldsymbol{x}\cdot\boldsymbol{n})^2} = \Delta_{x\cdot n} Rf(\boldsymbol{n},\boldsymbol{x}\cdot\boldsymbol{n}) \tag{3.5.13}$$

这样，式（3.5.12）可以写为

$$\begin{aligned} f(\boldsymbol{x}) &= -\frac{1}{8\pi^2}\Delta\int_{S^2} Rf(\boldsymbol{n},\ \boldsymbol{x}\cdot\boldsymbol{n})\,\mathrm{d}\boldsymbol{n} = -\frac{1}{8\pi^2}\mathrm{div}_{\boldsymbol{x}}\int_{S^2}\nabla_{\boldsymbol{x}} Rf(\boldsymbol{n},\ \boldsymbol{x}\cdot\boldsymbol{n})\,\mathrm{d}\boldsymbol{n} \\ &= -\frac{1}{8\pi^2}\sum_i \frac{\partial}{\partial x_i}\int_{S^2} n_i \frac{\partial}{\partial s} Rf(\boldsymbol{n},\ s)\,\mathrm{d}\boldsymbol{n} \end{aligned} \tag{3.5.14}$$

式中，∇_x 表示对变量 x 求梯度。根据 Grangeat 给出的锥形束投影 Df 和 Radon 变换 Rf 的关系，有

$$\frac{\partial}{\partial s} Rf(\boldsymbol{n},\ s)\,|_{s=\boldsymbol{x}\cdot\boldsymbol{n}} = \frac{\partial}{\partial s} Rf(\boldsymbol{n},\ s)\,|_{s=\boldsymbol{r}_0(\lambda(\boldsymbol{x},\ \boldsymbol{n}))\cdot\boldsymbol{n}} = \int_{R^2\cap\boldsymbol{n}^\perp}\nabla_{\boldsymbol{n}}[Df(\boldsymbol{r}_0(\lambda(\boldsymbol{x},\ \boldsymbol{n}))\cdot\omega)]\,\mathrm{d}\omega \tag{3.5.15}$$

代入式（3.5.13），即可得到 Granageat 重建公式

$$f(\boldsymbol{x}) = -\frac{1}{8\pi^2}\sum_i \frac{\partial}{\partial x_i}\int_{S^2} n_i\,\mathrm{d}\boldsymbol{n}\int_{R^2\cap\boldsymbol{n}^\perp}\nabla_{\boldsymbol{n}}[Df(\boldsymbol{r}_0(\lambda(\boldsymbol{x},\ \boldsymbol{n}))\cdot\omega)]\,\mathrm{d}\omega \tag{3.5.16}$$

式中，$\nabla_{\boldsymbol{n}}$ 表示对 $\boldsymbol{n}$ 的方向导数。

Grangeat 的重建公式仅仅要求过待重建点的任意平面与扫描轨迹存在交点，对重建轨迹的连续性及可微性没有要求，并且轨迹在交点处的切线与法向量 $\boldsymbol{n}$ 是否正交并不需要知道。Grangeat 最大的贡献在于，将对 Radon 变换中积分数据的微分间接的转移到了对锥形束投影数据的微分，而且可以直接在探测器坐标系中完成，这为后来的非 Radon 求逆的重建算法的出现奠定了基础。Grangeat 重建公式无疑对随后的 CT 重建理论的发展起到了奠基的作用，包括随后对 Tuy 条件的弱化，以及 ROI 精确重建算法的发展。

（三）长物体成像问题

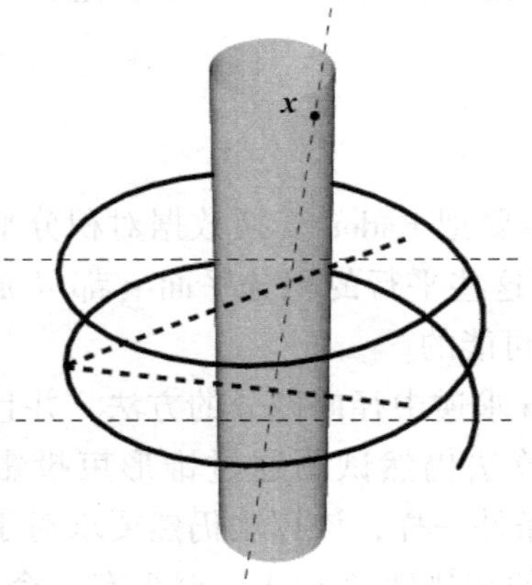

图 3.5.5　长物体成像示意图

为了论述上的方便，我们给出如图 3.5.5 所示的待重建长物体和设计的螺旋扫描轨道。根据图示，由于扫描轨道有限，待重建物体的上下部分均超出螺旋轨迹所能覆盖的范围，若采用三维 Radon 逆变换的重建算法，由 Tuy 条件可知，待重建物体的超出部分将不能精确重建，其原因在于此部分不能获取完备的扫描数据。图 3.5.5 所示的水平虚线之间的待重建点以及通过图 3.5.5 中待重建点 $\boldsymbol{x}$ 的斜虚线上的点，均会因缺少部分 Radon 积分数据，无法获得精确重建。因此，针对上述长物体成像时存在的缺陷，即为著名的三维成像长物体问题（long object imaging problem）。

（四）Katsevich 螺旋锥形束 FBP 成像算法

对于长物体成像问题，基于三维 Radon 逆变换的重建公式都需要获得经过待重建点的所

有积分平面的积分数据，这将为其真正的临床应用带来诸多麻烦。Katsevich 发现对于某待重建点的重建，并非所有的积分平面内的积分数据都对该重建点做贡献，仅需满足特定条件的积分平面数据即可。

如图 3.5.6 所示，其中 $\boldsymbol{x}$ 表示某待重建点，$\boldsymbol{y}(\lambda)$ 表示 X 射线源所在扫描轨道上的位置，虚线为经过点 $\boldsymbol{x}$ 和 $\boldsymbol{y}(\lambda)$ 的平面 $\boldsymbol{\kappa}$ 与探测器平面的交线。由于平面 $\boldsymbol{\kappa}$ 与待重建点 $\boldsymbol{x}$ 所确定的 PI 线的两端点间的轨道内（$\lambda_{PI(\boldsymbol{x})}$），其交点个数仅存在三种情况：有一个、两个以及三个。Katsevich 通过证明得知，仅交点个数为一个或三个时的通过平面 $\boldsymbol{\kappa}$ 的数据才对待重建点 $\boldsymbol{x}$ 做贡献，称为 $\boldsymbol{\kappa}$ 平面。由于交点确定方法并不唯一，Katsevich 给出一种简便确定 $\boldsymbol{\kappa}$ 平面的方法。

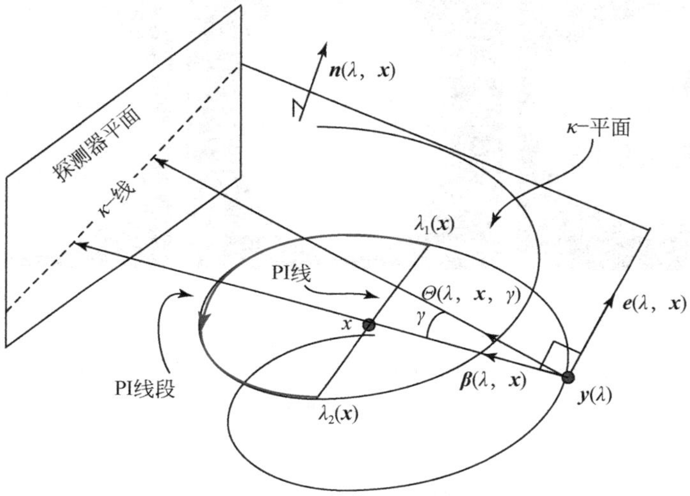

图 3.5.6　针对点 $\boldsymbol{x}$ 的 κ-平面示意图

如图 3.5.6 所示，将 $\boldsymbol{\kappa}$ 平面与轨道相交的三个点分别记为 λ_1、λ_2、λ_3，设 λ_1 为三交点中的中间点，且 λ_1、λ_2、λ_3 满足 $\lambda_1=\frac{1}{2}(\lambda_3+\lambda_2)$。另记，向量 $\boldsymbol{n}(\lambda, x)$ 为 $\boldsymbol{\kappa}$ 平面的法向量，其定义为 $\boldsymbol{n}(\lambda, x) \triangleq \frac{(\lambda_1-\lambda_3)\times(\lambda_2-\lambda_3)}{|(\lambda_1-\lambda_3)\times(\lambda_2-\lambda_3)|}$。由 X 射线源发出并穿过重建点 $\boldsymbol{x}$ 的射线的单位向量记为 $\boldsymbol{\beta}(\lambda, x)$，其定义为 $\boldsymbol{\beta}(\lambda, x)=\frac{x-y(s)}{|x-y(s)|}$。再记 $\boldsymbol{e}(\lambda, x)=\boldsymbol{\beta}(\lambda, x)\times\boldsymbol{n}(\lambda, x)$，$\boldsymbol{\Theta}(\lambda, x, \gamma)=\cos\gamma\boldsymbol{\beta}(\lambda, x)+\sin\gamma\boldsymbol{e}(\lambda, x)$，其中 γ 为平面内 $\boldsymbol{\Theta}(\lambda, x, \gamma)$ 与 $\boldsymbol{\beta}(\lambda, x)$ 的夹角。由上述定义，Katsevich 的重建公式可以表述如下

$$f(\boldsymbol{x})=-\frac{1}{2\pi^2}\int_{I_{PI(\boldsymbol{x})}}\frac{1}{|x-y(\lambda)|}\int_0^{2\pi}\frac{\partial}{\partial q}D(y(\lambda), x, \gamma)\Big|_{q=\lambda}\frac{\mathrm{d}\gamma\mathrm{d}\lambda}{\sin\gamma} \tag{3.5.17}$$

这里，$I_{PI(\boldsymbol{x})}=[\lambda_1, \lambda_2]$ 表示穿过重建点 $\boldsymbol{x}$ 的唯一 PI 线所确定的旋转角参数区间。Katsevich 已经证明对于给定点 x，如果 x 点在探测器上的投影 $\hat{x}$ 位于 Tam-Danielsson 窗内，则 $\boldsymbol{\kappa}$ 平面被唯一确定。$\boldsymbol{\kappa}$ 平面与探测器平面的交线称为 $\boldsymbol{\kappa}$ 线，且当 $\hat{x}$ 位于 Tam-Danielsson 窗内时，$\boldsymbol{\kappa}$ 线唯一。由 PI 线的性质可知，对于视场内的点 $\boldsymbol{x}$，设穿过该点的 PI 线所确定的两端点为 λ_1 和 λ_2，且满足 $\lambda_1<\lambda_2$，则任给 $\lambda\in[\lambda_1, \lambda_2]$，必存在经过点 x 和 $y(\lambda)$ 的 $\boldsymbol{\kappa}$ 平面。

Katsevich 重建公式基本上可以按两步完成：首先，把微分后的投影数据在 $\boldsymbol{\kappa}$ 平面与探

测器的交线上作一维滤波（即 κ 线上的滤波）；然后把滤波后的数据加权后反投影到图像空间。此过程非常类似于二维的 FBP 重建算法过程，所以人们也称之为 FBP 算法。

Katsevich 算法是针对三维空间中单个点重建的，它只需要探测器上 TD 窗内以及少量的窗外（仍在探测器上）数据便可以精确重建待重建点。因此，Katsevich 算法可以有效地解决前面阐述的长物体问题，可以实现精确重建。Katsevich 重建公式成为三维精确成像历史上的里程碑。针对复杂的 Katsevich 算法数值实现，Noo 和 Yu 所在的研究小组分别给出详细的 Katsevich 算法展开形式，为 Katsevich 算法的进一步研究做出了贡献。图 3.5.7 为基于平板探测器的 Katsevich 算法对 3D Shepp-Logan 体模的重建图像。

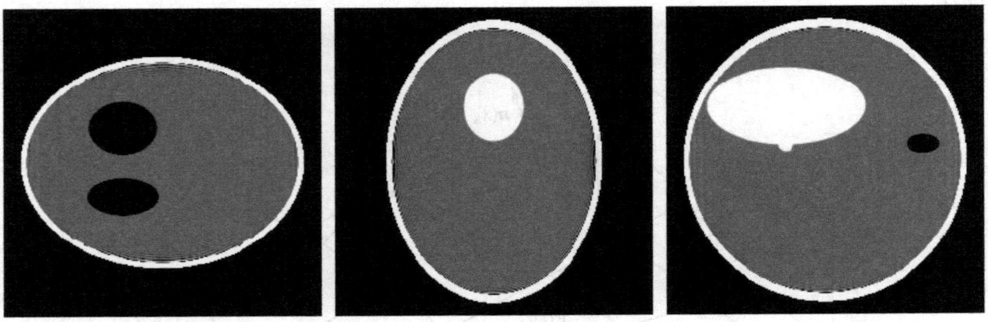

图 3.5.7　Katsevich 算法重建图像

（a）对应于 $z=0.0$cm 处的横断面；（b）对应于 $y=0.0$cm 处的矢状面；

（c）对应于 $x=0.0$cm 处的冠状面

（五）锥形束 CT 成像的一般轨迹

在实际的锥形束 CT 成像中，可以根据实际的需要进行更为一般的扫描轨迹设计。比如，在放射治疗及局部成像中，为了仅对 ROI 进行照射成像，灵活的变轨迹扫描方式成像为所需。本节给出如下几种不同的扫描轨迹。

带有倾斜及变螺距的螺旋轨迹，可记为

$$\boldsymbol{r}_0(s) = \left(R_0\cos s,\ R_0\sin s\cos\mu,\ R_0\sin s\sin\mu + \frac{h(s)}{2\pi}s\right) \tag{3.5.18}$$

其中，μ 表示倾斜程度；$h(s)$ 表示螺距的变化。当 $\mu=0$，$h(s)=$ 常量时，则退化为常规的螺旋轨迹。

基于圆弧和直线的轨迹，可记为

$$\boldsymbol{r}_0(s) = \begin{cases} (0,\ s\sin\alpha,\ s\cos\alpha), & s \leqslant 0 \\ \rho_{cl}\left(\cos\dfrac{s}{\rho_{cl}} - 1,\ \sin\dfrac{s}{\rho_{cl}},\ 0\right), & 0 < s < 2\pi\rho_{cl} \\ (0,\ (s - 2\pi\rho_{cl})\sin\alpha,\ (s - 2\pi\rho_{cl})\cos\alpha), & 2\pi\rho_{cl} < s \end{cases} \tag{3.5.19}$$

其中，ρ_{cl} 表示圆弧的半径；α 为直线与垂线在 x-y 平面内的交角；s 表示旋转参数，同上述的 λ。

基于圆弧–圆弧形的轨迹，可记为

$$\boldsymbol{r}_0(s)=\begin{cases}\rho_{cc}\left(\cos\dfrac{s}{\rho_{cc}},\ \sin\dfrac{s}{\rho_{cc}},\ 0\right), & -2\pi\rho_{cc}<s<0\\ \rho_{cc}\left(\cos\dfrac{s}{\rho_{cc}},\ \sin\alpha\sin\dfrac{s}{\rho_{cc}},\ \cos\alpha\sin\dfrac{s}{\rho_{cc}}\right), & 0\leqslant s<2\pi\rho_{cc}\end{cases}\tag{3.5.20}$$

其中，ρ_{cc}表示圆弧的半径。

基于马鞍形的轨迹，可记为

$$r_0(s)=(R_0\cos s,\ R_0\sin s,\ h\cos 2s)\tag{3.5.21}$$

其中，h 表示马鞍的振幅。

在 CT 重建算法中，主要包括解析重建和迭代重建两大类，其中精确和近似的解析重建算法已广泛应用于 CT 设备，迭代重建算法仍处于研发阶段。虽然在过去十年间由于计算机硬件的发展，计算能力的不断增强，统计迭代重建已成为 CT 的研究热点，通过深入的临床研究，迭代算法的若干重要参数在某些特定场合可进行优化调整，以确保最佳成像质量与参数选择的一致性。另外，由于物理结构的限制和应用场合的不同，精确解析重建算法所要求的数据完全性条件不能满足，使得近似解析重建算法多在实际中广泛使用且表现出与精确重建相仿甚至更好的性能，而且不必按噪声特性进行优化。随着精确锥形束解析重建算法的推进，近似锥形束重建算法也将不断发展。

图像伪影抑制一直是 CT 成像领域的重要课题。当前，随着探测器等硬件技术的发展和动态成像、定量成像等新的临床需求，业内人士熟知的十几种伪影类型均趋于新形式，带来新的问题，需要谋求新的制胜手段。然而，许多传统的伪影抑制算法都是有针对性的，且是近似算法。将来应着力于在坚实的物理模型和严格的固有整体数据之上，提出利用数据一致性条件来降低运动伪影、使射束硬化减到最小等想法。然而，要大步推进这一前沿领域，还有许多工作要做。

第四章　CT　剂　量

第一节　CT 剂量的表达方法

一、CT 剂量和普通放射剂量的区别

在剂量分布方面，CT 与普通 X 射线机截然不同。如图 4.1.1 所示，图（a）为球管在 12 点位置普通 X 射线机的剂量成像，图（b）则是球管旋转 360°CT 图像的剂量分布结果。从图中可知，普通放射过程中剂量接收面积大，但一般剂量集中在皮肤入射表面，剂量在从射入点到射出点的过程中产生衰减，同时叠加有散射辐射成分，它的衰减过程近似于指数衰减。因此，在 X 射线机中用患者入射表面剂量（ESD）表征射线剂量。而 CT 扫描由于射线源在不断旋转，使得剂量分布比较均匀，而且由于层厚的限制，剂量的接收面比较窄。

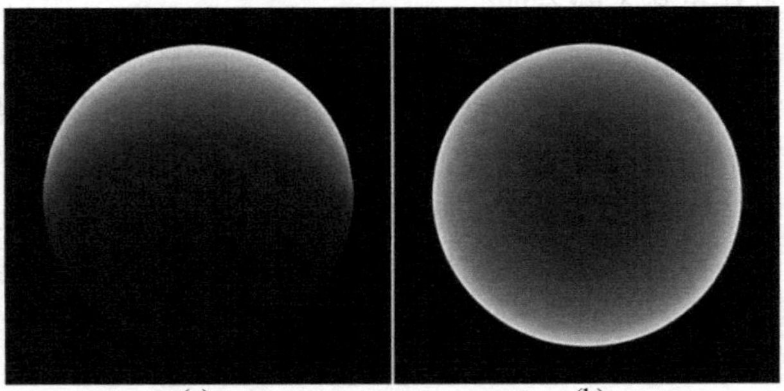

图 4.1.1　普通放射与 CT 剂量分布值比较

（a）球管在 12 点位置普通 X 的剂量分布；（b）CT 球管旋转 360°剂量分布

一般描述 CT 剂量是用剂量的分布曲线，而不是单纯考虑某一点所接收的剂量。如图 4.1.2所示，要分析 CT 剂量分布形状、幅度和变化性质，必须从 CT 机的结构设计、射线束的几何条件、临床扫描选用的技术参数和患者本身特性（体形、体重、部位）加以研究考虑。

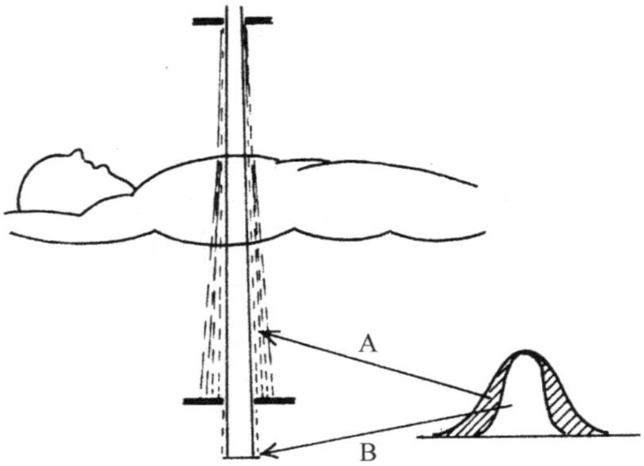

图 4.1.2　轴向剂量分布曲线（A）与灵敏度剖面线（B）

图中阴影部分为未被探测器接收而损失掉的剂量

把剂量分布曲线和灵敏度剖面线进行比较十分重要，因为它可以作为衡量剂量损失的一个参数。剂量曲线和灵敏度曲线相似，在很大程度上由准直器宽度决定的。在理想状态下，轴向剂量分布曲线和灵敏度剖面线应当重叠，两条曲线均呈高斯形状，其全值半高宽等于层厚。此时，轴向剂量分布曲线和灵敏度剖面线相一致重叠，不会存在由于半影效应而导致的剂量损失。由于散射等效应的存在，使得层厚和轴向剂量分布沿扫描平面产生变化。在实际中，灵敏度剖面线比剂量分布曲线要略窄一些，尤其是在探测器一侧使用准直器时更窄，这种探测器侧准直器（后准直器）只影响灵敏度剖面线，不影响探测器曲线。此外，由于散射辐射的影响，使得剂量曲线的尾部拉得很长。与普通放射照射一样，散射辐射会使检查区域外的器官受到照射。

二、单次扫描的 CT 剂量描述方法——CTDI

1981 年，Shope 建议单次扫描剂量描述方法用 CT 剂量指数（CT dose index，CTDI）来表示。CTDI 是长度剂量乘积除以断层厚度的商。如图 4. 1. 3 所示，长度剂量乘积是地区性剂量对整个剂量剖面在轴上的积分。其数学表达式为

$$C = (1/T)\int_{-\infty}^{+\infty} D_1(z)\,\mathrm{d}z \tag{4.1.1}$$

式中，$D_1(z)$为单次扫描沿扫描旋转 z 轴上 z 点的剂量；T 为标称层厚。

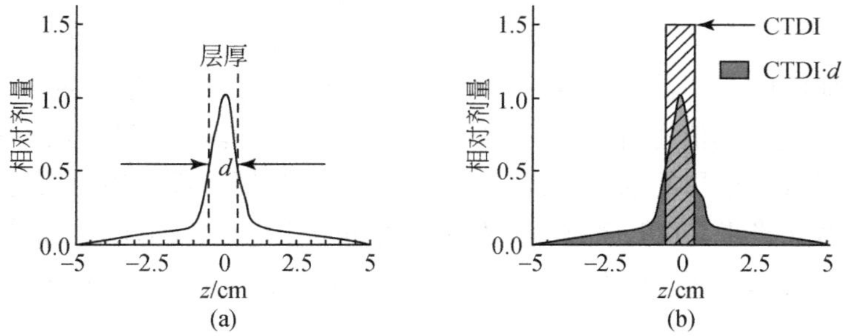

图 4. 1. 3　（a）层厚为 d 时的单层剂量剖面线；（b）是与（a）对应的 CTDI

式（4. 1. 1）被美国 FDA 的法规所采用并定义为

$$\mathrm{CTDI}_{\mathrm{FDA}} = (1/nT)\int_{-7T}^{+7T} D(z)\,\mathrm{d}z \tag{4.1.2}$$

式中，n 为单次扫描产生断层数目。

进一步把 CTDI 的积分区间修正为 10 个扫描层厚的总长度（有限积分限）。如式（4. 1. 3）所示。

$$\mathrm{CTDI} = (1/nT)\int_{-5T}^{+5T} D(z)\,\mathrm{d}z \tag{4.1.3}$$

随着 CT 扫描层厚越来越薄，CTDI 的积分区间又改为从−50mm ~ +50mm 的范围内，进一步把 CTDI 的积分区间修正为 100mm 的总长度（有限积分限，不考虑层厚值的大小）。其表达式如下

$$\mathrm{CTDI}_{100} = (1/nT)\int_{-50}^{+50} D(z)\,\mathrm{d}z \tag{4.1.4}$$

有时我们把在这种 100mm 的积分区域内所测得的 CTDI 称为实用 CTDI（practical CTDI）或 PCTDI。在这个式子下的 CTDI 用的不是在体模内测量的 CTDI，而是在空气中用笔形电离

室测的 CTDI 值。

近几年，平均剂量和加权 CTDI 被应用得越来越广泛，加权 CTDI 的表达式为

$$CTDI_w = \frac{1}{3}CTDI_{100,\ c} + \frac{2}{3}CTDI_{100,\ p} \quad (4.1.5)$$

必须分别计算头模和体模中的加权 CTDI。同样的道理，当考虑每 100mAs 或 1mAs 的加权 CTDI 时，则用 $n\mathrm{CTDI}_w$ 来表示。采用加权 CTDI 的最大优点是把以前的中心点和边缘点的两个参数合并为一个参数。加权 CTDI 可以克服空气中 CTDI 的不足。目前已由 IEC 建议将加权 CTDI 标于 CT 操作台的控制面板上，加权 CTDI 可以很好地反应所选择的参数。

空气中的剂量测量值，称为空气柯玛值（air kerma index），用 K_{air} 表示。空气中的 CTDI 是指在测量 CTDI 时，不需要体模，直接把笔形电离室放置于机架的等中心点位置，在此种情况下的 CTDI 用 $CTDI_{air}$ 来表示。当计算器官剂量和有效剂量时都需要拿 $CTDI_{air}$ 作输入参数。

$$CTDI_{air} = \frac{1}{T} \cdot \int_{-50}^{+50} K_{air}(z) \cdot dz \quad (4.1.6)$$

采用体模因子（phantom factors）P 可以实现 $CTDI_{air}$ 和 $CTDI_w$ 的相互转换，不同的 CT 机型的 P 值不同，它与机器的球管焦点到等中心点的距离、滤过器形状和类型及需要转换的体模的直径大小等有关。

$$P_H = \frac{CTDI_{w,H}}{CTDI_{air}},\ P_B = \frac{CTDI_{w,B}}{CTDI_{air}} \quad (4.1.7)$$

其中，H 代表头部体模，其直径为 16cm；B 代表体部体模，直径为 32cm。

采用 $CTDI_{air}$ 空气柯玛值也存在着一些不足之处，其一是在测量时没有使用体模，因此它不能代表人体器官所接受的剂量；其二是用了射线滤过器和没有用射线滤过器的结果不一样。这就是为什么在将来 $CTDI_w$ 将逐步取代 $CTDI_{air}$ 的原因。但在 $CTDI_w$ 与器官剂量和有效剂量的转换表未建立起来之前，$CTDI_{air}$ 仍然起着重要的作用，因为可以由它计算器官剂量和有效剂量。

随着 MSCT 的普及，$CTDI_{vol}$ 应用越来越广泛。在 CT 的控制面板上都标有 $CTDI_{vol}$ 的预测值。其定义式为

$$CTDI_{vol} = CTDI_w / p \quad (4.1.8)$$

式中，p 为螺距值。所有 CT 生产厂商都采纳 $CTDI_{vol}$，因此可以用它来对不同参数下测量的剂量值的进行比较。

应用 $CTDI_{vol}$ 的一个突出问题是在不同的扫描范围内，患者接收的剂量相差很大，但 $CTDI_{vol}$ 却没有变化。如图 4.1.4 所示，同样为肺部扫描，一个是 X 射线管旋转 8 圈的扫描，另一个是 16 圈，其 $CTDI_{vol}$ 的值是一样的。因此，为了评估不同扫描范围下的剂量，又提出了剂量长度乘积（dose length product，DLP）这个概念。

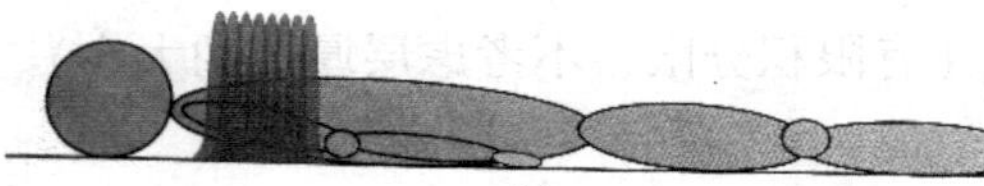

(a)

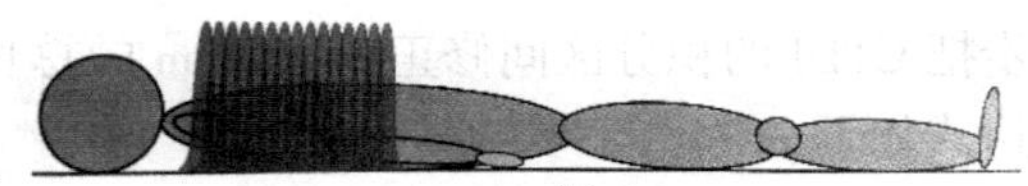

(b)

图 4.1.4 （a）$CTDI_{vol}$ = 12mGy，16×0.75mm，8 圈，DLP = 115.2mGy · cm；（b）$CTDI_{vol}$ = 12mGy，16×0.75mm，16 圈，DLP = 230.4mGy · cm

式（4.1.9）是 DLP 的剂量表达式，式中 L 为 z 轴方向的扫描长度。可以看出，在 $CTDI_{vol}$ 相同的情况下，DLP 值变化较大。

$$\mathrm{DLP(mGy \cdot cm)} = \mathrm{CTDI_{vol}} \cdot L \tag{4.1.9}$$

不同的人体器官对 X 射线的敏感度不同，也就是说，射线覆盖范围一样时，对器官造成的辐射损伤是不一样的，因此又提出了有效剂量（effective dose）这个参数。有效剂量为 DLP 与转换因子 k 的乘积，即

$$\mathrm{Dose_{eff}} = \mathrm{DLP} \cdot k \tag{4.1.10}$$

不同组织的 k 值不同，参见表 4.1.1。

表 4.1.1　不同解剖部位的转换因子

组织	头部	颈部	肺部	腹部	骨盆
$k/(\mathrm{mSv \cdot mGy^{-1} \cdot cm^{-1}})$	0.021	0.0059	0.014	0.015	0.015

三、多次扫描的剂量描述方法

CT 在临床上很少使用单次扫描，因此 CT 剂量是所有扫描剂量之和，为了评估多层扫描或容积扫描的剂量，1981 年由 Shope 系统地阐述了多次扫描剂量分布是如何由单次扫描剂量分布构成的。如图 4.1.5 所示，在同一体模表面上用 1 次和 9 次扫描后剂量分布的变化情况，扫描间隔等于层厚 T。由此可见，多次扫描剂量分布是由单次扫描剂量分布相重叠构成的。同时也注意到，当扫描数增加到一定数目后，多层扫描剂量分布的平均剂量达到一个限值，即在一组扫描系列中，当最初第一次扫描和最后一次扫描距这一组扫描系列中的中央扫描区足够远时，就达到这个限值。此时，最初第一次和最后一次的扫描对中央扫描区的剂量贡献可忽略不计。Shope 定义这个限值高度为多次扫描平均剂量（multiple-scan average dose，MSAD）。MSAD 是从一系列层厚中受照射区域的平均吸收剂量值。

MSAD 是表示多层扫描剂量分布性质的一种剂量描述方法，用数学公式表示如下

$$\mathrm{MSAD} = (1/I)\int_{-I/2}^{+I/2} D_N(z)\,\mathrm{d}z \tag{4.1.11}$$

式中，$D_N(z)$ 为扫描面上 N 次系列扫描构成多次扫描剂量分布函数；I 为断层间隔距离。

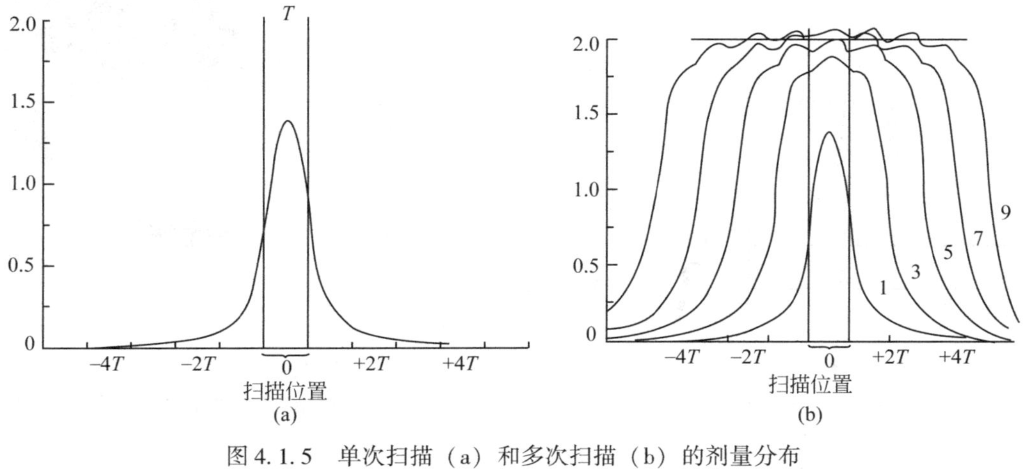

图 4.1.5　单次扫描（a）和多次扫描（b）的剂量分布

MSAD 可以直接测量，也可以把已知的 CTDI 作 T/CI 比率或螺距校准，其关系式如下

$$MSAD = CTDI\ [n \cdot T/CI] \tag{4.1.12}$$

$$MSAD = CTDI/p \tag{4.1.13}$$

式中，T 为层厚；CI 为扫描层间隔；p 为螺距。

在表征 CT 剂量时采用不同的参数，结果相差非常大，因此在比较剂量时必须要弄清楚具体的含义，不能一概而论。

第二节 CTDI 的测量方法

目前，对于 CT 剂量的测量还没有可适用的规则提供统一的测量方法。例如，在德国，CT 的稳定性检测和验收检测仍然需要在空气中测量剂量。另外，FDA 需要测量有机玻璃中的 CTDI 值，其指标作为有机玻璃能量剂量。IEC 需要测量有机玻璃中的 CTDI 值，其指标作为空气能量剂量。当然还需要测量水中的 CTDI 值，并将其作为水能量剂量，这是因为水成分与人体组织比较接近。

一、笔形电离室法测量 CTDI

笔形电离室测量原理为：如图 4.2.1 所示，电离室通过截取射束和感受所有剂量分布曲线的剂量来计算有效积分，电离室发射的电荷正比于剂量分布曲线的区域。

笔形电离室法测量 CTDI 的工具组件包括：剂量体模、笔形电离室、剂量读数仪等（图 4.2.2）。目前所用的 CTDI 体模已经成为固定标准，直径为 16cm（用作头部条件扫描）和 32cm（用作体部条件扫描），其轴向长度为 14cm。由于曝光时 CT 中球管是旋转运行的，所以在体模的中心和边缘等分布着多个孔，分别测量中心和边缘的 CTDI。体模材料为有机玻璃或水当量塑料制成。

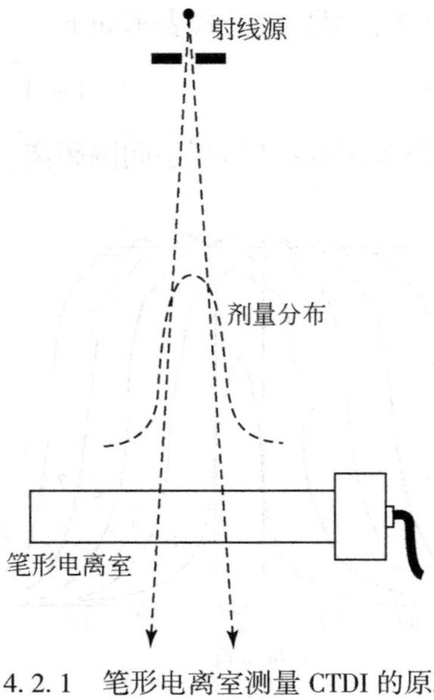

图 4.2.1 笔形电离室测量 CTDI 的原理

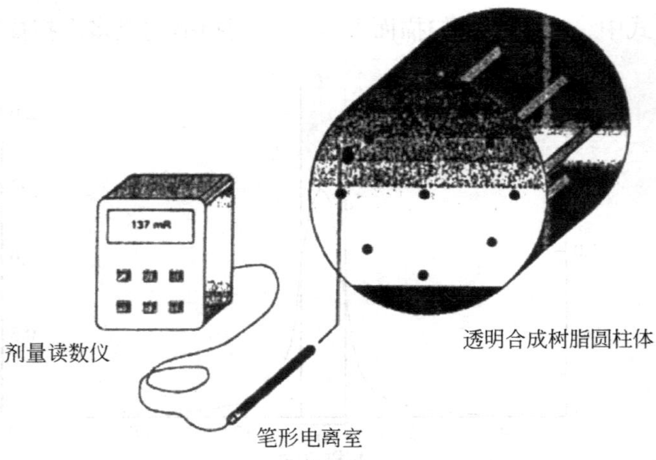

图 4.2.2 用笔形电离室测量 CTDI 所用的测试工具

常规用于放射诊断中的电离室不适用于 CT 剂量的测量。因为①要保证剂量率测量有足

够的灵敏度，电离室尺寸必须足够大，而 CT 剂量分布在几个毫米内有很大变化，特别对薄层扫描，因此这种普通电离室不适用；②CT 扫描剂量测量需要在体表和体内多处测量，而不同电离室仅在一个点上测量，满足不了测量 CT 剂量分布要求。笔形电离室足够的长，可以接收探测到平面内重要的散射线和平面外产生于体模里的散射 X 射线。所测量出来的测量值代表一系列连续 CT 扫描中的值。

需要测量某一孔的辐射剂量，就可以把电离室插入该孔内，其余的孔用与体模一样材质的小棒填满（图 4. 2. 3）。

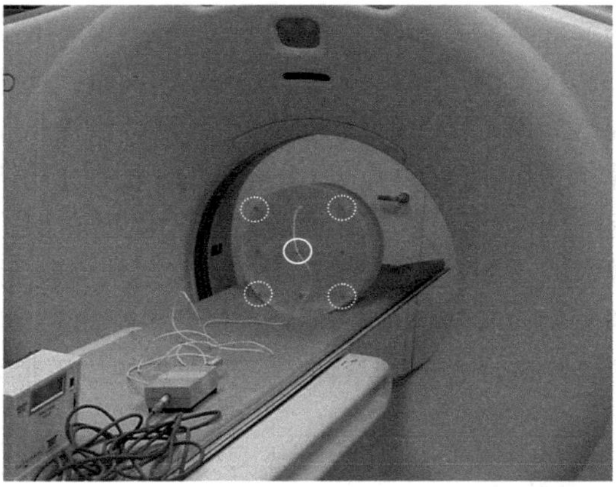

图 4. 2. 3　用笔形电离室测量 CTDI

二、热释光剂量计（TLD）法

用热释光剂量计（通常为棒或薄片）测量单次扫描 CT 剂量分布细节也是广泛应用的一种方法。通过 TLD 给出的单次扫描的剂量分布，计算出 CTDI，表示某一旋转轴位上空气中（或体模中）的剂量值。典型的用 TLD 测量 CTDI 的装置如图 4. 2. 4 所示，它由 TLD 插件、TLD 支持体和校准棒三部分组成。它可以放在扫描架中央轴上空气中，也可以放在剂量体模

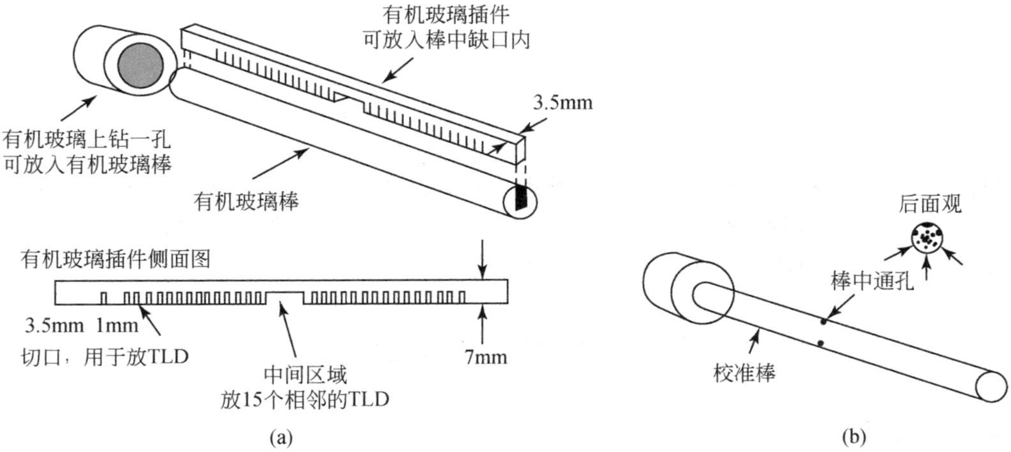

图 4. 2. 4　用 TLD 方法测量 CT 剂量
（a）TLD 支持棒；（b）校准棒

规定的位置上测量单次扫描的剂量分布，然后利用公式（4.2.1）计算 CTDI

$$\mathrm{CTDI} = (1/T)\sum_{j=1}^{n} D_i t \tag{4.2.1}$$

其中，D_i为第 i 个 TLD 片剂量值；t 为 TLD 片厚度；n 为 TLD 数目；T 为标称层厚。

三、测量 CTDI 存在的问题

不同的设备表征剂量参数不同。几十年来，一直沿用 CTDI 来评价 CT 剂量。随着 MSCT 的普及应用，CTDI 存在一定的局限性。首先，测量 CTDI 采用有机玻璃作材质，体模形状为圆柱形，但被扫描人体的解剖结构差异非常大，因此，这种均匀的圆柱形体模并不能有效模拟人体所接受的射线量。其次，测试体模的纵向长度是 14cm，这个长度无法满足体部照射的长度，因此，用这种规格体模测试 CTDI 可能会使得测试值被低估。另外，测试用的电离室长 10cm，如果用这种长度的电离室测量比 10cm 长的 z 轴剂量分布，则测量结果会受到影响。如图 4.2.5（a）所示，当初级射线在 z 轴的宽度比体模和探头小很多时，探头几乎可以探测所有的漏射线和散射线。图 4.2.5（b）说明初级射线宽度大于或接近于探头长度时，探头无法探测到大部分的散射线和漏射线。因此，有学者提出在测量 MSCT 的 CTDI 时，用 30cm 长的笔形电离室，配套 36cm 长的剂量体模。但加长的体模带来携带困难和制作成本加大等问题。

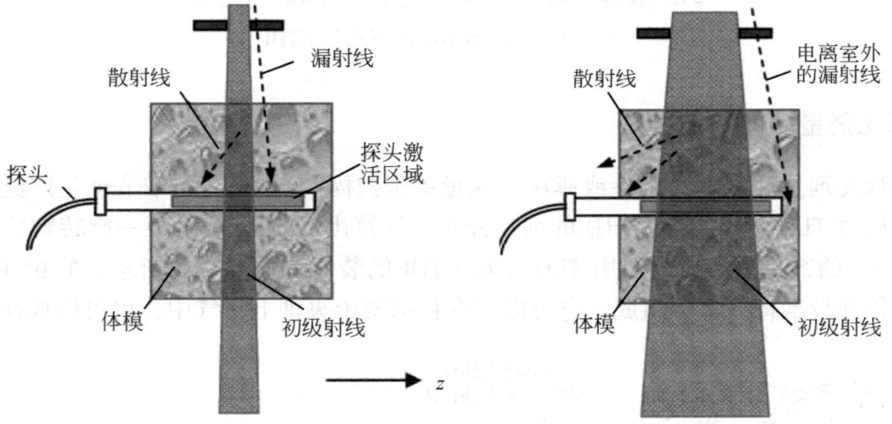

图 4.2.5　体模尺寸和探头尺寸对剂量测量精度的影响

目前提出了很多新的方法来弥补 CTDI 的不足，其中 DAP（dose area product，DAP）更易于被接受。DAP 可以收集 2D 空间内整个射线束的强度，而 $\mathrm{CTDI_{air}}$ 仅表征沿着 z 轴旋转 1D 的射线强度，而且 DAP 可以继续采用短的电离室。

第三节　影响 CT 剂量的因素

影响 CT 剂量的因素很多，有的属于直接的影响因素，如管电压、管电流、扫描时间、层厚、被扫描患者的体型、螺距、X 射线管到等中心点的距离等，还有一些因素是间接地对 CT 剂量产生影响的（图 4.3.1）。也就是说，它们不直接影响 CT 剂量，但是对 CT 图像质量产生影响，如图像重建滤过器。下面分别进行讨论。

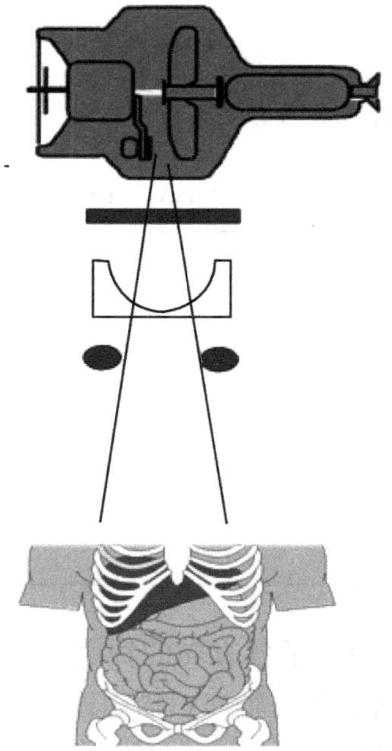

图 4. 3. 1 影响 CT 剂量的各项因素

一、X 射线管电压

X 射线管电压增加，剂量也增加，并且主要表现在增加深度与体表层剂量比值上，如表 4. 3. 1 所示。

表 4. 3. 1 X 射线管电压对剂量的影响（测量条件：300 mAs，10mm 层厚，单层扫描）

射线能量/kVp	头部 CTDIw/mGy	体部 CTDIw/mGy
80	14	5. 8
100	26	11
120	40	18
140	55	25

二、光子束流量

管电流增加，剂量正比性增加（表 4. 3. 2）；对于 360°旋转设备，扫描时间增加，剂量成正比增加；对于非完全旋转，在剂量与扫描时间之间有复杂的关系；对于脉冲 X 射线束，曝光时间远小于设置的扫描时间。

表 4. 3. 2 X 射线管电流对剂量的影响（测量条件：120 kVp，10mm 层厚，单层扫描）

管电流/mAs	头部 CTDIw/mGy	体部 CTDIw/mGy
100	13	5. 7
200	26	12
300	40	18
400	53	23

三、螺距

一般说来，螺距越大，剂量越小，如表 4.3.3 所示。

表 4.3.3　螺距对剂量的影响（测量条件：120 kVp，300mAs，10mm 层厚，单层螺旋扫描）

螺距	头部 CTDIw/mGy	体部 CTDIw/mGy
0.5	80	36
0.75	53	24
1.0	40	18
1.5	27	12
2.0	20	9

随着螺旋 CT 的发展，容积扫描的应用得到了各方面的肯定。但从剂量的角度来看，也出现了一些不同的观点。起初普遍认为螺旋扫描与轴向扫描相比，螺旋扫描剂量要高，但事实上在螺旋扫描和轴向扫描之间剂量相差非常小。将 mAs 值转换到 CTDI 值和剂量值时，两种扫描方法的转换因子相同。为了能够进行比较，无论是常规扫描还是单层扫描，都要假设扫描的部位是相同的。在剂量方面与常规 CT 相比，螺旋 CT 的优缺点如表 4.3.4 所示。

表 4.3.4　在剂量方面与常规 CT 相比螺旋 CT 的优缺点

影响	假设	螺旋 CT 的剂量
使用开头和结尾部分的数据	>25 圈，180°LI	增加<1%
每圈进床距离≥层厚	1.0≤螺距≤2.0	降低 0～50%
MPR 和 3D 显示的重叠图像重建	重叠 33% 或 50%	分别降低 33% 或 50%
通过 z 轴内插算法改善噪声水平	自适应滤波法	对于大物体明显降低
通过 z 轴内插算法改善噪声水平	360°LI 或 180°LI	分别降低或增加 33%
使用管电流调制	与解剖部位相关	降低 15%～60%

此外，在螺旋 CT 中还有一些专门的技术用于降低患者剂量。

（1）回顾性重建技术。在常规 CT 中，重叠扫描可以获得清晰的 MPR 图像和 3D 显示，但会使剂量增加，它不再是必须采用的扫描方式，因为在螺旋 CT 中的回顾性重建无需额外的曝光。在技术上，螺旋 CT 使用的 mA 值通常比常规 CT 略低，目的是为了防止球管因长时间扫描而过热。

（2）螺距的选取。当螺距大于 1 时，不仅可以缩短扫描时间，同时也可以降低剂量。

因此，总的来说，螺旋 CT 提供了在常规操作下有效降低剂量的可能性。其中最有效的方法是选取大于 1 的螺距；对于日常应用，螺距通常为 1.0～1.6，在 CT 血管造影或整形外科检查中可高达 2.0。对于其他的扫描参数，还必须权衡螺旋 CT 中的噪声水平与插值方法的关系。最常见的插值方法是 180°LI 算法，它使噪声增加约 15%。要补偿噪声需要增加约 33% 的剂量。

四、准直器宽度

1. 单层 CT 准直器对剂量的影响

准直器宽度对剂量的影响既直接又间接。其他参数保持恒定，准直器设置比较宽时，照射的光子束就越多，但这样对 CTDI 并不直接构成影响，因为 CTDI 表示的是每层的剂量值大小。但当层厚设置较薄时，由于散射线等会导致半影相对增加，剂量得不到充分利用。

降低层厚会导致半影的相对增加，这样就会使剂量得不到充分地利用（表 4. 3. 5），同样会导致多次扫描剂量与单次扫描剂量之比超过 3，也就是说，只有 1/3 的剂量对图像信息有用，另外的 2/3 穿过人体组织的剂量并未被探测器收集到。应该注意的是，在设备中实际的半影大小是恒定的，因为它与焦点大小有关，而焦点大小一般是固定的。然而，当层厚降低时，与层厚相比半影大小相对增加。一般，窄的层厚剂量损失较大，宽的层厚剂量损失较小，如图 4. 3. 2 所示。

表 4. 3. 5　层厚对剂量利用率的影响

准直器宽度/mm	剂量剖面线 FWHM		
	设备 A	设备 B	设备 C
10	1	1	1. 00
8	/	1	/
7	1. 01	/	0. 99
5	0. 98	1	0. 99
3	/	0. 94	0. 96
2	/	0. 95	0. 57
1	1. 31	1. 90	1. 11

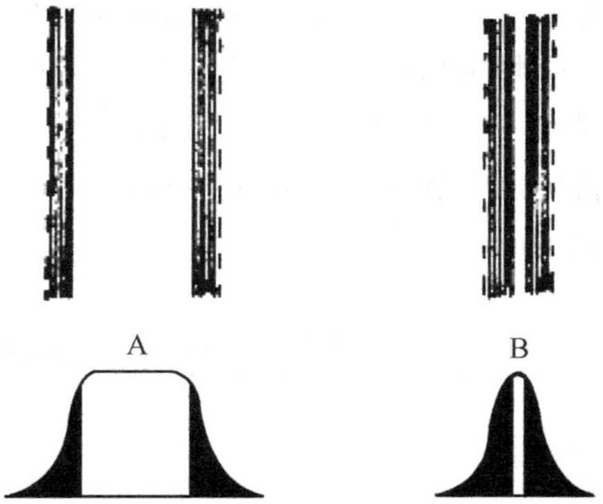

图 4. 3. 2　准直器宽度对剂量剖面线的影响

2. 多层 CT 准直器对剂量的影响

在螺旋扫描方式下，MSAD 必须将螺距 p（球管旋转一圈床的步进距离与准直器孔径大小的比值）值考虑进去，螺距值的大小反映了层与层之间辐射的重叠程度。当 $p=1$ 时，表明层与层之间相连且没有重叠，也说明 CT 的 MSAD 与 CTDI 相等；当 $p<1$ 时，表明有重叠，反之亦然。

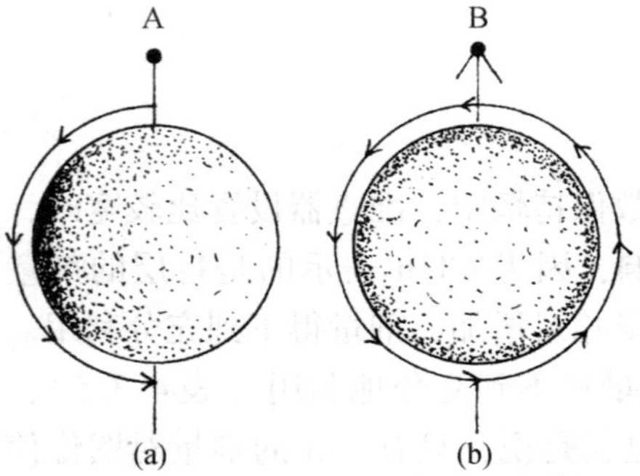

图 4.3.3　对称和非对称剂量分布

五、旋转角度

对非 360°旋转，可导致非对称剂量分布，使用180°扫描给出最明显的非对称剂量分布。第一代和部分第二代 CT［图 4.3.3（a）］采集数据时旋转180°，所以接近 X 射线源一端的剂量比较大，而远离 X 射线源一端的剂量比较小。第三代和第四代 CT 扫描机通常旋转 360°，因此患者剂量分布比较均匀对称［图 4.3.3（b）］。

六、其他因素

（1）患者在射野中的取向和位置。不同扫描机，剂量随位置的变化也不同。患者仰卧还是俯卧以及位置不同将明显地影响某些器官剂量，特别是对于非对称剂量分布的扫描方式（如对眼睛的影响）。

（2）扫描层数。扫描层数增加使受照射组织增加，对于剂量分布重叠时，患者每一个层面区域剂量就会增加。对于 360°扫描，患者中心区域剂量比体表剂量或皮下剂量有更大的影响。

（3）影像参数的选择。某些影像参数选择，如像素尺寸不会影响到患者剂量，但是为了获得所要求的影像质量，需要改变一些参数而采用不同的管电流（mA）、扫描时间，这样可能会引起剂量变化。

1976 年通过 Brooks 公式来描述 CT 剂量与各个因素的相互关系，即

$$D \propto \frac{B}{\sigma^2 \cdot b^2 \cdot \Delta\xi \cdot d} \tag{4.3.1}$$

式中，$B=\exp(I,\ \mu)$ 是物体的线性衰减系数；σ 为图像噪声；b 为采样距离；$\Delta\xi$ 为探测器宽度；d 为层厚。依据 Brooks 关系可以得出，要把降低剂量和保持信噪比综合起来考虑。在临床使用中遵循 ALARA 原则。原则的基本点在于剂量尽可能低的前提下保证基本的诊断信息，也即在剂量和噪声之间寻找一个平衡点。必须承认，与普通放射相比，CT 属于高剂量的检查，无论生产厂商、设备使用者和患者都在关注低剂量 CT 的问题。降低剂量的方法已经逐步运用，新的方法也在积极研究和探讨中。

第四节　基于调制技术的剂量降低方法

一、自动毫安控制技术

由于管电流值与 CT 剂量呈线性关系，因此有效地降低管电流是降低剂量最为直接有效的方法。我们称其为自动曝光控制技术（automatic exposure control，AEC）。

1. 依据患者年龄进行毫安调制

图 4.4.1 是依据被扫描的患者体格胖瘦不等来调节管电流值。依此类推，在扫描成年人和儿童时，对管电流值的选择一定要区别对待。

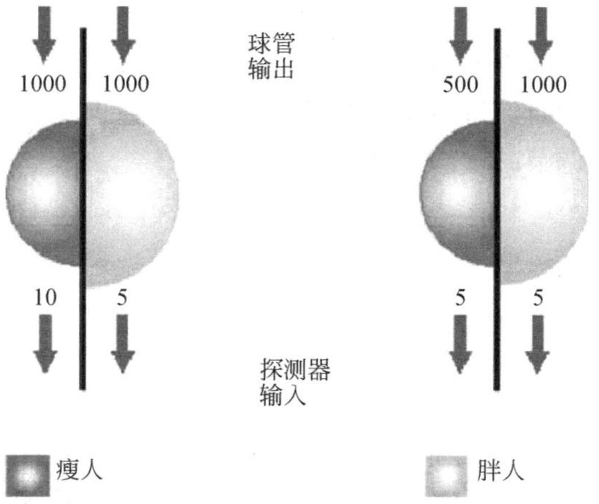

图 4. 4. 1　依据患者体格胖瘦来对管电流值进行调节

2. 依据扫描部位进行毫安调制（图 4. 4. 2）

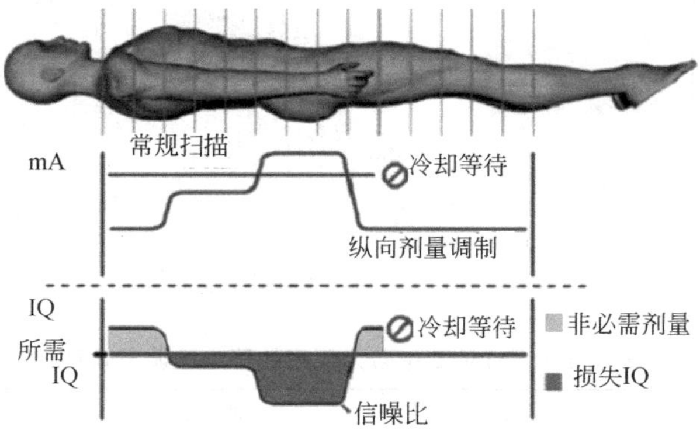

图 4. 4. 2　沿 z 轴的位置来调节管电流值，一般喉部值较小，而胸腹部值较大

3. 依据旋转角度进行毫安调制

即使对同一个患者扫描同一层面时，不同的角度对应的厚度也不一样，如图 4. 4. 3 所示。例如，扫描腹部，当球管旋转到前后位和左右位置时，厚度变化就比较大。如果我们在扫描中，从开始到结束选取同样的管电流值，这样不仅会增加患者的辐射剂量，也会影响生成的图像质量，同时也应考虑球管曝光的损耗。

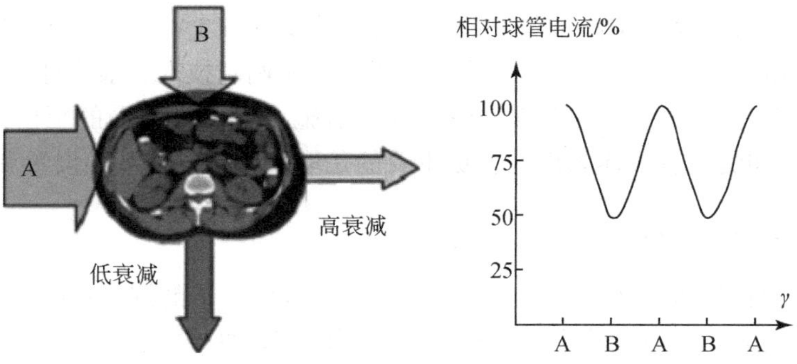

图 4. 4. 3　依据旋转角度进行毫安调制

4. 混合调制技术

混合调制技术是将上面的毫安调制方法同时应用于扫描协议当中（图 4.4.4），这种技术既可以降低扫描剂量，同时保持图像噪声不增加。目前在 MSCT 中，各大生产厂商均采用管电流调制技术。管电流调节的软件参见表 4.4.1。

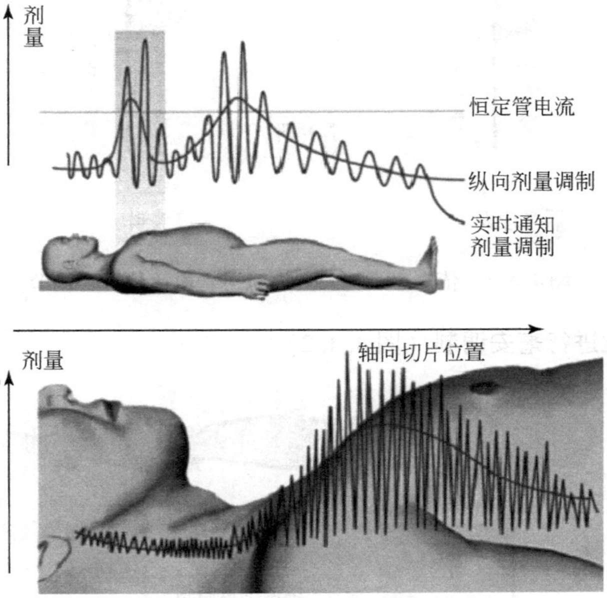

图 4.4.4　角度调制和 z 轴调制的混合应用

表 4.4.1　MSCT 中各大厂家的管电流调节软件

厂家	根据患者体型调节	z 轴调节	旋转角度调节
Siemens	CAREDose 4D		CARE Dose
GE	Auto mA		Smart mA
Philips	DoseRight ACS	DoseRight Z-DOM	DoseRight DOM
Toshiba	^{SURE}Exposure		

二、基于心电调制的剂量降低方法

MSCT 在临床的普及与应用，使得心脏扫描成为可能。但应用初期，扫描要求采用薄层和小螺距，使得心脏扫描属于高剂量扫描。对于冠状动脉 CTA 检查，降低辐射剂量的途径主要包括降低管电压和管电流、增大螺距、心电图电流调制技术、前瞻性心电门控序列扫描模式以及采用前置滤线器、噪声滤波等综合技术措施。受检者接受的辐射剂量除了取决于 CT 设备固有性能和受检者个体条件外，更重要的是取决于扫描参数的设置和技术操作因素。

（一）回顾性心电门控

回顾性心电门控技术主要应用在冠脉成像上，以 MSCT 下的螺旋扫描为基础，连续获取心脏体积数据的同时，监测受检者的心动信号。同时获取两类数据后，在进行图像重建时，回顾性地分析心电信息。因此，这类重建方法为回顾性心电门控技术，如图 4.4.5 所示。

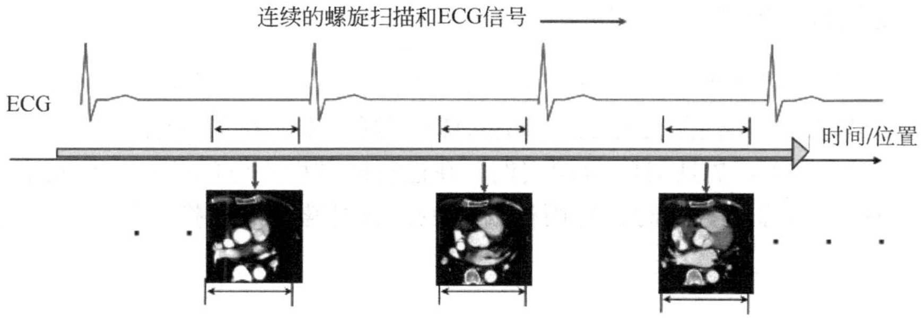

图 4.4.5 回顾性心电门控技术

回顾性心电门控技术在扫描期间连续产生 X 射线。其优点是可以回顾性选择 R-R 间期的任意心动时相（运动伪影最小的）重建冠状动脉图像，缺点是辐射剂量利用率低。因此，合理运用扫描参数以降低辐射剂量显得尤为重要。

（二）前瞻性心电门控

前瞻性心电门控的序列轴扫模式开始受到重视，并越来越多地应用于冠状动脉 CTA 检查（图 4.4.6）。序列轴扫模式采用步进–心电图触发扫描技术，在 R-R 间期内固定时相触发扫描，下一个心动周期移床，再下一个心动周期采集。根据不同机型探测器大小和排数不同，每次采集覆盖范围也不同。由于采用非螺旋扫描模式，结合前瞻性心电门触发，可显著降低辐射剂量。文献报道，与常规扫描相比，在保证诊断所需的图像质量的前提下，采用该技术的辐射剂量降低了 80% 左右。前瞻性心电门控序列轴扫模式的局限性是扫描不连续，易受心律不齐的影响，而且不能进行心功能评价。该技术对于心率和心律要求较高，扫描时应该严格地选择病例，扫描过程中如果出现心率突然加快则可能存在检查失败的风险。

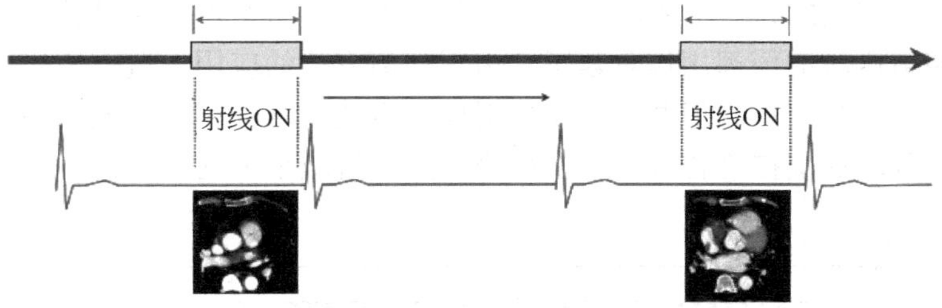

图 4.4.6 前瞻性轴向心电成像技术

前瞻性心电门控可以大大降低冠状动脉 CT 检查辐射剂量，具有很好的应用前景，但实际应用是有条件限制的。对受检者的心率和心律要求比较苛刻，心率要比较慢，波动小，心律要求是稳定窦性心律。事先确定最佳 ECG 触发时相的难度很大，如果选择不当就会使检查失败。为此，各 CT 厂家采用的补救方法是稍微增加脉冲式 X 射线的时间窗宽度，允许扫描完成后进行小范围的 ECG 时相调整（GE 公司称为 padding 技术，操作者可以根据实际情况决定是否采用及确定增加量；西门子公司的双源 CT 的 ECG 前门控+轴扫是不允许回顾性调整 ECG 时相的）。

三、基于螺距调制的剂量降低方法

东芝公司研发了可变螺距（variable pitch，vHP）数据采集方式来实现低剂量扫描。vHP是指在螺旋扫描时，螺距值是变化的。应用vHP调制技术，在某些临床扫描条件下，可以有效地降低剂量。图4.4.7是vHP应用实例。在进行回顾性心电门控对心脏成像时，选用小螺距扫描，扫描到腹部和骨盆时，选用标准螺距，通过螺距的变换，使得剂量比原先节省了55%。

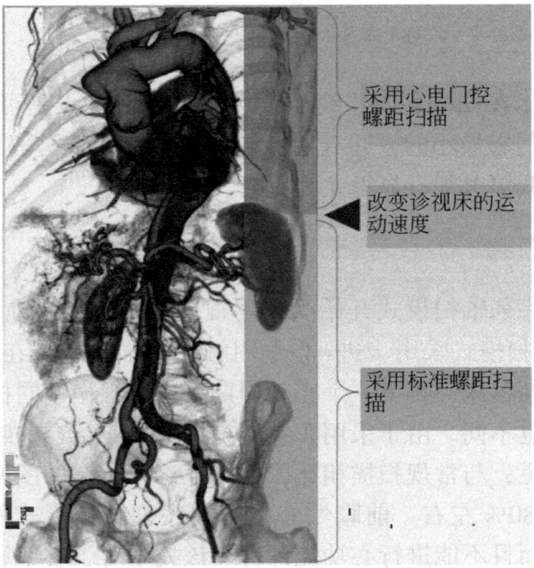

图4.4.7　vHP应用实例

vHP可以降低剂量的另一个原因是减小了剂量损失。图4.4.8说明了在螺旋扫描时，并不是所有的被照射区域的值都用作重建了，由于插值方法的应用，造成了扫描开始和结束时的部分数据接收了剂量照射，但并没有生成对应的重建区域，因此造成了剂量损失。但采用vHP后，可以把分段螺旋扫描合成为一次扫描，这样就减小了剂量损失。

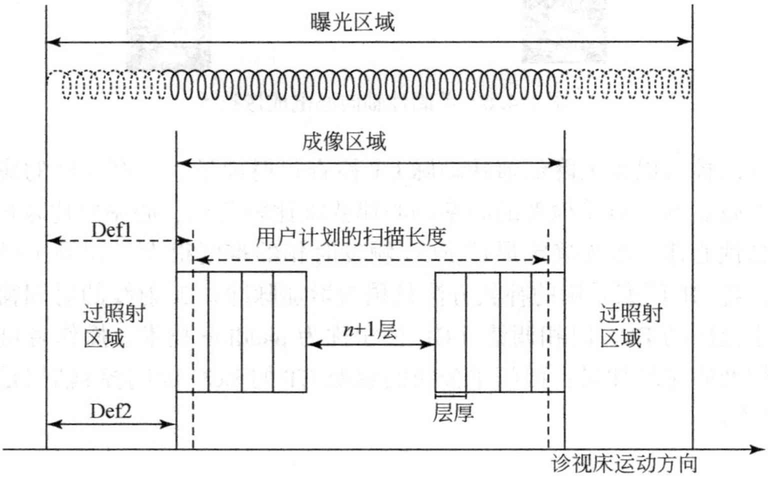

图4.4.8　在螺旋扫描下，由于扫描开始和结束时的数据在插值重建时没有被利用，因此造成了剂量损失

四、基于管电压调制的剂量降低方法

管电压调制的概念是指在 CT 扫描某些部位时，将管电压从常规的 120kV 降低到 80kV 左右。应用这项技术的原因之一就是降低剂量。但这项技术的应用是有一定限制条件的，因为管电压的降低会引起噪声的增加和伪影的产生。因此，管电压调制在很大程度上取决于被扫描的患者体型的大小和某些特殊的扫描模式。

依据被扫描患者的体型来调节管电压值。研究表明（图 4.4.9），当被扫描患者的体型较小时，通过降低管电压来降低剂量尤其有效。因此，管电压调制技术可以有效地应用于对儿童进行扫描时的剂量降低中。

需要强调的是，在应用管电压调制技术时，一定要平衡好低剂量和图像质量之间的关系。不能盲目地、单纯地通过降低管电压来降低剂量。

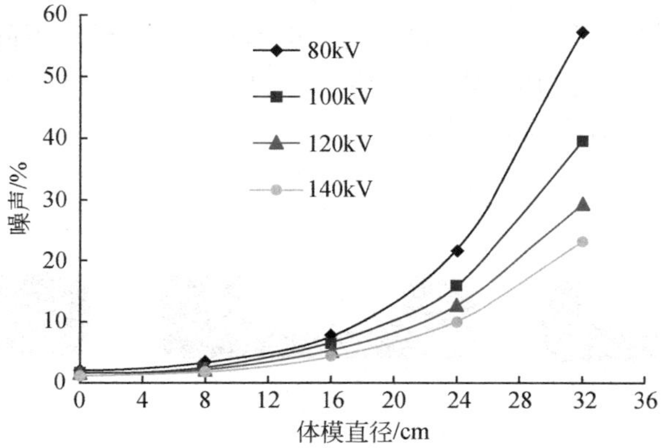

图 4.4.9　当被扫描物体直径比较小时，可以降低管电压，而噪声没有显著的提高

第五节　与设备硬件相关的降低剂量的方法

一、通过球管相关技术降低剂量

新一代的 CT 扫描仪通过对 X 射线能谱的优化来减少低能 X 射线产生的皮肤剂量。有的球管通过采用偏焦点辐射电子束收集器，可减低散射 X 射线，降低了 5% 的无用剂量。

当球管阳极振动时，会使得 X 射线的输出极不稳定，这样增加了半影的比例，从而增加剂量。为此，东芝在 MSCT 中应用 MegaCool 球管，它的特点是阳极接地、双支撑轴和微孔循环专利技术。此外，MegaCool 球管还配有专门的偏焦点辐射收集装置来优化射线输出。

二、滤过器对降低剂量的作用

第二章已经描述了 CT 设备一般会安装配备有两种不同形状的滤过器。一种为平板滤过器，它位于球管之后，材料一般为金属物质，用来吸收低能 X 射线，这种低能的 X 射线被滤过器有效吸收后，可以在降低患者剂量的同时提高图像质量，同时也可以有效地降低射线硬化伪影，而且铝片的厚度与吸收软射线的量相关，因此一般要求铝的厚度为 2.5mm。与此同时，如果铝片过厚就会使得到达探测器的射线少，从而会导致图像的对比度降低，噪声

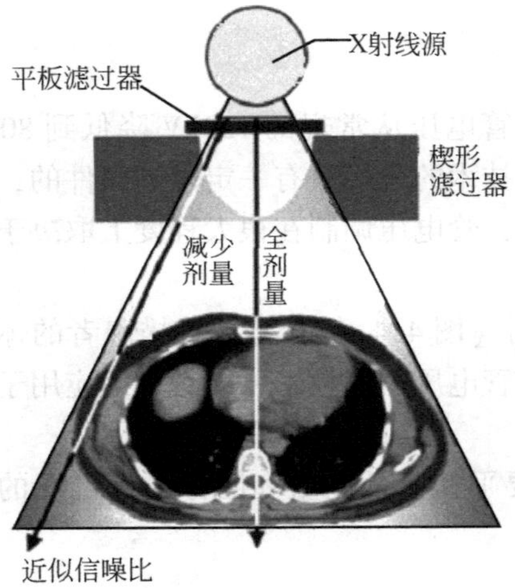

图 4.5.1　蝴蝶结形滤过器的设计原则

提高。为了弥补这种损失，一般要加大 mAs，但 mAs 不可能加大很多。为了在两者之间寻求平衡点，目前一般设备除了采用 1～3mm 厚的铝材质滤过器外，还配备了 0.1mm 的铜材料滤过器，而且结合起来等效于 5～6mm 的铝材质滤过器。

对滤过器的形状进行分析设计也可以有效地降低剂量，蝴蝶结形滤过器的设计原则是滤过器的厚度与人体厚度成反比，即在重建圆等中心处通过人体衰减的路径最长，则与之对应的滤过器厚度则最薄，从而使射线穿过滤过器和人体的距离基本相等（图 4.5.1）。

有的设备配置了不止一个蝴蝶结滤过器，每个滤过器的大小不同，主要针对不同形体的患者来进行相应的选择。图 4.5.2 中，(a)为成年肥胖患者对应的大滤过器，(b)为标准形状滤过器，(c)为头部扫描或对儿童扫描对应的滤过器。

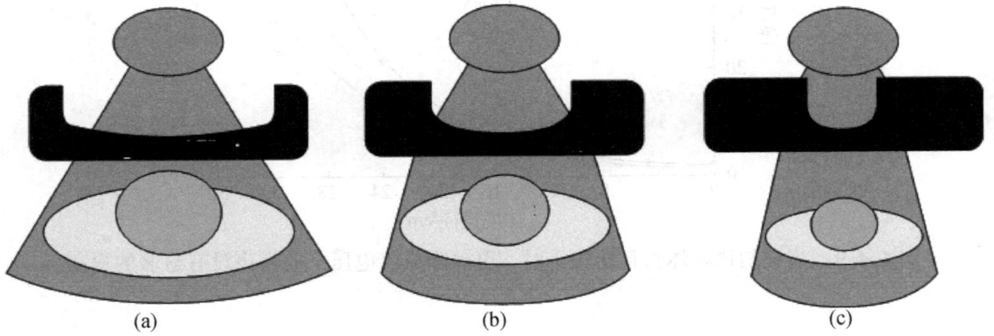

(a)　(b)　(c)

图 4.5.2　根据不同的情况来选择不同大小的蝴蝶结滤过器

此外，滤过器的选择除了考虑被扫描的体型外，还要考虑扫描的解剖结构，有的设备专门提供了用于心脏扫描的滤过器（图 4.5.3）。

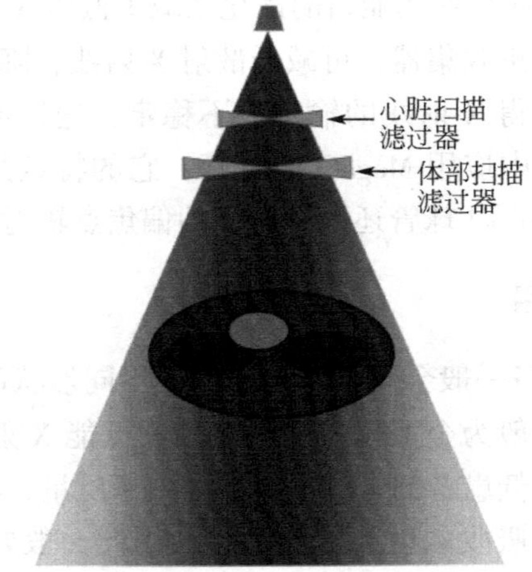

图 4.5.3　专供心脏扫描的特殊滤过器

三、改进的准直器技术

（一）基于动态准直的剂量降低的方法

此方法主要应用在 MSCT 中，是从提高剂量效率的角度来降低 CT 剂量。

前面介绍过，在 MSCT 中，决定层厚的是探测器单元大小，当我们需要一次获得 4 层图像时，常规的方法是通过前准直器的狭缝宽度的调节，让射线的本影区域正好落在被激活的探测器上，如图 4.5.4(a)所示，本影两边斜线区属于半影区，而这部分区域由于照射到了非激活的探测器上而没有被利用，这样不仅降低了图像质量，还增加了患者辐射剂量。也就是说，在这种模式下，射线利用效率比较低。因此，采用动态准直技术就可以提高剂量效率。如图 4.5.4(b)所示，与图(a)不同的是，被激活的本影和半影同时穿过被激活的探测器上，这样，当球管焦点近距离移动时，到达探测器的光子量不会改变，因此半影区域的剂量也被利用了。

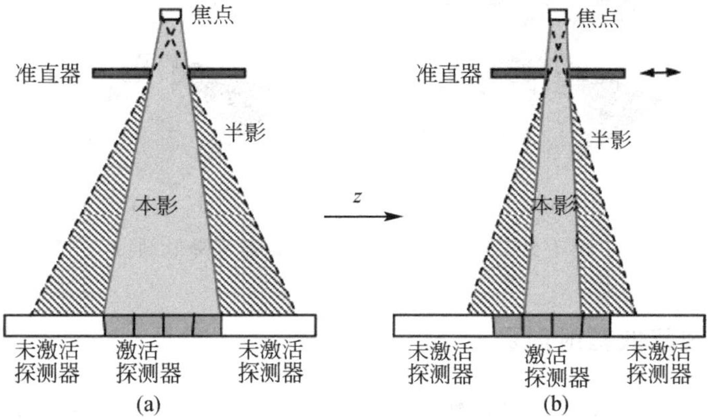

图 4.5.4 利用动态准直控制技术来控制本影和半影照射到被激活探测器上的区域

同样的思路拓展到螺旋扫描，称为动态线束跟踪（dynamic beam tracking）技术。图 4.4.8介绍了过照射区域对剂量的影响，其区域的大小与探测器的空间布局、螺距值大小和重建算法有关，前面介绍了通过螺距的改变来降低过照射区域。除此之外，采用动态准直器控制法来屏蔽过照射区域，如图 4.5.5 所示。所谓动态，也即前准直器在螺旋扫描时改变

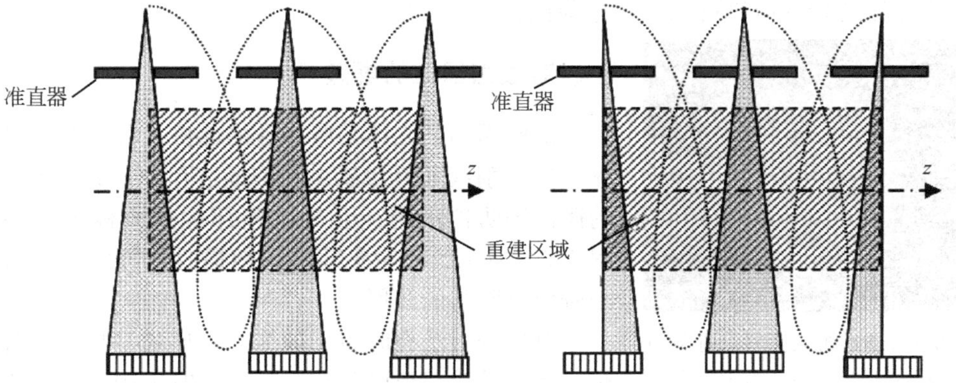

图 4.5.5 利用动态准直器来阻挡过照射区域

狭缝的宽度，在扫描开始时，左边的射束通过准直器的关闭，令其被挡住，射线仅照射到重建区域，当诊视床运行到重建区域的尾端时，准直器又屏蔽右端的射线。这样就将过照射区域的射线通过准直器遮挡掉，这种技术称为动态准直技术。

（二）2D 防散射准直器（two-dimensional anti-scatter-grids，2DASG）

传统的后准直器如图 4.5.6(a)所示，这种准直器的设置在 SSCT 中可以有效地阻挡散射线，但在 MSCT 中，由于探测器由 1D 向 2D 拓展，传统的准直器就不能阻挡散射线。在 MSCT 中，将 1D 准直器改为 2D 准直器［4.5.6(b)］，既可以阻挡几乎所有的散射线，同时也降低了剂量。

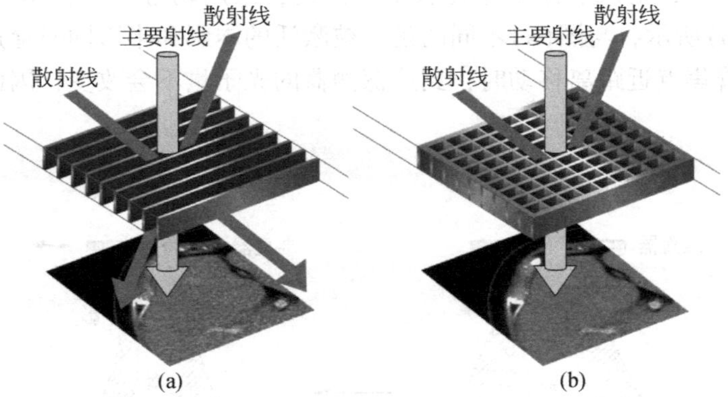

图 4.5.6　利用 2D 防散射准直器来降低剂量

四、改进 DAS 系统降低辐射剂量

当扫描体积比较大的患者的肩膀和骨盆等部位时，会使得信号相对于噪声降低很多，因此对 DAS 系统提出了新的要求。比如，GE 公司通过采用“红宝石”探测器来降低剂量，这种探测器利用了石榴石晶体和磷化合物等材质，使得探测效率达到 99%；Philips 公司采用 NanoPane 探测器，通过减少电子噪声和提高信噪比，使得探测器的效率得以提高。

第六节　与设备操作相关的剂量降低方法

操作方法的合理应用可以使剂量降低，事半功倍。

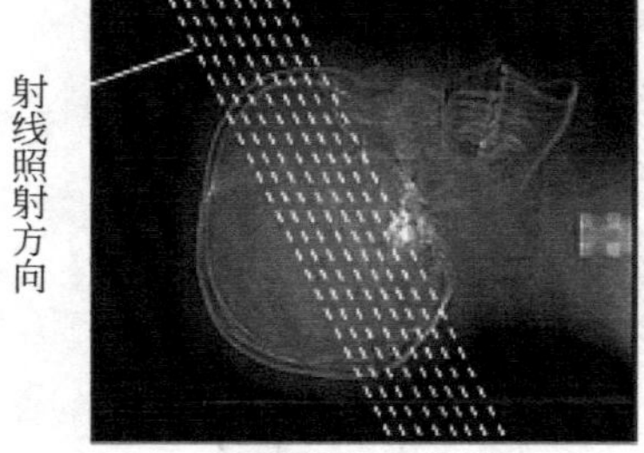

图 4.6.1　通过机架倾斜来避免扫描头部时对眼睛的射线照射

一、对敏感部位的屏蔽

众所周知，人体某些特殊的部位（如眼睛、乳房、腺体等）对射线尤其敏感。在扫描过程中，如果不采取特殊的摆位等防护措施，会对这些部位造成极大的损伤。如图 4.6.1所示，在对头部进行扫描时，可以通过机架倾斜来避免对眼睛的照射。

机架倾斜法有时也无能为力，比如，扫描肺部时，很难避免对乳房部位的射线照射，此时采用的补救方法是选择性地屏蔽对女性乳腺等辐射敏感器官、婴幼儿检查部位以外器官的直接照射。在扫描过程中，当X射线球管旋转至敏感器官的直接照射位置时，辐射将被自动屏蔽，可使敏感器官辐射剂量降低40%；非对称性屏蔽采集技术（ADS）可利用动态射线屏蔽装置阻断螺旋扫描开始阶段和结束阶段的X射线辐射，这也可使常规检查降低25%的辐射剂量。如图4.6.2所示，采用的是基于正弦曲线的管电流变化，当球管转到面向乳房的一端时，管电流值显著下降。也可以选用180°数据采集。

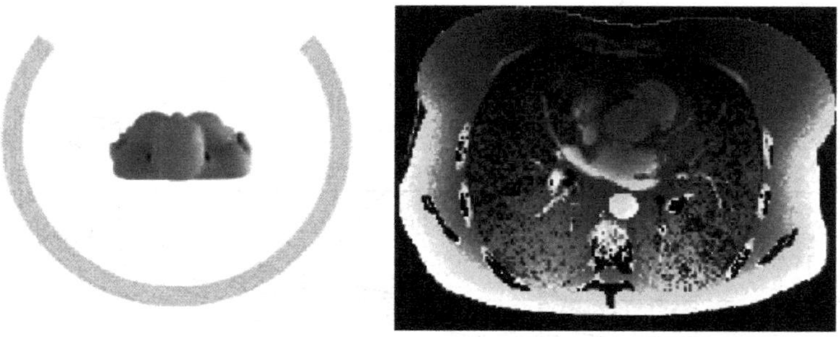

图4.6.2　利用基于正弦图的剂量调节和半扫描采集模式来降低剂量

有时，在敏感部位放置铋材料制作的衰减物质（图4.6.3），也是降低剂量、保护敏感组织的方法之一。注意，在使用防护材料屏蔽时，要了解所用CT机的AEC调制模式，在运行的条件下才可以使用，而且要记住在扫完定位像后再放置屏蔽物体。此外，扫描定位像时尽可能选取后定位像方式，这是因为人体的敏感部位大多在前部。

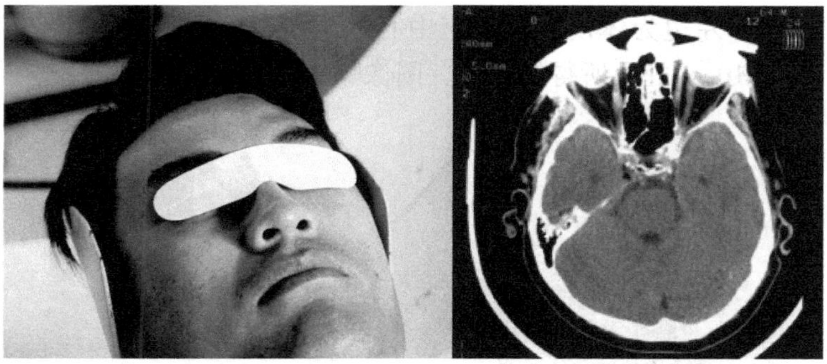

(a)

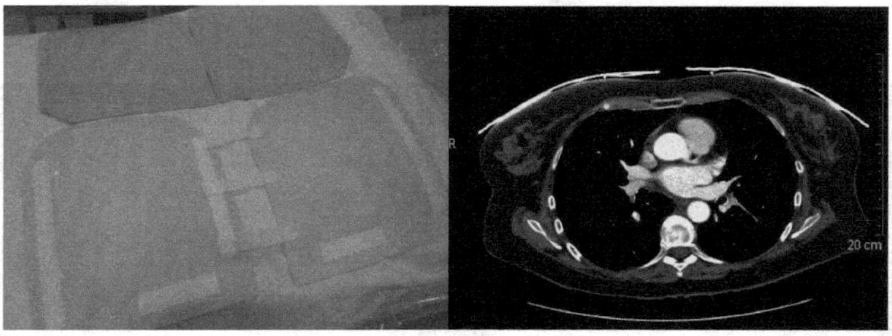

(b)

图4.6.3　在敏感器官［(a)为眼睛部位,(b)为胸部乳房位置］上放置铋材料来屏蔽射线

二、合理的操作方法来降低剂量

在操作时，将被扫描部位放置于中心位置处，也是降低患者剂量的一个方法。这是因为蝴蝶结滤过器的设置和摆放是与 FOV 和被扫描物体的部位相匹配的。滤过器的位置是假设被扫描部位是椭圆形并且置于机架的正中心处（图 4.6.4）。一旦扫描部位偏离等中心点，会造成剂量和噪声的增加。

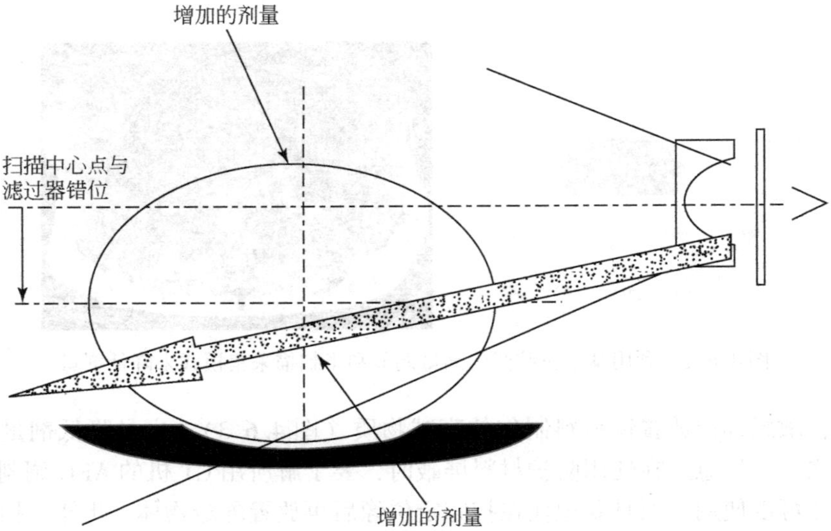

图 4.6.4　摆位不准对剂量的影响

如图 4.6.5 所示，左边为体模摆放在正中心处及所得的图像，图像噪声为 28.8，右边为体模摆放向上偏离 10cm 处及所得的图像，图像噪声为 53.8。可以看出，当体模没有摆放

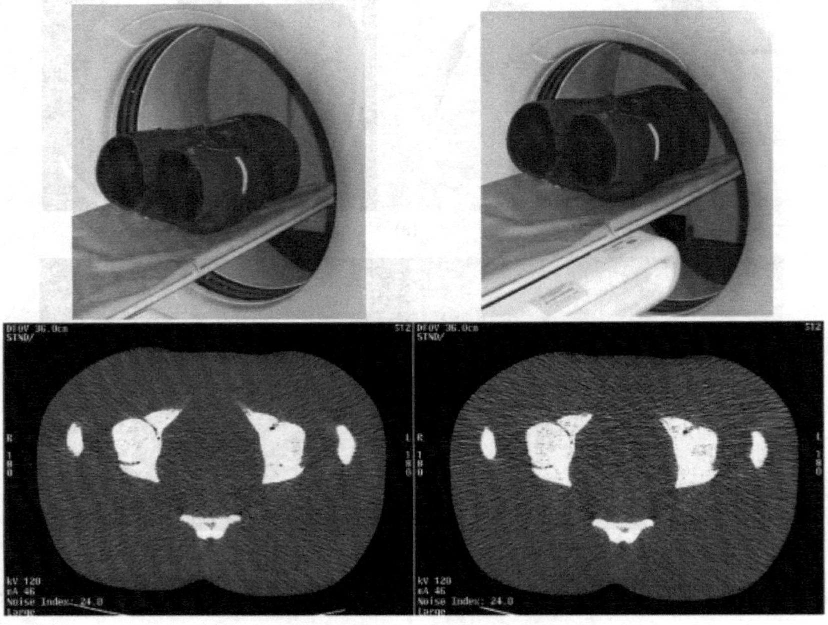

图 4.6.5　体模摆放对图像质量的影响

在中心点时，会使图像的噪声增加。如果要把噪声从53.8降为28.8，则需要将管电流值设置为原来的3.5倍。

Hitachi公司开发了一种称为靶中心（IntelliCenter）技术（图4.6.6）。应用这项技术，在做心脏检查扫描时，尤其对于那些行动不方便的患者，无需调整患者的位置，直接使用床的横向移动功能进行定位，就显得更为方便。

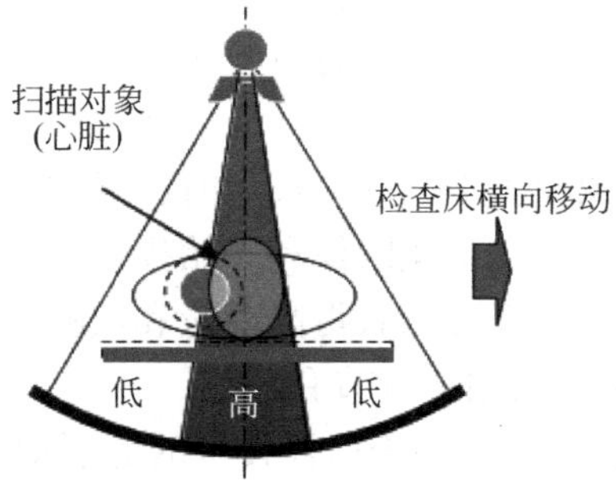

图4.6.6 利用诊视床的横向移动加上蝴蝶结形滤过器，把心脏区域定位在扫描中心，可以有效地降低剂量

第七节 低剂量成像技术

低剂量CT成像技术已成为CT影像领域亟待解决的关键性课题。现在，除先进的硬件技术和优化的扫描方案外，CT技术所提供的影像信息的准确性、可靠性与图像重建算法有着直接的关系，而对于基于衰减的CT成像，利用算法手段来降低剂量的潜力很大。

一、后处理技术

后处理技术是指对重建得到的低剂量CT图像进行噪声滤除，以减少图像噪声和伪影。这种方法无需考虑图像噪声的来源，对生成的图像进行后处理。比如，对重建图像中的噪声进行平滑处理。G. F. Rust等则利用非线性高斯滤波器链对重建图像进行边缘保持平滑，虽然带有模拟高斯噪声，但图像有非常好的滤波效果，然而应用到实际获取的数据时，效果受到限制；E. Nishimaru等针对儿童的MSCT图像提出了多方向上的一维中值滤波技术，可实现不错的去噪效果，但该方法仅对小FOV成像时适应；A. M. Mendrik等采用改进的扩散滤波器对图像进行处理，其滤波效果明显，但在X射线剂量较低时，该方法的处理结果将带来很大的不精确性。当前基于这种方法的低剂量CT图像去噪存在的主要问题是：低剂量CT投影数据经滤波反投影重建后，CT图像噪声统计特性变得非常复杂，为高性能滤波器的设计带来极大困难。

二、迭代重建算法

AEC可以降低辐射剂量，但其降低程度依然有限。这主要是由FBP的重建特性决定的，FBP是基于解析的重建方式，图像重建具有闭合形式的解。FBP重建速度较快，它是一种基于理想状态下的重建方法，要求每次投影测量数据是精确定量的、完全的，当X射线光子统计波动或其他任何小的偏差对图像质量有很大影响时，会产生噪声和伪影。因此，采用

FBP 就无法从本质上大幅度降低辐射剂量。

与 FBP 相比，在提高图像质量和降低剂量方面，迭代重建（Iterative reconstruction，IR）法有其独有的优势。即使对于低信噪比的投影数据，IR 依然可以重建出高质量的图像。低信噪比意味着可以直接降低剂量。IR 原理如下：在某个采集角度下，先预设一个综合投影，这是对沿着该角度的衰减的第一次估计，将实际测量值与预估值进行比较，计算其误差，这个误差代表了当前估计需要校正的量，图像校正的目的是使误差最小化。在校正过程中，考虑了有限光子统计导致的投影测量波动，同时将每个独立测量中的光子统计用于误差校正。这样，如果某个体素值与周围体素的值相差非常大，而这种大的差异无法反映患者真实的解剖结构，则认为可能是由于图像噪声引起的。校正时，考虑了所有的相关信息之后，每次的校正都可以得到一个更新的图像，当重建图像和原始投影数据一致时，误差足够小，迭代即中止。这样经过多次迭代和校正更新可以获得高质量和低噪声的图像。

关于 IR 重建方法在本套丛书的相关章节有介绍。

目前四大 CT 生产厂家均已开发了基于迭代技术的低剂量重建算法。

自适应统计迭代重建（adaptive statistical iterative reconstruction，ASIR）是 GE 公司的低剂量重建技术。ASIR 是将 IR 与 FBP 相结合的一种混合重建算法。应用混合重建方法有两个优势，既可以利用 FBP 算法的快速，又可以采纳 IR 的精确重建。而且混合重建方法也可以让诊断医生逐步适应图像诊断特殊性。使用 ASIR 处理常规 CT 扫描方面，依据患者体型和实际应用，可以使剂量降低到 22% ~66%。图 4. 7. 1 是 FBP 和 ASIR 重建的结果比较。可以看出，ASIR 在剂量仅为一半左右的前提下，重建的图像质量依然比较清晰。

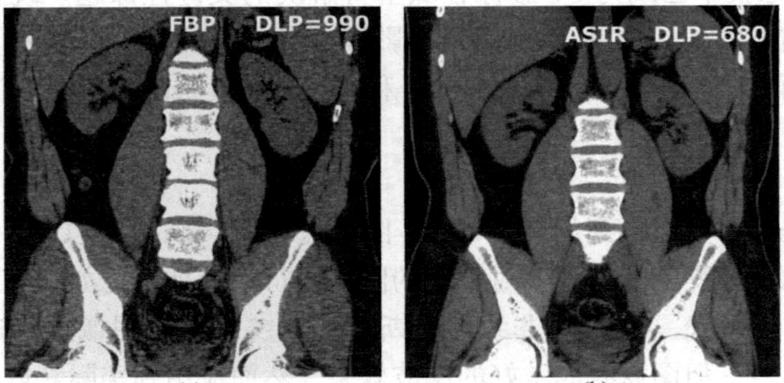

(a) (b)

图 4. 7. 1 FBP 和 ASIR 重建方法的结果比较

(a)为剂量降为一半时 FBP 方法重建结果，剂量为 990；(b)为采用 ASIR 重建结果，剂量为 680

在 CT 机器控制面板上允许对算法的比例进行调节和选择，ASIR 可以在 10% ~100% 进行调节。图 4. 7. 2 显示了不同算法所占比例的结果比较。

ASIR 并非改变物体的 CT 值，但对图像的噪声（标准偏差）影响较为明显。例如，当采用 FBP 方法时，ROI 的 CT 值为（106. 9±15. 1）Hu，当 80% ASIR 时，ROI 的 CT 值为（106. 5±5. 3）Hu。研究表明，当 ASIR 比例超过 60% 时，图像看起来不那么自然。因此，扫描体部时，建议设置 ASIR 的比例在 20% ~60% 较为合适。比例大小取决于被扫描的患者和扫描的部位。

应用 ASIR 还是存在一些缺点：进行肝部扫描时，当以极低的剂量获取数据时，ASIR 在重建肝部周围产生锯齿形边缘；另一类问题发生在体型较瘦的患者身上，当减少过多剂量

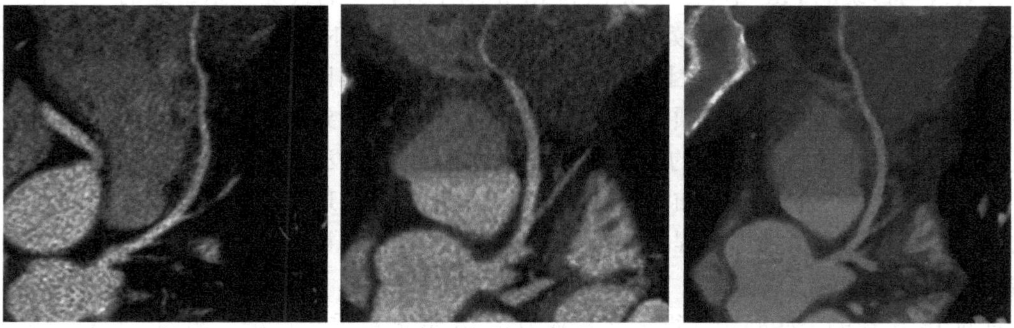
(a) (b) (c)

图 4.7.2 (a)为 FBP 方法重建结果，(b)为 40% FBP 加上 60% ASIR 重建结果，(c)为 ASIR 重建结果

时，会使图像质量降低，解决的办法是提高一点剂量，而适当低于典型曝光剂量；此外，诊断医生对 100% ASIR 重建的图像还有待适应。因此，基于模型的迭代重建（mode based iterative reconstruction，MBIR）是 ASIR 的升级方法，未来将引领更低辐射剂量或更佳图像质量的浪潮。在为肾结石患者成像时，双能 CT 在减少辐射量方面也显示出应用前景。

Siemens 公司采用的方法叫图像空间的迭代方法（iterative reconstruction in image space，IRIS）。IRIS 是在图像空间而非投影空间进行数据迭代。这样就加快了数据处理的速度。IRIS 可以降低 60% 的剂量。此外，Siemens 公司又开发了另外一种低剂量重建方法 SAFIRE（sinogram affirmed iterative reconstruction），SAFIRE 可以每秒重建出 20 幅以上的图像，并且提供了 5 种重建“强度”选择模式，不同模式下具有不同的噪声水平。研究表明，在 CTA 成像方法中采样 SAFIRE 可以降低 50% 的剂量。在剂量保持不变的前提下，SAFIRE 可以降低 35% 的噪声。

iDose 是 Philips 的剂量重建算法。该算法的重建思路为：对投影空间的数据进行处理，在低剂量前提下，投影数据的信噪比和光子计数率都非常低；建立基于真实光子统计值的模型，通过这个模型逐点对每个投影数据进行检查比较；通过上一步的迭代过程，对含噪数据进行处理，并且保持了边缘信息；这个过程保留了内部结构的边缘，因此可以做到在降噪的同时依然有较好的空间结构显示。需要强调的是，这些数据都是采集的并未经过对数运算的原始数据。由此，较好地避免了最大误差的出现。

自适应迭代剂量重建方法（adaptive iterative dose reconstruction，AIDR）是 Toshiba 的低剂量成像技术。AIDR 可以降低头部剂量 58% 和体部剂量 76%，可以降低 CTA 剂量至 0.25 ~ 1 mSv，与经典的 FBP 方法相比，可以降低 80% 剂量，而保持图像质量不下降。

制约 IR 方法广泛应用的主要因素有：①计算量的庞大，IR 的计算量大约是 FBP 的 100 ~ 1000 倍。目前也采用了许多方法来加快速度，如基于现场可编程门阵列（FPGA）、多核处理器和图像处理器（GPU），但迭代的速度还没有本质的改进。因为迭代过程中最为耗时的是系统光学模型的建立，好的光学模型可以保持图像的空间分辨力，改善图像噪声则取决于系统统计模型的建立。由于建立统计模型的计算量小于光学模型，因此在 IR 中，首先建立统计模型来改善噪声，这样也就降低了辐射剂量。ASIR 就是采用这种思路，大大加快了重建速度。②IR 方法对不同协议的普适性较差。目前，还找不到一种 IR 方法适合于所有的扫描协议，在使用中，必须对相关参数进行调整，参数的选择极大地决定了最佳的图像质量。因此，要对重要参数进行优化选择来确保图像质量。③应用 IR 重建出图像的噪声和伪影特性表现与传统的 FBP 不同，这是因为 IR 是基于统计学的最优准则重建的。多年来，诊断医生习惯了 FBP 特性的图像读取，面对 IR 重建的图像一时难以适应。事实上，IR 重建图像的确有别于 FBP 图像，这是因为 IR 重建过程中，首先对区域的线性衰减系数进行预估，当发现结果中的某些数据超过预估范围，即强制该数据映射到已知的范围里，这样就使得密度过高或过低的图像存在明显的偏差。在重建过程中，当发现迭代得到图像高频噪声严重时，在迭代后就要对图像进行加权平滑处理，然后把平滑处理后的数值作为初始值进行下一次的迭代，但这种平滑处理过程会在迭代的前两次终止，其目的是为了保持图像中物体的边界信息。

针对 IR 出现的一些问题，很多学者致力于 IR 低剂量重建算法。例如，J. Xu 等提出的基于电子噪声补偿的最大似然重建算法，G. M. Lasio 等提出的基于能量累积探测器（energy-integrating detector）的统计 CT 重建算法，C. A. Bouman 等提出的基于三维统计模型的多层螺旋 CT 重建算法，J. Fessler 等提出的基于非局部正则化的 CT 迭代重建算法，J. Wang 等提出的基于边缘保持正则化先验的锥形束 CT 迭代重建算法。近年来，随着计算机技术快速发展和 IR 算法的不断完善，IR 重建的缺点已经得到逐步克服，IR 重建已成为 CT 研究的热点。

三、基于投影数据恢复模型的重建方法算法

这种方法是根据投影数据的噪声特征建立数据恢复模型，待数据恢复后采用 FBP 法进行重建。这种方法直接对投影数据进行去噪，考虑到投影数据的统计特性，可以设计有效的滤波算法，尽可能地滤除投影数据中的噪声。这类算法具有高效且重建图像均匀性好等优点，因而在实际成像中得到广泛应用。在基于投影域的滤波器设计中，一般将噪声作为平稳的高斯或泊松噪声处理。例如，J. Hsieh 利用自适应平衡均值滤波器 ATM（adaptive trimmed mean）对投影数据（对数变换前）进行平滑处理，以降低重建图像中的条状伪迹；O. Demirkaya 则假设投影中的噪声为高斯分布，且其方差与信号本身成正比，并据此设计了一种非线性各向异性扩散 AD（anisotropic diffusion）滤波器，以对投影噪声进行处理；La Rivière 等利用移位泊松分布来近似探测到的 X 射线光量子分布，并对不同扫描角度获得的一维投影分布采用非参数回归方法进行拟合，以期获得无噪的投影数据估计，基于该统计的投影域平滑方法取得了不错的效果。Lu 等则通过大量临床仿真数据实验和理论分析，首次提出投影数据（线积分数据）的噪声分布近似为均值与方差呈非线性关系的高斯分布，基于该重要特性衍生了多种低剂量投影数据恢复算法，如惩罚加权最小均方 PWLS 方法和基于 K-L 变换的 PWLS 方法，以及多尺度 PWLS 方法。其中基于小波域的 PWLS 方法，可结合不同尺度下噪声统计模型，使局部滤波强度随噪声强度而改变，去噪效果有了很大改进。Fessler 等提出了基于双能 X 射线的统计迭代投影数据恢复算法；Manduca 等结合 X 射线蝶形滤波器（Bowtie filter）特性和自动曝光控制 AEC 信息，提出投影数据双边滤波平滑算法，均取得优质的重建效果。上述方法显示了根据统计特性等先验信息进行低剂量 CT 图像恢复的美好前景，也凸显了投影数据统计特性确立的重要性。

第五章　CT 系统参数与测试

对 CT 系统的评价一般是依据设备的参数，设备的参数又分为几大类，它们分别是图像性能参数、电子、机械参数和剂量。评价 CT 图像的质量必须要有客观的依据。为了评价设备性能的好坏，对 CT 设备图像质量提出了相应指标，主要包括空间分辨力、密度分辨力、噪声、层厚、CT 值线性、图像均匀性、剂量和图像伪影等。

第一节　空间分辨力

一、空间分辨力的定义

空间分辨力又称为几何分辨力或高对比度分辨力（high contrast resolution，HCR），指在高对比度（目标和背景 CT 值差值大于 100Hu）的情况下识别两个相邻物体的最小距离，即显示最小体积病灶或结构的能力。一般认为 HCR 和纵向分辨力是两个不同的参数，实际上纵向分辨力是 HCR 在 z 轴方向上的延伸。

二、空间分辨力的表示方法

（一）线对法

一般用每厘米可分辨的线对数（lp/cm）来表征图像的 HCR，或者以能区分最小细微结构的尺寸大小，以毫米为单位。如图 5.1.1 所示，一个线对就是一对黑白相间的条带，如果一幅图像的空间分辨力是 10 lp/cm ，它的含义就是在高对比度的情况下，若相邻物体距离大于 0.5mm（$1/2L$），则系统可以将两个目标区分开，否则，无法区分。普通 CT 在常规算法下 HCR 为 6 ~ 7lp/cm，在增强算法下 CT 设备的 HCR 可达 21lp/cm。CT 的 HCR 要比普通 X 射线机差。

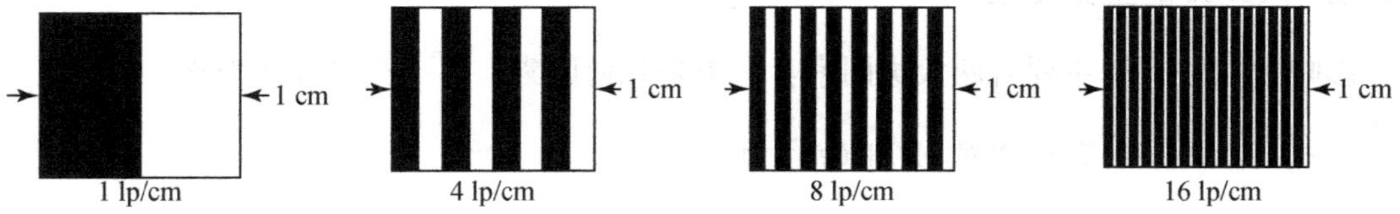

图 5.1.1　空间分辨力的线对表达方法

（二）调制传输函数法

调制传输函数法（modulation transfer function，MTF）曲线表示系统对不同频率的细节成分的成像能力。其定义主要涉及两方面，一个是图像再现细节的能力，另一个是在反差微小的情况下对细节的保留程度，而描述一定范围内的不同图像细节的保留程度，就可以绘制出一个关系图。如图 5.1.2 所示，MTF 曲线的横轴代表空间频率，它的意义是当 X 射线透过物体时，影像中真实地描绘强度波动所要求的空间间隔。要画出 MTF 曲线，我们可以分次选取一系列的不同频率值的信号，信号的调制输入值已知，输出信号的调制值可以在信号通过成像系统以后测量得到。这样，就可以得到各个频率值对应的输出输入调制值的比值，绘制出频率（lp/cm）与调制比值（f）的曲线，就得到 MTF 曲线。

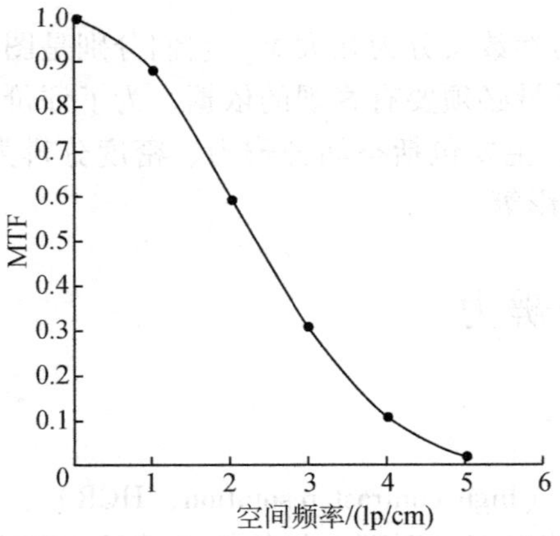

图 5.1.2　MTF 曲线

MTF 较高意味着系统能够较好地恢复原有信息。如图 5.1.3（a）所示，当 MTF=1 时，表示正弦波动能准确地重现于影像中，这也是最理想的状态，因此理想状态下，MTF 应该是一条水平的直线。但事实上，随着频率的增高，系统恢复信息的能力会递减，因此，当 MTF<1 时，表示空间分辨力受损，图 5.1.3（b）表征了 MTF=0.5 的情况；当 MTF=0 时，表示不能显出 X 射线透射物体时的强度波动［图 5.1.3（c）］。

MTF 能够定量地反映图像的空间分辨力，不仅减少检测过程的人为干预，增加结果的客观性和可靠性，而且蕴含了更多的信息，可以体现重建算法之间的差别，是评价成像系统 HCR 特性常用的方法。

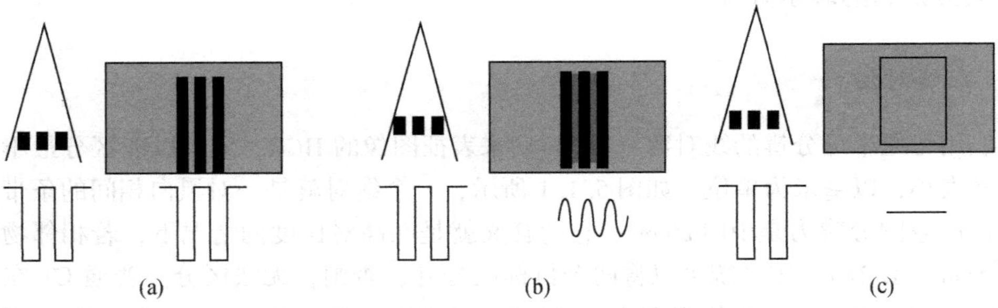

图 5.1.3　不同 MTF 值所代表的含义

三、影响 HCR 的主要因素

影响 CT 机 HCR 主要有两大类因素：一类是几何因素，另一类是算法因素。

（一）有效探测器尺寸对 HCR 的影响

有效探测器尺寸是制约空间分辨力的根本。从物理上看，孔径影响分辨力是很直观的，如图 5.1.4 所示，探测器单元尺寸较大时，很难区分两个相邻很近的物体，即 HCR 比较低。因此，孔径越小，HCR 的性能越好，但孔径一旦很小，要保持高的光子俘获率就需要相应减小检测器单元间的间隔，使之与孔径相近，这就意味着增加检测器个数将导致增加设备的复杂性。

可以看出，有效探测器孔径尺寸与焦点大小、探测器单元尺寸、焦点到等中心点距离（FID）、焦点到探测器距离（FDD）相关，它们通过影响有效探测器孔径大小来影响空间分辨力。焦点大小与探测器孔径 a 大小成正比［图 5.1.5（a）］，FID/FDD 越小，则有效探测

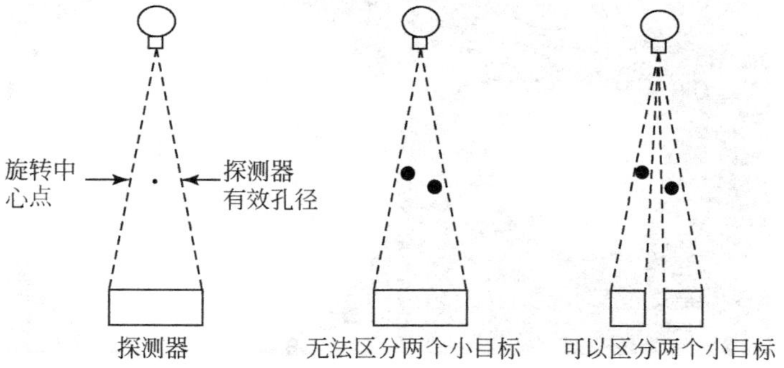

图 5.1.4　探测器孔径对 HCR 的影响

器孔径也越小［图 5.1.5（b）］。

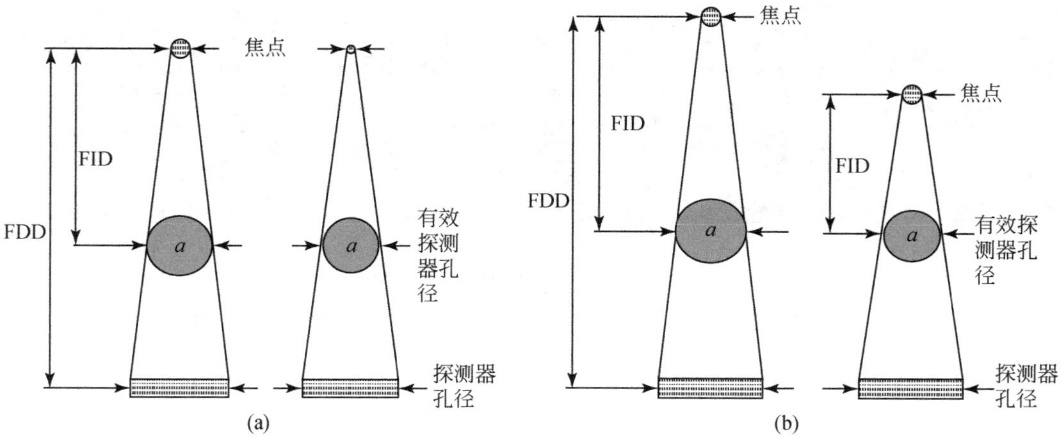

图 5.1.5　球管焦点、FID 和 FDD 共同决定有效探测器孔径大小

（二）像素点大小对 HCR 的影响

像素大小主要取决于 SFOV 和矩阵的大小。当矩阵为 512×512，SFOV 为 50cm，则像素点面积为 0.98mm×0.98mm，采用骨算法重建，得到图 5.1.6（a），该图的线对结构显示并不清楚，当把 FOV 从 50cm 降为 10cm 时，采用目标重建，则 HCR 性能大大提高［图 5.1.6（b）］。

矩阵增大，像素点面积减小，HCR 提高。用 512×512 矩阵所重建的图像要比用 256×256 重建的图像要平滑得多。图 5.1.7 采用的矩阵分别为 80×80、128×128、256×256 及 512×512。

（三）层厚对 HCR 的影响

层厚越薄，HCR 越好，但同时层厚越薄，噪声加大。由于切层薄，扫描的层数就会增加，患者接收的 X 射线剂量的总量增加。

在螺旋扫描中，当螺距值较大时，则对应的层厚加宽（图 5.1.8），因此 HCR 变差（图 5.1.9）。

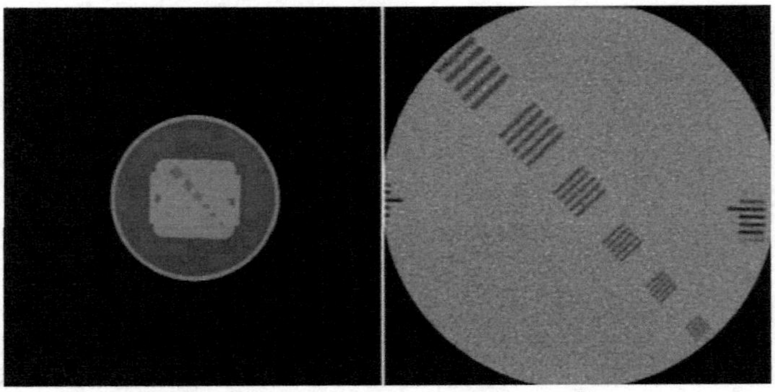

图 5.1.6　FOV 对 HCR 的影响

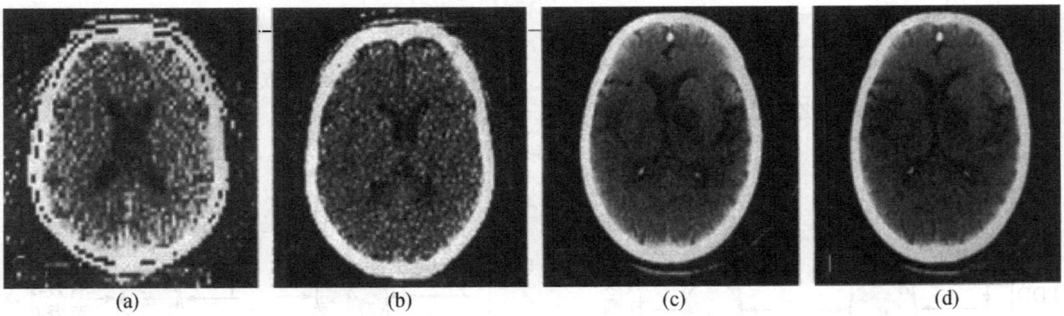

图 5.1.7　矩阵对 HCR 的影响

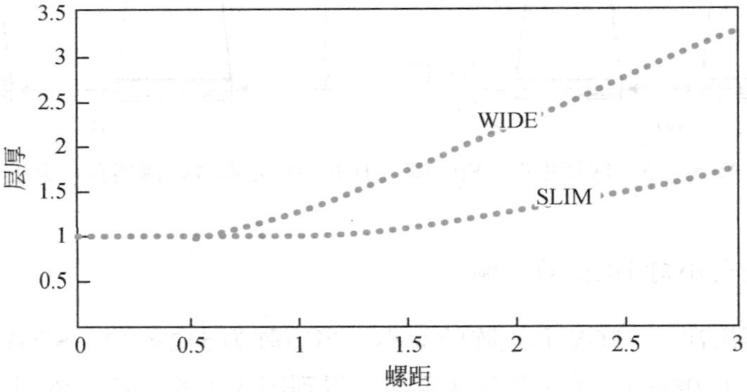

图 5.1.8　螺距与层厚的关系

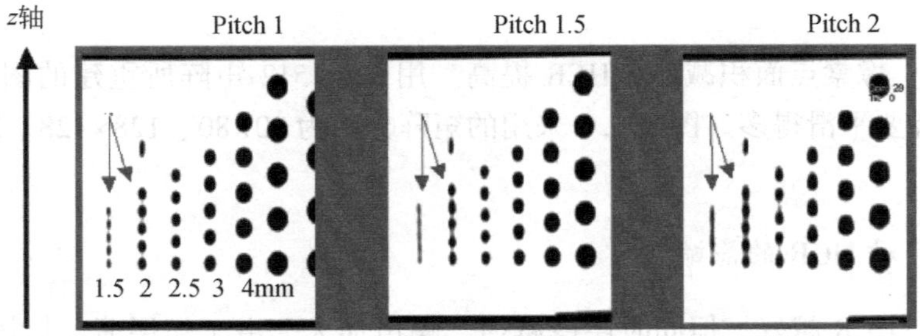

图 5.1.9　螺距与 HCR 的关系

（四）采样间隔对 HCR 的影响

采样间隔制约着 HCR，采样间隔越小，HCR 性能越好（图 5.1.10）。当采样不满足香农采样定理时，会产生混淆伪影。因此，提高采样率、降低采样间隔是提高 HCR 的根本方法。在伪影一章有详细介绍。

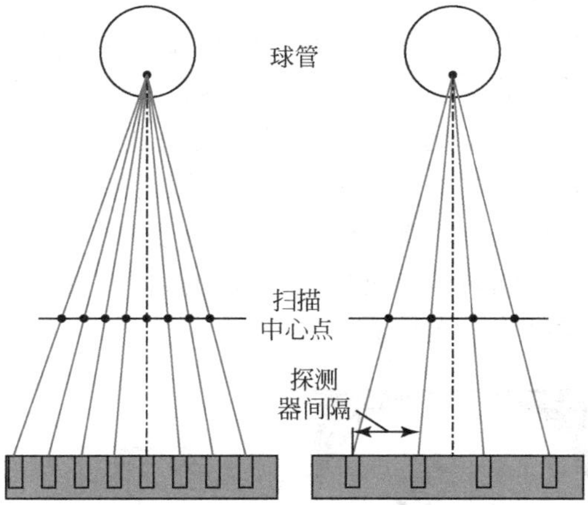

图 5.1.10　采样间隔对 HCR 的影响

（五）卷积函数形式对 HCR 的影响

多数 CT 系统都可以在不改变测量几何尺寸的情况下，通过选用不同的算法来改变断面的 HCR。如图 5.1.11 所示，从（a）～（b）分别采用了 smooth、standard 和 enhanced 算法，可以看出，应用增强算法可以提高 HCR。因此，当需要显示高对比度物体结构时（如内耳、关节、心脏、肺部等图像），可以采用这种突出轮廓的算法。但同时也要注意到，图像的噪声随着边缘突出程度的增加而变得强烈，继而影响组织的细节，限制对 CT 图像的定量评价。

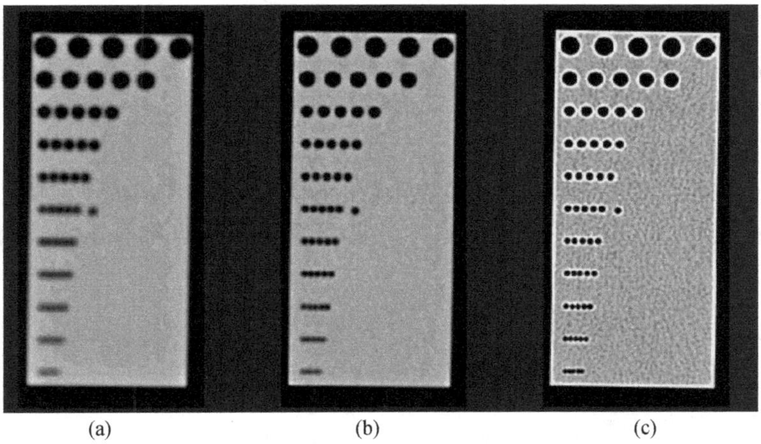

(a)　(b)　(c)

图 5.1.11　卷积函数对 HCR 的影响

四、HCR 检测方法及其体模

（一）主观法测试 HCR

主观法利用周期性结构（圆孔、条纹等）体模直接测量，符合物理学对 HCR 的定义，具有直观、方便的特点。图 5.1.12 是几种常见的利用主观法测试 HCR 的体模。该测试方法模块一般采用有机玻璃或塑料制成，在模块材料内有几排以高密度物质填充的孔穴，它们的大小不同，每组圆孔按彼此间的中心距离等于该组圆孔直径的 2 倍的方式排列，在每组孔旁边已标注分辨力的数值，组成由宽到窄的黑白相间的直线组图像。HCR 就用最小的间距分辨本领来描述。但其缺点是略显主观，一串串的穿孔或者排列的线对可以独立地判断，也可以作为一个整体进行判断。但是，随着 CT 技术的不断发展，HCR 不断提高，导致直接测量法的体模制作工艺难度增大，同时检测过程对体模的摆位精度要求增加，而判据的主观性、窗宽窗位的设定等人为因素都将影响检测结果。

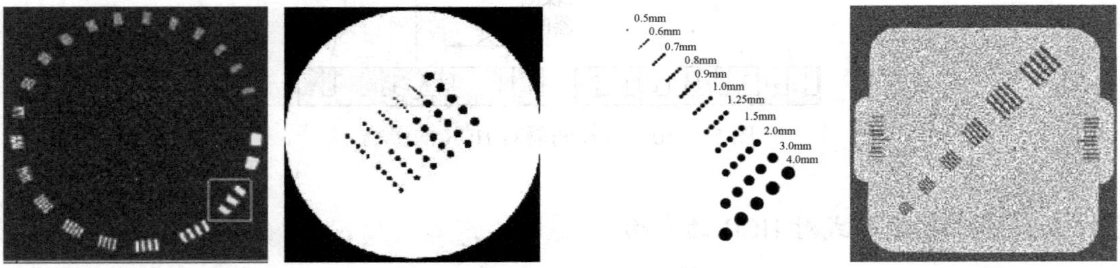

(a) (b) (c) (d)

图 5.1.12　各种主观法测试 HCR 所有的体模

（二）客观法测试 HCR

客观法测量 HCR 是通过 MTF 来实现的。MTF 是系统的线扩展函数（line spread function，LSF）的振幅频谱。测量 LSF 的过程就是测量系统的冲击响应的过程，根据采用的体模的不同，分为点扩展函数法（point spread function，PSF）、线扩展函数法（line spread function，LSF）、边缘响应法（edge response function，ERF）和标准方差法（standard deviation method，SDM）四种。由于这些函数分别描述系统成像后点、线和面的弥散程度，因此反映了系统的分辨力特性。

1. PSF 法测量 HCR

PSF 是影像系统对理想点源或者狄拉克函数的响应。狄拉克函数也称单位脉冲函数，用 δ 表示。在概念上，它是这么一个“函数”：在除了零以外的点都等于零，而其在整个定义域上的积分等于 1。

$$\delta(x, y) = 0, \quad \forall (x, y) \neq (0, 0)$$

$$\int_{-\infty}^{+\infty}\int_{-\infty}^{+\infty}\delta(x, y)\,\mathrm{d}x\mathrm{d}y = 1$$

$$\int_{-\infty}^{\infty}\int_{-\infty}^{\infty} f(x, y)\delta(x - x_0, y - y_0)\,\mathrm{d}x\mathrm{d}y = f(x_0, y_0)$$

严格说来，狄拉克 δ 函数是不存在的。在具体应用中，采用对高频细丝的响应来模拟 PSF。只要细丝的直径足够小，就可以通过它的响应来获得 PSF。例如，GE 公司的性能测试体模中细丝的直径为0.08mm（图5.1.13）。

测量步骤是扫描对应的模块，获得CT图像，对图像上的点作傅里叶变换，结果即为PSF曲线（图5.1.14）。对大多数CT而言，从单纯的PSF曲线中无法读取具体的结果，因此，一般采用曲线的离散值来表征CT设备的HCR。离散值主要有50%、10%和0%所对应的情况。

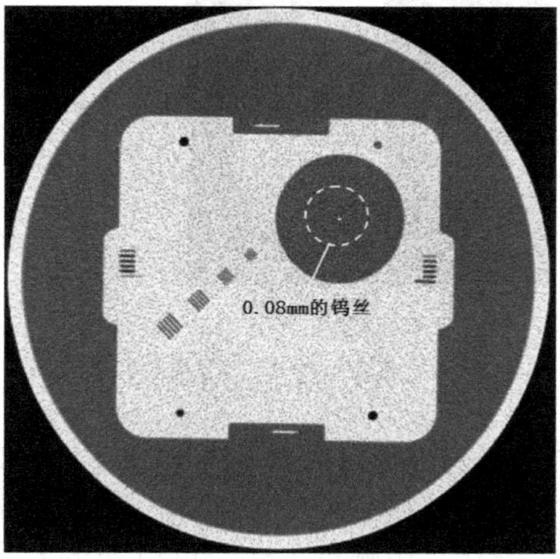

图5.1.13　GE公司的MTF测试体模

PSF法的优点是结构简单，数据易于处理；但缺点是数据量小，受噪声影响大，结果重复性差，误差较大。尤其在MSCT中，扫描层厚越来越薄，PSF法极易引入噪声。

PSF可以令读者较好地理解HCR的含义。在理想的模拟状态下，PSF极好地反映了系统的HCR随着频率的变化规律。从网址http：//www.ctsim.org/下载CTSim安装程序，安装并运行。具体步骤如下：①在文件里生成理想状态下的点模（unit pulse）；②对体模图像采集投影数据；③通过FBP法对图像进行重建；④对重建出来的图像进行2-DFFT；⑤取傅里叶变换后的图像的幅值；⑥导出图像。

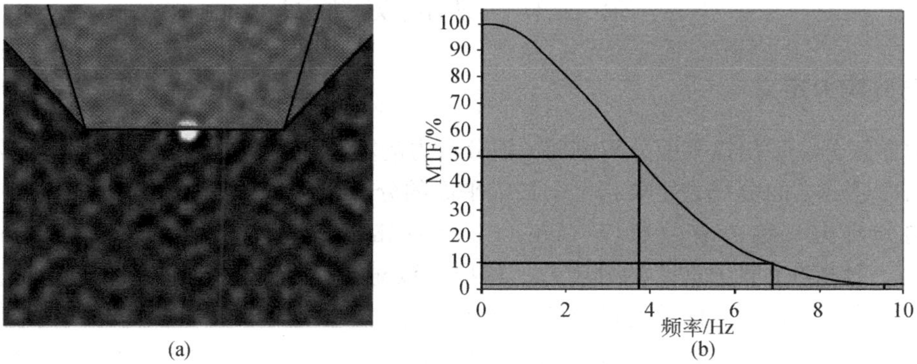

图5.1.14　PSF法测量HCR

2. LSF法测量HCR

LSF法的测试模块是在均匀背景材料中嵌入一定面积的、一定厚度的（大约50～100μm）金属薄片，如铝片，截面图像为一扩散细线，用其弥散程度反映空间分辨力。其优点在于受噪声影响小，数据量比较大，而且测试重复性良好。ERF法与LSF基本类似，只在获取MTF曲线的算法上多了个微分的过程，且其具备的明显优势在于选材容易，制作起来比较简单。如图5.1.15所示，图(a)是采用有机玻璃和空气的过渡面来获取测试模块的DICOM图像，图(b)是体模局部图像的三维显示结果，图(c)是其对应的MTF曲线。

当MTF值在2%～5%时，与线对法测的值比较一致，所以两种方法存在一定的相关性，尽管它们分析的角度不同，分别是从空域和频域上加以分析。

一般来说，当用于对同一台CT进行定期的跟踪检测时，最好采用MTF方法。MTF曲线可以更细致地体现不同扫描条件下空间频率传输特性的差异。利用MTF方法可对系统的

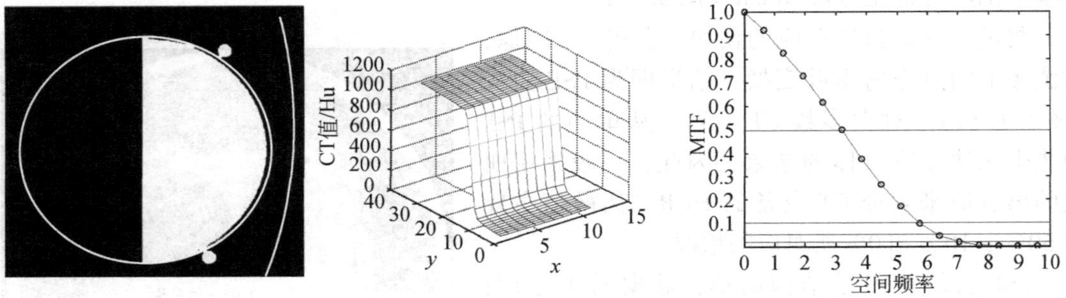

(a) (b) (c)

图 5.1.15 基于 ESF 的高分模块的扫描图(a)、体模局部图像的三维显示结果(b) 及 MTF 结果图(c)

空间频率传输特性进行评价，使我们可对图像的质量进行更客观、全面的评价。另外，MTF 方法具有可移植性，可以用于远程的传输和自动分析，这些都是线对法不能取代的优点。因此，具体采用哪种方法，可以参考 CT 质量检测的类型和频率，也可两种方法配合一起使用。

第二节 纵向分辨力

一、纵向分辨力定义

必须要区分 x/y 扫描平面分辨率与 z 轴分辨力的不同，因为这两个值是由不同因素决定的。前面所述的空间分辨力主要指 x/y 扫描平面的分辨力。

纵向分辨力又称为有效层厚（effective slice thickness）或者成像层厚（imaged slice thickness），是指在 z 轴方向上的分辨力，这项参数对于高档 CT 中的 3D 重建尤为重要。其定义是沿着诊视床运动方向并通过机架旋转中心直线所决定的 PSF。纵向分辨力在 CT 中是一个重要的因素，它的下降会导致容积效应的增加，这样会影响 CT 影像的临床诊断，尤其在 CTA 中表现更甚。

二、纵向分辨力的表征方法

纵向分辨力通过层灵敏度剖面线 SSP（slice/section sensitivity profile）来描述。它表示垂直于扫描平面的系统响应特性。SSP 决定了 z 轴方向体素的大小及特性，代表相邻层面的相互影响。理论上，层面上的一个无限小的物体可获得 100% 的信号，而层面外物体的信号为 0%，因此，其理想形状应为矩形。但实际上 SSP 的形状表现为高斯形。

依据扫描方式，有三个参数可以表征 SSP（图 5.2.1），分别为全值半高宽（full width at half maximum，FWHM）、面积的 1/10（full width at tenth area，FWTA）和全值 1/10 宽（full width at tenth maximum，FWTM）。

在轴向扫描方式下，其灵敏度分布曲线的半值全宽等于层厚，此时的部分容积效应几乎等于零；而在螺旋扫描方式下，采集数据时，诊视床保持匀速运动。因此，决定 SSP 的除了探测器组的响应函数外，诊视床的运动函数也起着决定作用，最终导致 SSP 形状变宽。理论证明，螺旋扫描方式下 SSP 等于轴向扫描下的 SSP（矩形函数）与患者诊视床运动函数的卷积（图 5.2.2）。

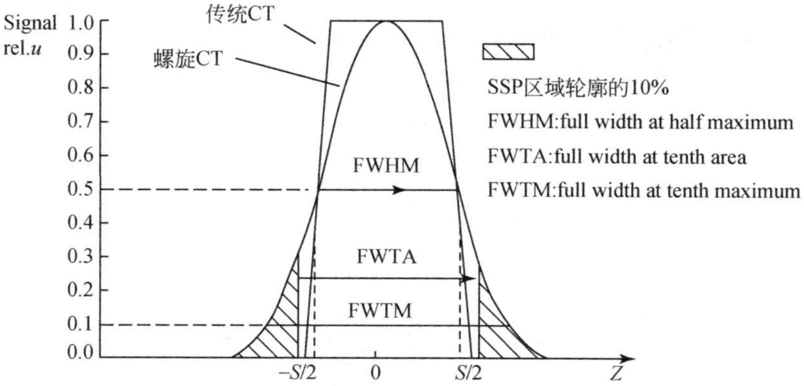

图 5. 2. 1　表征 SSP 的三种方法

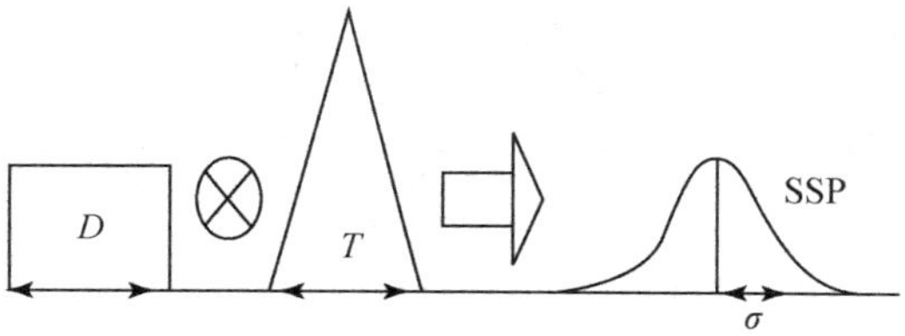

图 5. 2. 2　螺旋扫描方式下 SSP 的图形表达方式

三、影响纵向分辨力的主要因素

1. 单层面准直器对层厚的影响

在单层面 CT 中，当系统调节恰当时，z 轴灵敏度应等于准直器的狭缝宽度（图 5. 2. 3）。

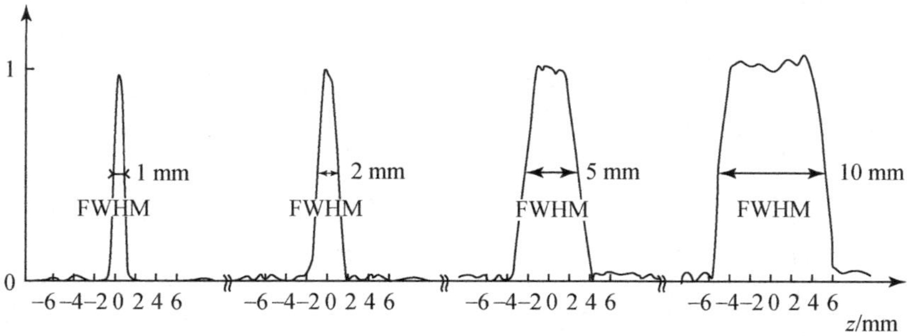

图 5. 2. 3　不同层厚下的 FWHM 值

2. 焦点大小对层厚的影响

当焦点较小时，小的焦点能够有效地提高层厚的精确性。

3. 螺距对纵向分辨力的影响

螺旋 CT 采集的是容积数据，在容积扫描数据获得以后，即可在 z 轴的任何位置以任意层厚和间隔重建。任何 360°的扫描数据，如果直接重建均可导致切层厚度不匀、倾斜或产生伪影，即会产生部分容积效应，因而需要用内插方法将原始数据转换为平面扫描数据，再依据此形成所需的图像。目前在螺旋 CT 中常用的有 180°内插算法和 360°线性内插算法。在

360°线性内插算法中，采集的数据范围是 2×360°，这样虽然噪声有所下降，但 SSP 却比原先增宽了 30%；而在 180°线性插值算法中，收集数据的范围是 2×（180°+扇形角度），运用这种算法时，噪声为插值前的 1.15 倍，但 SSP 却比较接近于传统 CT。

当然，这种对比的前提是螺距不要选得过大。插值算法对纵向分辨力的影响参见图 5.2.4。

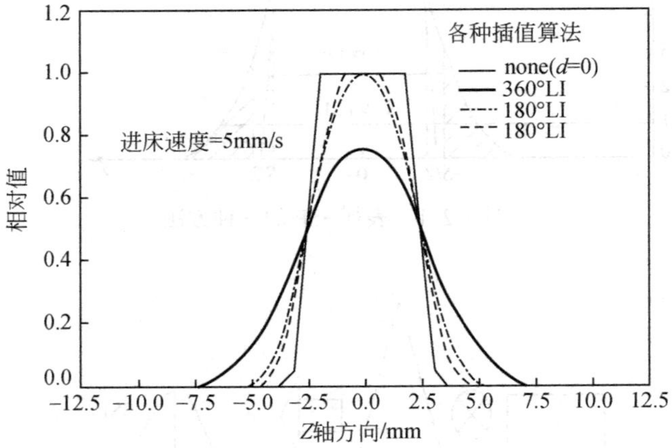

图 5.2.4　插值算法对纵向分辨力的影响

4. 诊视床的步进距离对纵向分辨力的影响

在螺旋 CT 中定义诊视床的步进距离（feed）为龙门架旋转 360°时诊视床所移动的距离。不难想象，feed 选取得越大，在单位时间内扫描体积越大，患者所接受剂量也越小。但 feed 与螺旋 CT 中 SSP 是密切相关的，因此在算法固定的前提下，feed 选取得越大，SSP 增宽得越明显。图 5.2.5 和图 5.2.6 分别描述了在不同插值算法下 feed 对纵向分辨力的影响。

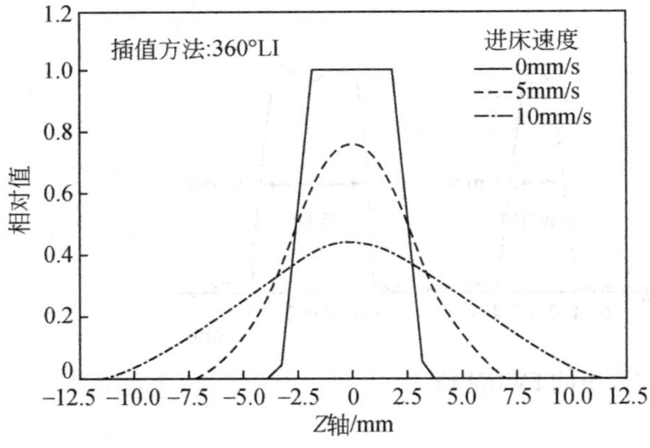

图 5.2.5　360°LI 插值方法中 feed 对 SSP 的影响

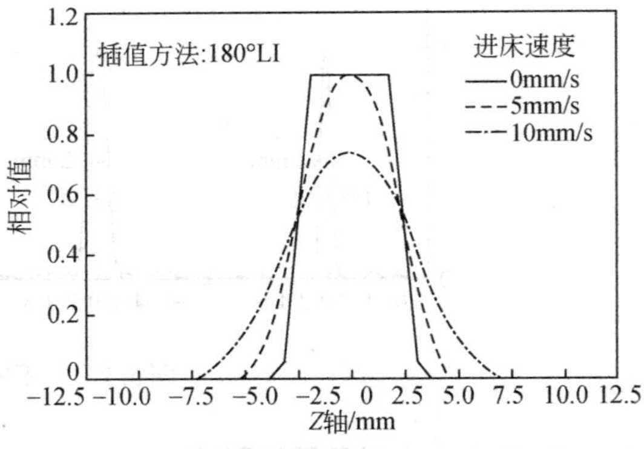

图 5.2.6　180°LI 插值方法中 feed 对 SSP 的影响

四、提高纵向分辨力的有效方法

螺旋 CT 由于在床的运动过程中采集数据，使得图像的 SSP 有一定程度的下降，但螺旋扫描获得的投影数据是沿着患者纵轴的连续数据，所以可以任意提取所需层面的投影数据进行重建，无需再次扫描。因此，在实质上我们可以利用回顾性重建的特性提高螺旋 CT 的纵向分辨力。在回顾性重建中重建间隔（reconstruction interval）的设置十分关键。首先必须从全局考虑，选取折中的条件，一般要考虑图像的处理时间、待观察图像的层数、提高图像的纵向分辨力等。重建间隔选取得小，则图像处理时间、图像的层面都会增大，但纵向分辨力却会提高。当重建间隔小于层厚时，就意味着原始扫描数据要重复利用来重建断层图像，这就是所谓的重叠重建（overlap reconstruction）。Urban 等研究表明，对连续采集的数据进行50%的重叠重建时，可以提高10%的小病灶检出率。如图 5.2.7 所示，假设一个小病灶位于相邻两层的交界处，如果不进行重叠重建，则会遗漏病灶，但如果进行50%的重叠重建，则病灶正好落在重叠重建后粗线的那一层面中。

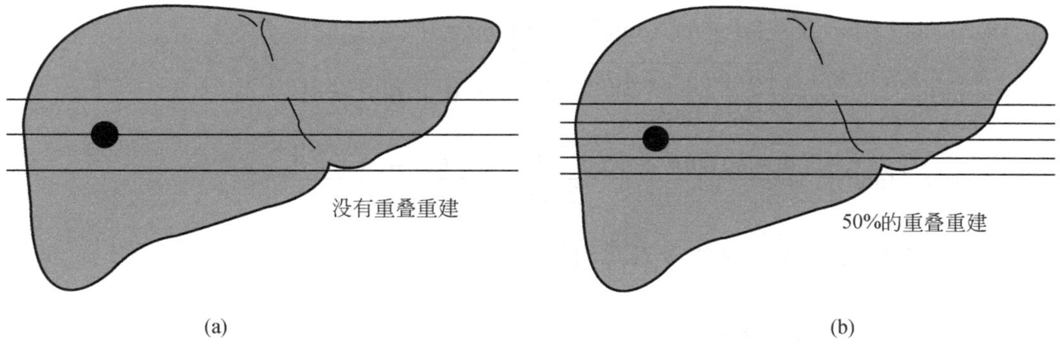

图 5.2.7　图（a）没有重叠重建，图（b）是50%的重叠重建

五、纵向分辨力的测量方法及模块

（一）利用交叉金属斜面（线）测量层厚（图 5.2.8）

斜面法比较简单实用，但它在使用过程中要求模块位置必须与进床位置正交，否则将会影响测量结果的精确性。交叉斜面法计算起来虽然比较复杂，但它可以消除斜面摆放的方向误差，所得的结果比较可靠。事实上斜面法是交叉斜面法的一个特例。设备的重建算法会影响斜面法的测试结果，因为重建算法不同，灵敏度曲线形状不同，所测得的层厚也会有差异。

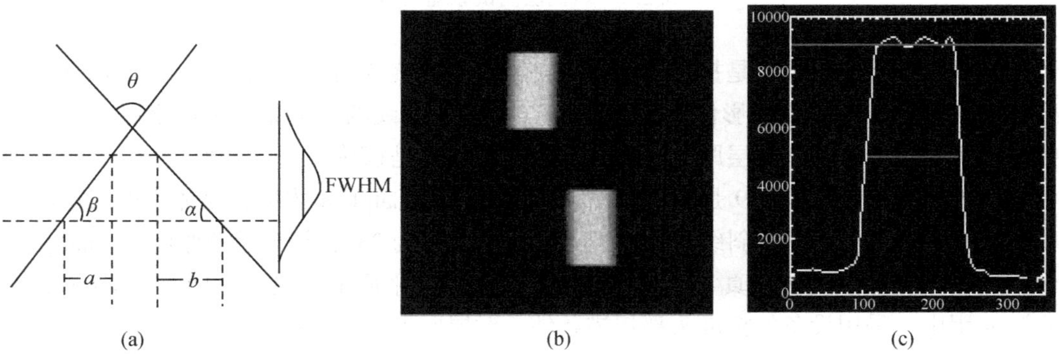

图 5.2.8　交叉斜面法

（a）为测试模块示意图；（b）为测试结果；（c）为剖面线

交叉斜面（线）测量层厚模块是在体模内置有相交成一定角度的斜面（线）。如图 5.2.8所示，用双斜面测层厚时，假定两斜面夹角为 θ，CT 像上两斜面投影像灵敏度曲线

的半高宽分别为 a 和 b，则断层的厚度可以由下面推导得出。

因为

$$\tan\alpha = z/b$$

$$\tan\beta = z/a$$

$$\alpha + \beta + \theta = \pi$$

所以

$$a \cdot \tan\beta = b \cdot \tan\alpha = b \cdot \tan(\pi - \beta - \theta) = b \cdot \tan[\pi - (\beta + \theta)] = -b \cdot \frac{\tan\beta + \tan\theta}{1 - \tan\beta \cdot \tan\theta}$$

$$\Rightarrow a \cdot \tan\theta \cdot \tan^2\beta - (a + b) \cdot \tan\beta - b \cdot \tan\theta = 0$$

$$\Rightarrow \tan\beta = \frac{a + b \pm \sqrt{(a + b)^2 + 4ab \cdot \tan\theta}}{2a \cdot \tan\theta}, \quad 0 < \beta < \pi/2$$

$$\Rightarrow z = a \cdot \tan\beta = \frac{(a + b)\cos\theta + \sqrt{(a + b)^2 \cos^2\theta + 4ab \sin^2\theta}}{2\sin\theta}$$

（二）采用斜面（线）法测量层厚（图 5.2.9）

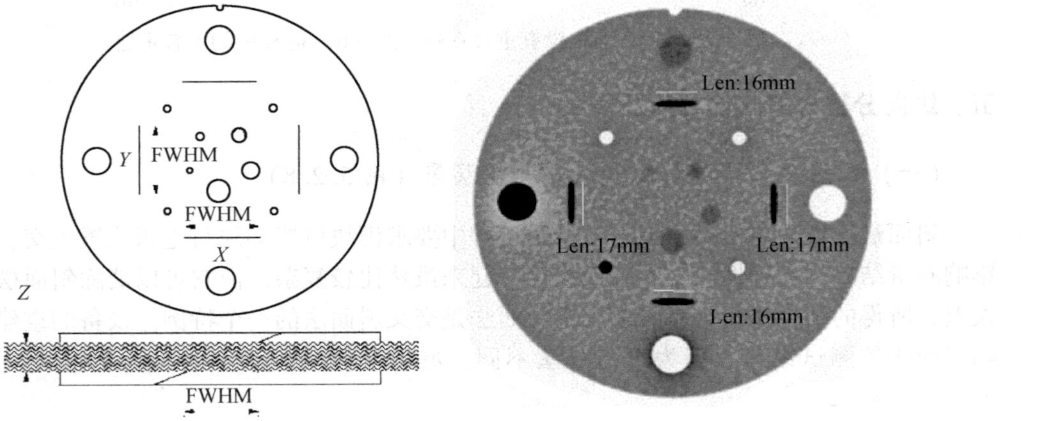

图 5.2.9　斜面法测试原理及结果

常见的测量层厚的方法是扫描体模中一斜置或成螺旋状的金属丝（片），利用几何投影原理，金属丝（片）在扫描影像上的长度（CT 值分布曲线的半高宽）乘以金属丝（片）与扫描平面的夹角的正切就是层厚。如果在体模中放置的是螺旋状的金属丝（片），则应通过影像弧度推算层厚。图 5.2.9 是美国体模实验室生产的 Catphan 体模，该体模的层厚测试模块内嵌有一定方向的钨丝，斜线与模块上下底面的夹角为 23°，扫描层的厚度为 Zmm，斜线的像长度 X 是扫描层内斜线真实长度在模块底面平行的平面上的投影，因此 $Z = X \cdot \tan 23°$。在实际应用中，采用设备的标准头部扫描条件，对层厚模块进行扫描。

早期用于测试层厚的模块中金属丝放置的角度一般为 45°，这样使得 CT 分布曲线的半高宽与所测量层厚是 1∶1 的关系。后来层厚检测模块采用了 23°斜置金属丝，层厚检测影像上金属丝长度方向 CT 分布曲线的半高宽约为层厚的 2.5 倍，层厚检测的精度提高了。欧洲检测机构将倾斜角度从 23°换成 8°，这样形成曲线的像素值更多一些；厚度则取 0.05mm，将适应更小的层厚。经过估算，可测量的最小层厚大概是 0.1mm，完全满足现在 MSCT 的层厚要求。另外一种提高斜面法精度的方法是增加目标物质与背景物质的对比度，降低噪声。例如，将物质换成钛金属（Titanium），它在很大的层厚范围内都具有高的对比度，容易检测到。

（三）利用部分体积效应测量层厚

Junji Shiraishi 提出根据部分体积效应（partial volume effect，PVE）原理测层厚的新方法。如图 5.2.10 所示，断层跨越两种不同 CT 值材料 A 和 B 的界面，位置 1，A 在断层内的厚度为 x_1，图像的 CT 值为 CT_{x1}；位置 2，A 在断层内的厚度为 x_2，图像的 CT 值为 CT_{x2}。断层仅在 A 或仅在 B 中时图像 CT 值分别为 CT_a 和 CT_b，$P = |x_1 - x_2|$，则层厚 Z 为

$$Z = P|CT_a - CT_b| / (|CT_{x1} - CT_{x2}|)$$

即在设定层厚下作 4 次扫描，在 CT 像上相当尺寸 ROI 上测得 CT_a、CT_b、CT_{x1}、CT_{x2}，实际测量位置 1、2 床移动的距离 P，由上式就可算出层厚。

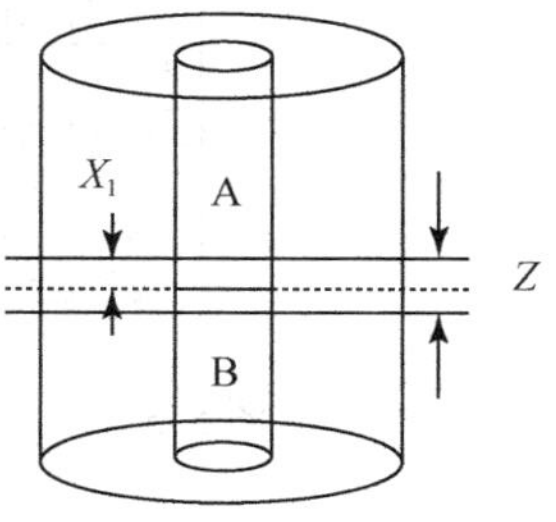

图 5.2.10　PVE 法

实验时，体模置于扫描孔中心，棒与扫描孔同轴，无床、机架倾斜。用标称层厚在有机玻璃和 PVC 棒中各扫一幅图像；在有机玻璃和 PVC 棒界面处扫两幅图像，两次扫描床移动一定距离，移动距离用卡尺测量。在棒的图像中心选直径 2cm 的 ROI 测 CT 值。

PVE 方法测层厚，假定理想边界的断层与重建算法无关。在图像上选足够大 ROI 测 CT 值，将噪声的起伏平均掉，具有测量精确、重复性好的特点。但这种方法的缺点是需扫描的层面比较多（至少要扫 4 个层面），不像前两种方法，只需要一次扫描即可。

第三节　噪　　声

一、噪声的定义

噪声是指 CT 值的随机变化，即在均匀物体的影像中 CT 值在平均值上下的随机涨落。图像噪声的存在，会掩盖或降低图像中某些特征的可见度。

噪声在图像上表现为雪花状斑点、不规则颗粒或网状纹路，复杂多样。

噪声主要来源是量子噪声、电气噪声和重建算法引起的噪声，可以通过增加剂量或者提高探测器的效率来降低量子噪声。电气系统形成的噪声主要是指机架旋转部分的转速、DAS 系统的性能不稳定等。算法引起的噪声包括重建算法、重建参数和校准等。算法不同，图像的噪声也不同。即使对于同样的重建算法，选用不同的参数，如滤过函数、FOV 和矩阵大小等，最终重建的图像噪声也会差异较大。

二、噪声的表征方法

（一）标准偏差表示噪声

噪声采用 ROI 内的标准偏差（standard deviation，SD）表示。以扫描均匀水模获得图像为例，图 5.3.1（a）中水的标准平均 CT 值为 0，由于噪声的存在，使得各个像素都在一定

范围内存在偏差。这种 CT 值的差异（噪声）可用这些数值的标准偏差来表示。图 5.3.1（b）中的曲线显示了水的 CT 值的典型分布情况，其数值范围是用低于和高于平均值的 1 个标准偏差来表示的。SD 值可用 CT 值或百分数来表示，其数学表达式为

$$\sigma = \sqrt{\frac{\sum (X_i - X_{\text{mean}})^2}{(n-1)}} \tag{5.3.1}$$

式中，X_i 为单个像素的 CT 值；X_{mean} 为在 ROI 内所有像素的平均 CT 值；n 为 ROI 内像素的个数。

2	−2	−3	0	−6	−6	1	0
4	1	2	5	−1	1	5	3
2	−1	0	5	0	0	2	1
−1	−1	−2	0	0	1	0	0
1	1	−2	−1	1	−1	−4	−2
−2	2	−1	0	1	−1	−3	0
6	−3	2	1	−4	3	1	4
3	4	2	−4	−3	−1	−2	−5

(a)

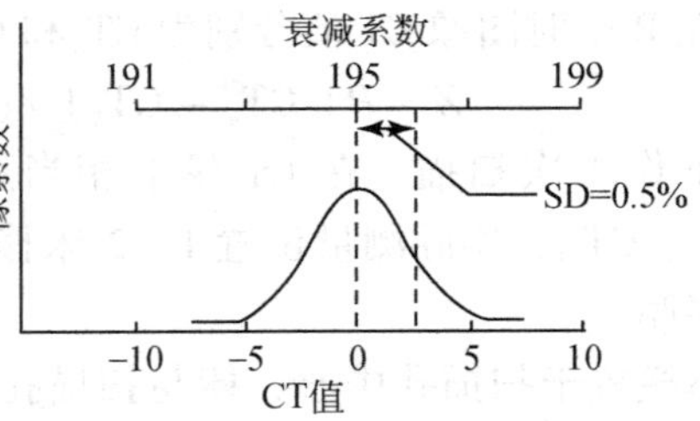

(b)

图 5.3.1 （a）为水模图像各个像素的 CT 值，（b）为标准偏差来表示噪声

（二）噪声功率谱表示噪声

用标准偏差表达噪声的优点是简单直接，易于理解，但其也存在不足之处。如图 5.3.2 所示，图(a)是标准卷积核下的重建图像，图(b)是骨卷积核下的重建图像，图(c)是直接将计算机模拟的噪声叠加在图像上。可以看出，三幅图像所呈现的噪声相差很大，但其对应的 SD 却是一样的。因此，在某些情况下，单用 SD 无法区分图像的噪声纹理差异。

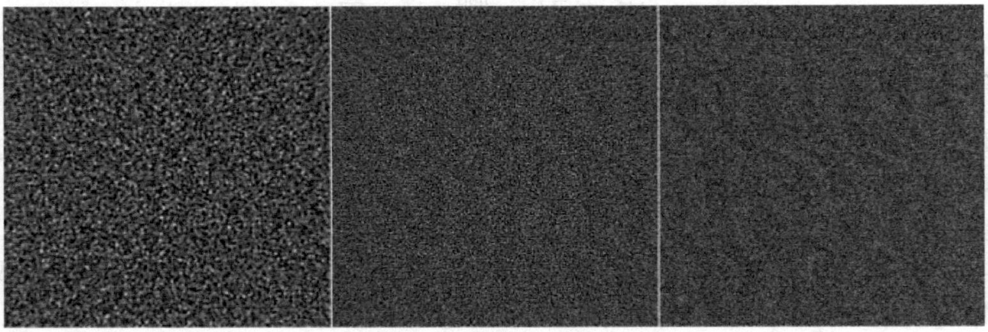

(a) (b) (c)

图 5.3.2 SD 相等，但噪声表现不同

如果采用噪声功率谱（noise power spectrum，NPS）来表征图像的噪声，其数学表达式如下

$$\text{NPS}(u, \nu) = \frac{1}{A}\left\langle \left| \iint_A n(x, y) e^{-2\pi(ux+\nu y)} dxdy \right|^2 \right\rangle \tag{5.3.2}$$

式中，$n(x, y)$ 表示只包含噪声的图像；u 和 ν 代表频率变量；A 代表 $n(x, y)$ 下的面积；括号代表所有图像下的均值。

图 5.3.3 为图 5.3.2 对应的 NPS。可以看出，三幅图像的 NPS 的表现差别比较大。由此可以得出，NPS 可以有效地表达 CT 图像的噪声。

图 5.3.3　图 5.3.2 中三幅图像所对应的 NPS

三、影响噪声的因素

SD 的制约因素可以用下式表示

$$\sigma^2 \propto \frac{f^3}{zD} \tag{5.3.3}$$

式中，f 为 HCR；z 为层厚；D 为剂量。

（一）剂量对噪声的影响

量子噪声主要是指探测器接收到的 X 射线在整个接收平面并不是完全均匀分布，其强度表现为在空间上微小的随机波动，它是图像噪声的主要来源。

如图 5.3.4 所示，大量的光子由射线源 A 发出，到达接收端探测器 E，由于在中间有一部分光子被患者 B 吸收，同时患者床等其他部件 C 以及准直器系统 D 也要吸收一部分光子，还有一些光子会穿过探测器，因此到达 C、D 和 E 部分的光子都是损失的剂量。无论改变体素的大小或者改变 X 射线束产生的照射量，都会改变噪声水平。

$$\sigma_{像素} = C_{系统} \times G_{滤过算法} \times \sqrt{\frac{S_{目标}}{D_{球管} \times h_{层厚}}} \tag{5.3.4}$$

式中，C 为系统的几何相关常数；G 为算法因子；S 为受检物体体型；D 为吸收的有效剂量；h 为层厚。

从式（5.3.4）可以看出，图像与剂量之间的关系是 X 射线成像过程中必须考虑的问题之一。大多数情况下，患者的照射量虽然可减少，但却以增加量子噪声为代价，还可能降低图像的可见度。另一种可能情况是，在大多数情况下，为了降低图像噪声，需要更大的曝光量。因此，在具体的使用中，应兼顾这两个因素。

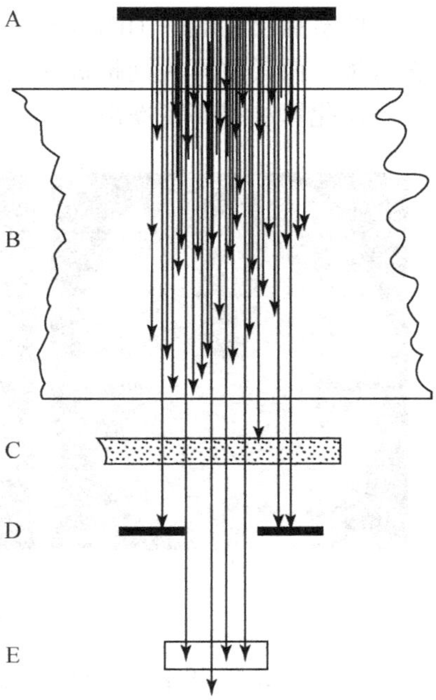

图 5.3.4　光子的损失所形成的噪声

（二）层厚对噪声的影响

层厚直接决定了到达探测器光子数目的多少，因此也决定了噪声值的大小，层厚越薄，噪声水平越高，但是薄的层厚可以产生较清晰的细节并降低部分体积伪影（图 5.3.5）。所以在选用成像参数时，对于层厚还要做出合理的兼顾。将薄层图像融合可以得到厚层图像，从而可以降低图像噪声。

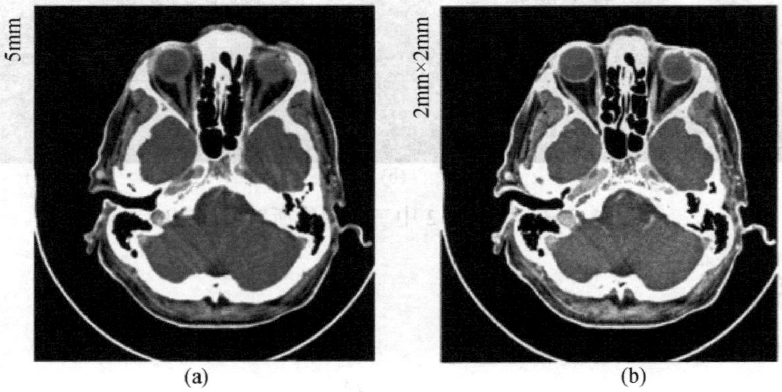

图 5.3.5　层厚对噪声的影响

（三）算法对噪声的影响

在 CT 图像中，能够通过图像的平滑或者模糊来减少图像噪声。这主要是由图像噪声的相关性决定的。在 CT 图像中，像点噪声有相关性，即一个像点的噪声与图像中的其他像点是相关的。出现这种情况的原因是 CT 中的每个衰减测量值对每个像点都有作用，尽管其权值大小不同。如图 5.3.6 所示，CT 设备中的平滑算法就是提高了各个像素点之间的相关性，使每个像素点与它们周围的区域有交融的情况，结果使噪声的随机结构趋于平滑，并使它不易看清楚，而锐化算法则提高了各个像素点之间的非相关性，从而使得平滑算法降低了噪声，而锐化算法提高了噪声。

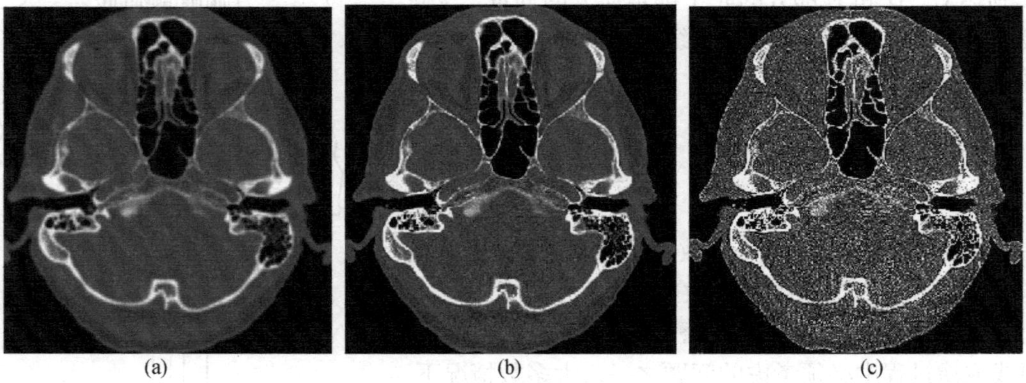

图 5.3.6　算法对噪声的影响

（四）受检患者体型对噪声的影响

当剂量保持不变时，受检者越胖，则噪声就越大，实验证明，受检者体积每增大 8cm，则噪声会增加一倍。因此，在设置扫描参数时，要针对不同的受检者，相应地对参数进行调节。同理，在扫描儿童时，参数更要作相应的调整。

四、噪声的测量工具和方法

当选择 SD 来表达图像噪声时，一般是扫描均匀水模，然后在图像上选取一定尺寸的 ROI，对此 ROI 测量 SD 值。有时噪声也用%SD 来表示

$$\%SD = \frac{SD \times 100\%}{CT值_{介质} - CT值_{空气}} = \frac{SD}{10}\% \tag{5.3.5}$$

如图 5.3.7(a)所示，中心区域的 SD 为 3Hu，就可以说这幅图像的噪声是 0.3%。

测量中 ROI 尺寸的选取：ROI 取不同大小时，场均匀性和噪声水平的结果随之不同。ROI 面积太大，参与计算的像素多，掩盖了细节变化；面积太小，由于噪声的组成不是单一的，不能认为是白噪声，因而不能用像素值的标准差来描述噪声。

当选择 NPS 来表达图像噪声时，也可以采用均匀水模，但在具体的测量中要注意扫描方法和条件。因为在获取 CT 图像时，数据采集和校准并非工作在理想状态下，在重建图像中，很难避免伪影和误差的产生。如果有伪影存在，其表现为叠加在均匀图像上的低频振荡，低频振荡会使得 NPS 的低频部分产生偏差。克服这种偏差的一个有效方法是在同样的扫描条件下扫描水模 2 次。

对于均匀的物质，在整个扫描野中从中心到边缘的 CT 值的变化，即图像均匀性。噪声和图像均匀性是相互联系的，改变层厚或剂量，这两个指标必将同时受到影响，所以在应用质量检测中，一般对它们同时进行。如图 5.3.7(b) 所示，在均匀模图像中心取一个大于 100 个像素点约 $1cm^2$ 面积的 ROI，测量 CT 均值和标准差，后者用来表示噪声；在相当于钟表时针 3、6、9、12 时的方向上，距离体模边缘约 1cm 处，取同样大小的 ROI，计算 CT 均值，其中与中心区域 CT 均值的最大差值被用来描述图像均匀性。

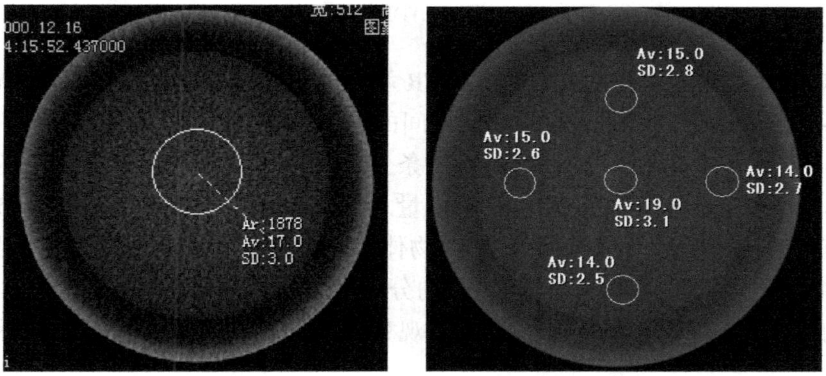

(a) (b)

图 5.3.7 噪声的测量方法

第四节 密度分辨力

一、密度分辨力定义

密度分辨力又称为低对比度分辨力（low contrast resolution，LCR），它表示系统所能分

辨的对比度差别的能力。对 CT 而言，低对比度是指目标和背景的 CT 值差值小于 10Hu。在所有断层成像中 LCR 是最重要的性能指标。

二、LCR 的表征方法

LCR 包含两个方面的内容：第一是在特定的低对比度的前提下，所能检测到的最小物体的直径大小；第二是指对于一定直径的物体，在对比度为多少的情况下，可以将物体看清楚。LCR 通常用百分数来表示。比如，一幅 CT 图像的 LCR 为 3mm@0.5%，其含义为当目标和背景 CT 值相差 5Hu 时，能分辨目标的最小直径为 3mm。

CTDI 直接影响 LCR 的高低，如图 5.4.1 所示，不同的 CTDI，其 LCR 结果也不同。因此，就影响因素而言，所有影响 CTDI 的因素都会影响 LCR。

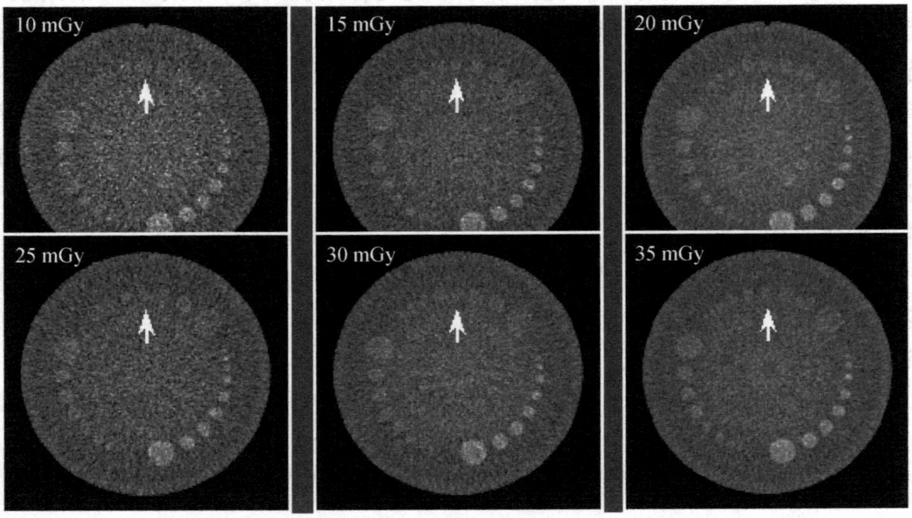

图 5.4.1　不同 CTDI 条件下的 LCR

由于低对比度结构的大小不同，所以 LCR 不仅由噪声决定，而且也由系统的 HCR 决定。对比度-细节曲线可以清楚地表示它们之间的关系。对于小物体来说，曲线的上限值相当于 HCR 的上限值，这些值只是在高对比度条件下才能得到，与空间分辨力的定义一致。大物体的 LCR 要取决于噪声，进而取决于剂量水平和系统的剂量效率。如图 5.4.2 所示，对比度-细节曲线反映了量子噪声和 HCR 对物体细节检测能力的影响。对于不同对比度和不同大小的组织结构来说，都可以得到适当的分辨力。LCR 和 HCR 是相互制约的，通过参数的优化不能同时提高高分和低分，因此在观察软组织时，所选的参数要有利于 LCR 的观察。

三、密度分辨力的测试工具和方法

（一）主观方法

LCR 测试的传统方法是扫描带有许多孔的圆柱形模型，通过往孔中注入不同的物质来改变孔与背景的对比度（图 5.4.3）。几种 LCR 检测方法的优缺点参见表 5.4.1。

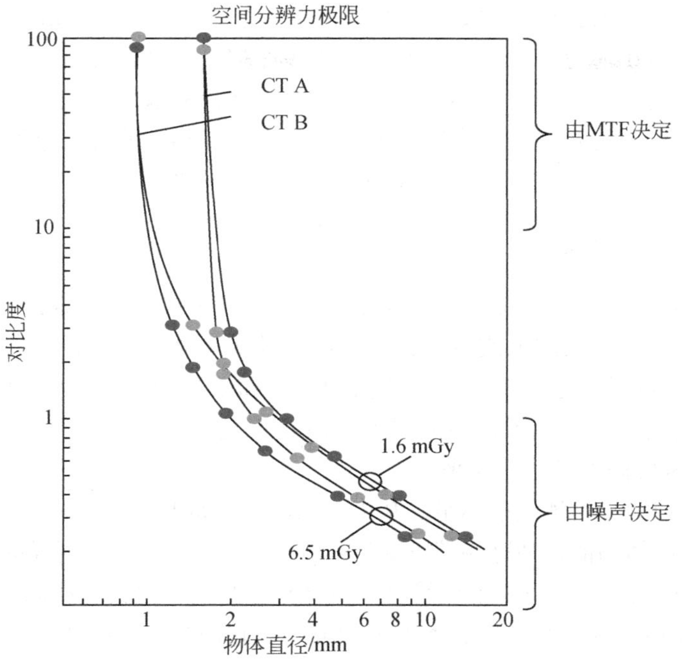

图 5.4.2　对比度–细节曲线

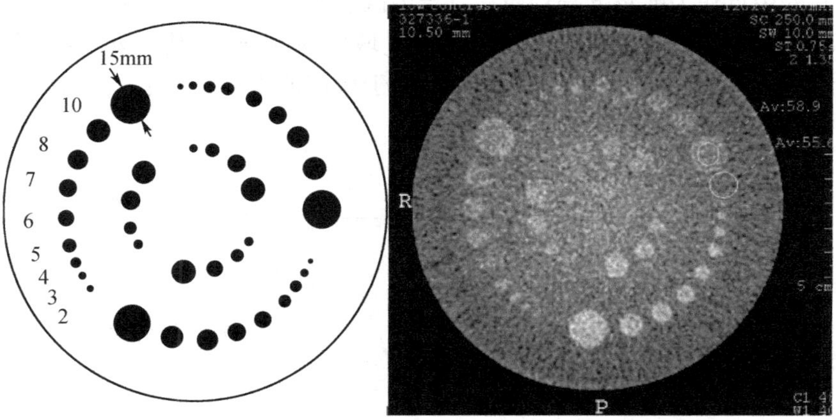

图 5.4.3　用 CATPHAN®体模来测试 CT 图像的 LCR

表 5.4.1　LCR 检测模块的设计方案及其优缺点

方法	原理	影响对比度	优缺点
有机玻璃打孔充溶液(AAPM1 号报告)	材料及密度与 CT 值关系	X 射线线质（kVp、滤过）影响较大	工艺简单，扫描要求不严；配置合适浓度困难，溶质易析出或霉变
低密度材料上打孔水浴（ATS)	材料密度与 CT 值关系	X 射线线质（kVp、滤过）影响较大	工艺简单，扫描条件要求不严；材料制造工艺难度大
不同密度聚合物(CATPHAN)	两种材料组成相同，密度不同	几乎不影响	工艺简单，对扫描几何条件要求不严；材料制造工艺难度大
聚合物薄片水浴(AAPM39 号报告)(TM 164A)	“容积效应”（部分体积效应）	扫描轴与薄片的垂直度，实际层厚与设计值的偏差，薄片加工精度与体模摆放精度	X 射线线质对有机玻璃和水的对比度影响小；层厚的影响可修正；0.3% 以下的对比度工艺上难以实现

从表 5.4.1 可以看出，传统的 LCR 测量方法都是主观性的，先扫描低分模块，然后通过肉眼观察来辨识最小能分辨的尺寸，并且需要多次扫描，这种方法直观方便，符合对低分的定义，国际上广为应用。但是，不足之处在于检测体模的取材和加工都比较困难，而且测量的结果不连续，肉眼的观察会受窗宽、窗位、灯光的影响。此外，这种检测方法无法用于自动检测和远程传输，也无法满足海量级的 MSCT 的数据评估。

（二）统计学方法测量 LCR

由于噪声是影响 LCR 低对比度分辨力最直接、最密切相关的因素，噪声的增大或减小，必然同时引起 CT 中 LCR 的增大或减小，所以可借助噪声来分析 CT 低对比度分辨力的影响因素，IEC 的 CT 标准就规定只测噪声，不测 LCR。如果用噪声来衡量 LCR，则只用简单的测量工具就能得到结果，避免了人为的误差，但其不足之处在于不符合 LCR 的定义，噪声与 LCR 之间的具体数据难以对应起来。

统计学方法可以弥补目测法的不足。基于的原理是：如果我们在同样的条件下测量多个同样大小的低对比度物体的值，则这些随机变化的值也符合高斯分布。同样的，多个与低对比度物体同样大小的 ROI 上的背景 CT 值也符合高斯分布，并且与之具有相同的方差（图 5.4.4）。因为低对比度物体和背景是在相同的条件下扫描的，它们是一次扫描的结果，而且它们之间的衰减系数的差异非常小，这两个分布之间唯一的不同只在于它们的期望值。如果我们采用两个分布之间的中点作为能将低分物质从背景中区别出来的域值，当两个分布的均值差异为 $3.29\sigma_\mu$ 时，假阳性为 5%（背景分布曲线下超过域值的部分），其中 σ_μ 为分布的方差；同理，假阴性也是 5%（低分物体的分布曲线下低于域值的部分）。当然，如果采用更高的置信度，两组分布的均值必须相差更大。

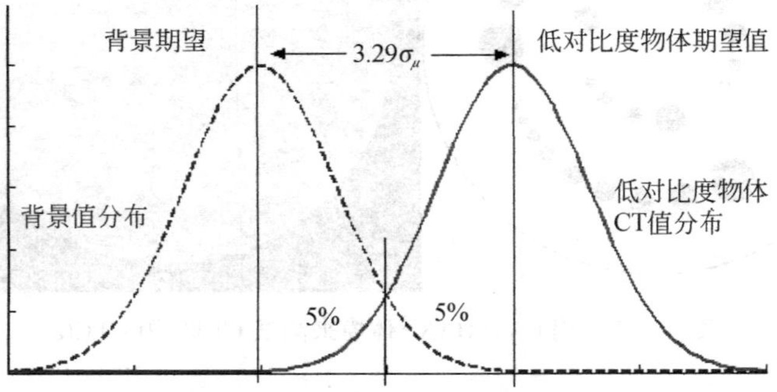

图 5.4.4　统计学方法测 CT 的 LCR

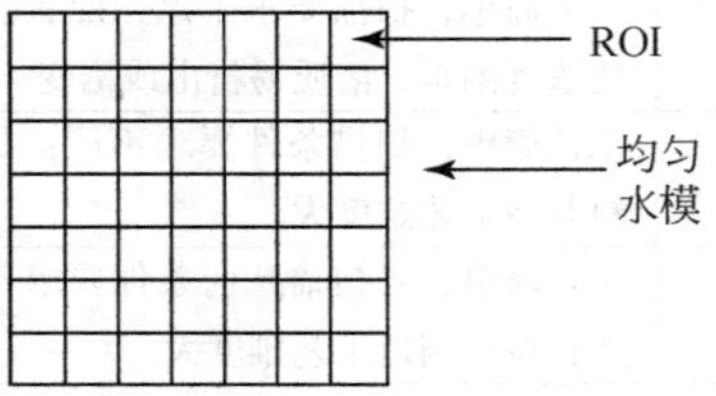

图 5.4.5　均匀水模的图像中心被划分为若干个 ROI

通过上面的分析，LCR 可以通过计算机的分析处理得到，首先要在一定的剂量水平上扫描一个均匀水模（选择合适的管电压，管电流，层厚，扫描时间等）；然后重建体模，将重建图像的中心区域分为许多个小格子，如图 5.4.5 所示，格子的大小与感兴趣的低分物体的大小相同，取得每个格子中的 CT 均值，（如图中有 49 个均值）；最后计算出这些值的标准方差 σ_μ，基于我们前面的讨论，这些低对比度物体的对比度应该大于 $3.29\sigma_\mu$ 才能以 95% 的置信度从背景中被区分出来。这种分析方法可以重复进行，以检验不同大小物体的对比度水平。

统计学的方法只需要扫描均匀水模，然后通过计算机的计算和分析得出结果，在检测的过程中，可以减少机器的曝光次数，计算程序可以单独运行不占用 CT 运行时间。该方法克服了手动过程中不可避免的人为误差，因而检测结果更加客观精确。在运算的过程中，通过改变 ROI 的大小就可以得到不同大小的目标物质，来区分所需要的对比度。该方法也符合 LCR 的定义，且 ROI 的大小选择可以连续也可以有小数，相比标准的 LCR 体模，适用的范围更广。

第五节　时间分辨力

一、时间分辨力定义

时间分辨力（temporal resolution，TR）是衡量 MSCT 的一个重要参数，但它的作用是间接的，无法从 CT 图像中直接阅读出来。TR 主要包括扫描时间、重建时间与周期时间。扫描时间是指球管和探测器阵列围绕人体旋转一个层面所需的时间，常见的有全扫描（360°扫描）、部分扫描（<360°扫描）和过扫描（>360°扫描）。扫描时间短，一方面可以缩短患者暴露在 X 射线中的时间，另一方面可以减少由于患者运动而引起的运动伪影，以确保图像质量。重建时间是指根据原始数据进行图像重建的时间，而重建时间与重建矩阵的大小密切相关。从对患者的某一断层面扫描开始，经重建到图像的显示，这个过程称为周期时间。周期时间一般与扫描时间和重建时间有关，一般情况下，周期时间是扫描时间与重建时间之和，但目前的 CT 机计算机功能强大，并且都有并行处理和多任务处理的能力，所以在一些特殊扫描方式情况下，扫描后重建结束，就可以开始下一次的扫描。因此，周期时间并非始终是扫描时间和重建时间之和。

二、影响 TR 的因素

当 CT 用作心脏扫描时，TR 才至关重要，因此，下面讨论的影响因素侧重点在于心脏成像时 TR 的作用。在 MSCT 心脏成像中，影响 TR 的因素有机架旋转时间、数据采集模式、数据重建方式和螺距等。

（一）机架旋转时间

机架旋转时间是指球管和探测器围绕人体旋转 360°所用的时间。提高 TR 最直接的方法就是缩短机架旋转时间。目前临床所用的极速 CT 旋转 1 圈只需 0.27s，但提高转速同时也要考虑高速旋转的机架所产生的巨大的离心力。由于机架的快速转动造成时间分辨力呈指数增长并达到了现今技术的一个极限。为了进一步提高时间分辨力，需要考虑通过其他途径来提高 TR。比如，用于心脏成像时，采用前瞻性心电触发或回顾性心电门控的采集模式都可以提高 TR。

（二）数据采集模式

1. 回顾性心电门控技术

在第四章已经介绍了回顾性心电门控技术和前瞻性心电门控技术。这种用于心脏扫描的特定扫描方式不仅可以降低 CT 剂量，同时也是由于其较高的 TR 才使得在心脏扫描中得以应用。

在应用回顾性心电门控技术时，重建图像是可以采用部分扫描重建或者多扇区重建方式。在多扇区重建时，从心动周期的不同阶段选取数据进行图像重建，那么扇区的总和应等于图像重建所需的最少的部分扫描数据。回顾性心电门控技术是在获取全部数据的基础上，有选择地利用部分扫描数据用于重建，因此，重建时间与扫描时的螺距等相关。

2. 前瞻性心电门控

前瞻性心电门控的扫描方式是首先获取受检患者的心电信号，然后依据获取的心电信号来设置 CT 扫描参数。比如，球管在距离 R-R 峰值一个合适的距离内开始产生射线，为了与患者的心电信号保持一致，扫描仪在 R-R 间期的当前点开始扫描。获取的投影数据只是机架实现完整扫描得到的数据的一部分（部分扫描）。因此，扫描数据的获取时间取决于机架的旋转时间。整个过程类似于轴向扫描方式，一旦获取到期望的数据，检查床就会移动到下一个位置，重复这个过程，直到扫描的长度覆盖整个心脏区域。前瞻性心电触发不是在整个心动周期内完成的，因此，前瞻性心电触发技术可以提高 TR。

（三）重建方法

1. 部分扫描重建

部分扫描重建（partial scan reconstruction）方法是心脏 CT 图像重建中最常用的方法。它既可以用于前瞻性心电门控也可以用于回顾性心电门控方式。如图 5.5.1 所示，重建一幅完整的图像所需的最小投影数据是 180°加上 CT 探测器在轴向平面上的扇形角度（扇形角度为 30°～60°的圆弧）。这决定了部分扫描重建所需投影数据的扫描时间，同样也限制了从数据获取方式得到的 TR 的大小。例如，如果机架旋转的时间为 500ms，那么获取最小扫描数据量的时间要稍微大于机架旋转时间的一半，也就是大约在 260～280ms。

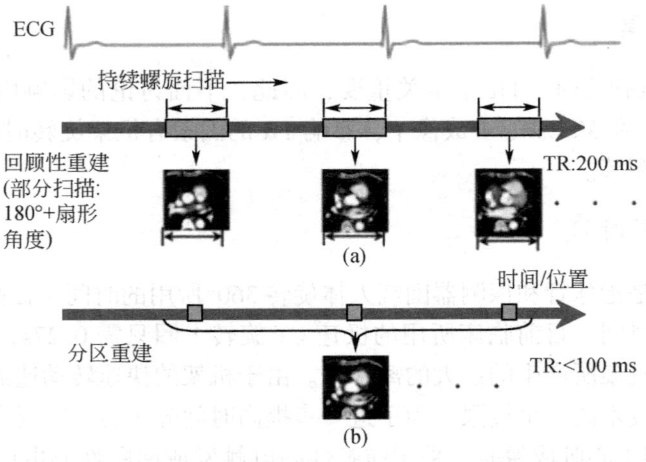

图 5.5.1　部分扫描重建和多扇区扫描重建示意图

2. 多扇区重建

机架的旋转时间是限制部分扫描重建获得更高 TR 的一个关键因素，为此提出了多扇区重建（multiple-segment reconstruction）。多扇区重建的原理用于重建一个部分扫描的投影数据取自连续的不同的心动周期，而不是只从单一的心动周期中获取［图 5.5.1（a）］。基于此，只有在回顾性心电门控模式下才可以应用多扇区扫描重建。此外，采用这种方法对心率稳定有比较高的要求。

多扇区重建方法从不同的连续的的心动周期中选择一小部分投影数据，然后将这些数据结合在一起，这样可以有效地提高 TR。举例说明：如果从一个心动周期中选择部分扫描重建所需的投影数据集的一半，而余下的数据从另外一个心动周期中获得，那么 TR 将只是机架选择时间的 1/4。为了进一步提高 TR，还可以从三或四个不同的心动周期中选择投影数据［图 5. 5. 1 (b)］，从而时间分辨力将会提高至 80ms 左右。

总体来说，多扇区重建方法的使用，使 TR 的范围为从 $T_R/2M$ 的最大值变化到 $T_R/2$ 的最小值。这里的 T_R 指的是机架的旋转时间；M 指的是相邻的心动周期的扇区个数，而用于图像重建所需的投影数据是从这些相邻的心动周期中选择的，通常情况下，M 为 1 ~ 4。

三、TR 的测量

TR 不能从 CT 图像上直接阅读出来，因此对它的检测方法的研究显得很重要。但到目前为止，对 TR 的测量还没有普适性极强的测试方法，也没有合适的检测工具，均处于研究开发阶段。

（一）测试体模

TR 体模（图 5. 5. 2）由有机玻璃（polymethylmethacrylate，PMMA）构成，其形状为圆柱形（直径 15cm，厚度 5cm），嵌入 TR 均匀体模的两个高密度衰减物分别为不锈钢丝（在距离圆心 3cm 处，直径为 3mm）和铝丝（在距离圆心 5cm 处，直径为 3mm）。圆柱形的均匀体模通过轴承固定在托板上，托板与两个不锈钢横梁相连，下面的不锈钢横梁上的两个压轴用来固定托板，通过调节两个压轴的距离和方向来改变 TR 体模在不锈钢横梁上的位置（同时也可调节传送带的松紧程度）。体模通过传送带与装置右端的步进电机相连，当步进电机在驱动电路的作用下工作时，即可带动体模进行类似于圆周的运动。其运动方式采用单片机技术以编程方式进行控制，并可以实现速度大小的调节。

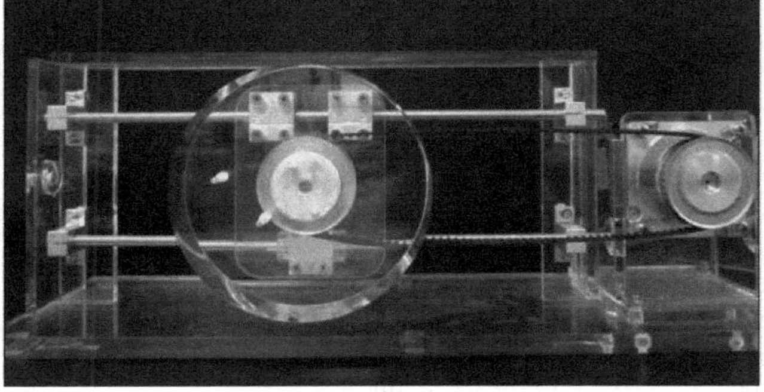

图 5. 5. 2　TR 旋转动态体模检测装置

（二）测量原理

在机架旋转采集数据时，让测试体模与机架同步旋转，由于在均匀测试体模中植入了一个高密度的物质，因此，最终获得的 CT 图像会出现一段圆弧，通过测量弧度来计算 CT 机的 TR。

如图 5.5.3 所示，让包含有高密度衰减物的 TR 均匀体模静止而 CT 机架旋转，采集高密度衰减物在不同的探测器单元上的投影，并将其投影映射到弦空间，在弦空间中该图像是一条正弦曲线。图 5.5.4 模拟的是当 TR 体模与机架以相同的速度及方向旋转时，高密度衰减物在不同的探测器单元上的投影映射到弦空间的图像，此图像是一条竖直的线，这条竖直的线经过 360°扫描重建将是一个完整的圆环。如果在图像重建过程中采用部分扫描重建，即重建时使用的数据少于 360°，那么重建出的图像将是一段圆弧。依据此原理，用自制的包含有高密度衰减物的 TR 均匀体模与 CT 机架以同样的速度及方向旋转，采用不完全扫描重建，获得一个圆弧，通过测量圆弧的角度来判定 CT 机的 TR，即

CT 机的 TR = (圆弧的角度/360°) × 机架旋转一周的时间

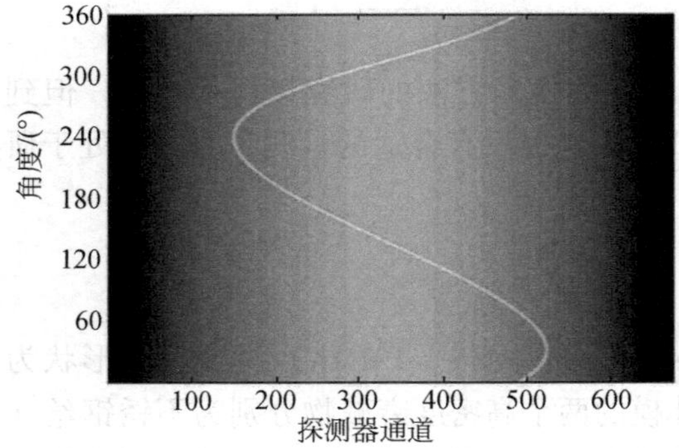

图 5.5.3　体模静止机架旋转所形成的弦图

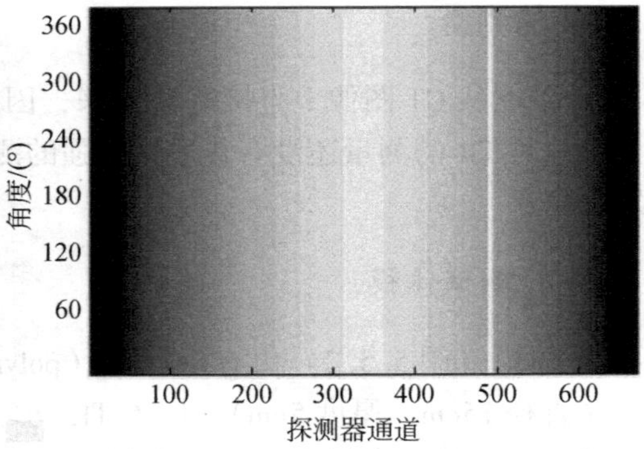

图 5.5.4　体模与机架同速旋转所获得的弦图

图 5.5.5 给出了数据结果图。图(a)为当体模静止时采用 360°扫描重建获得的图像，图中显示是两个点，在弦图中是两条正弦曲线；图(b)为当体模与 CT 机架以同样的速度旋转时，采用 360°完全扫描重建获得的图像，结果为两个圆环；图(c)为采用小于 360°扫描时所获得的重建图像，数据采集时，让体模与机架以同样的速度旋转，结果图像为两个圆弧，在最终的数据处理中还需对图像进行预处理。

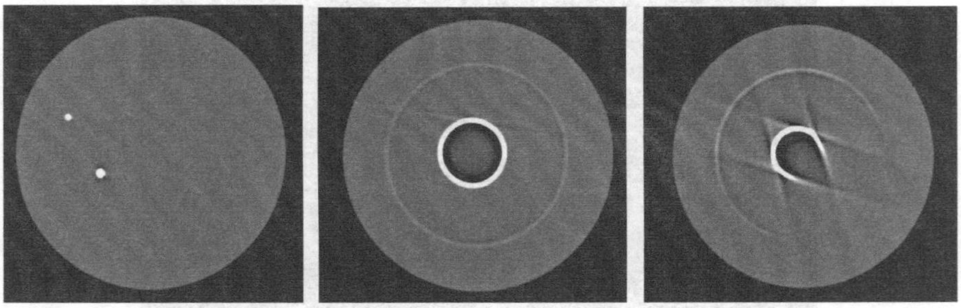

图 5.5.5　体模静止时完全重建图（a）、体模与机架同速旋转完全重建图（b）、体模与机架同速旋转不完全重建图（c）

第六节　CT值线性

理想的CT系统，物质的X射线衰减系数与图像上所表现的CT值之间的线性关系，称为CT值线性（CT number linearity）。它反映了设备CT值与线衰减系数之间成正比变化的特性，表示实测CT值与扫描物质实际具有CT值之间的差异。实际应用中的设备，受成像理论和设备本身的限制，这两个参数之间并非理想的线性关系，其线性度作为应用质量检测的重要参数，反映了图像的真实性，在冠状动脉的钙化评分等基于CT值的临床应用中尤为重要。

物质的线性衰减系数随着X射线能量的变化而变化，而X射线能量不仅受管电压的影响，还与靶材料有直接关系，而不同设备球管采用的靶材料并不是一样的。也就是说，不同条件下的线性衰减系数是不同的。另外，探测器的品质和重建算法等软硬件因素也影响CT值线性。近年来出现的平板探测器阵列，具有结构紧凑、高效、宽动态范围等特点，有利于改善CT值线性。

CT值线性的检测采用特定的检测体模，如图5.6.1所示，体模中一般包含有4种以上的物质，每种物质代表了一定的物质密度，如高密度的特氟龙、低密度的空气等。具体的测试步骤：使CT值线性模块与扫描层面垂直并处于扫描野中心；采用标准头部扫描条件进行扫描；调整窗宽、窗位等条件，使测量CT值线性的构件图像达到最清晰状态；在所得图像上分别测量4种物质的CT值；以几种已知物质的标准线性衰减系数为横坐标，测量所得CT值为纵坐标，用最小二乘法拟合直线 $y=ax+b$。

当设备处于理想状态下时，CT值和对应的线性衰减系数的关系应该是一条直线。

如图5.6.2所示，Catphan的CTP401模块测量。该模块内有4个直径为1.25cm的小圆柱体样品，按上、下、左、右的顺序分别为塑料、空气、特氟龙、低密度聚乙烯四种物质，其对应的标准CT值分别为120Hu、-1000Hu、990Hu、-90Hu，它们的X射线衰减系数分别为0.251cm^{-1}、0cm^{-1}、0.374cm^{-1}、0.177cm^{-1}。

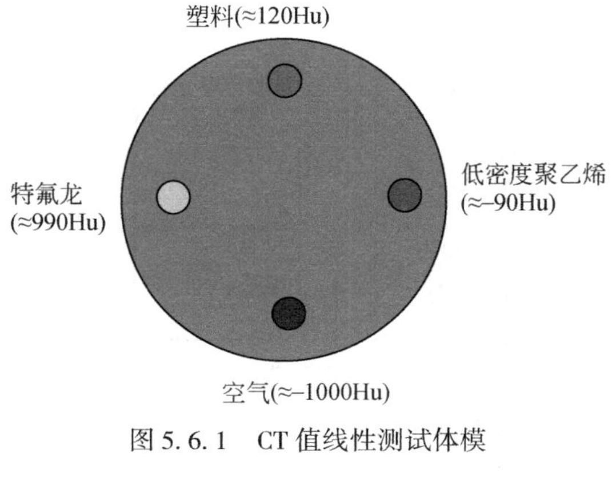

图5.6.1　CT值线性测试体模

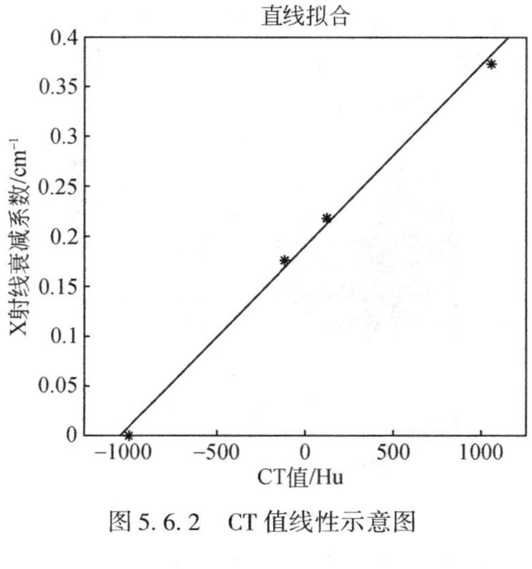

图5.6.2　CT值线性示意图

第七节　CT 机的机械性能参数

一、激光定位灯的准确性

（一）定义

如图 5.7.1 所示，在 CT 机架上有交叉的两组激光定位灯，它们是用来定位患者要扫描的解剖位置。当设备的定位装置精确时，射线应该精准地对准中心点及层面的位置上。纵轴方向的定位光包括内定位光（位于机架中的断层面上）和外定位光（机架外距离断层一个参考距离上）。定位时先对准内定位光，然后再将诊视床移动到外定位光上。定位光精度直接影响穿刺等临床检查结果。

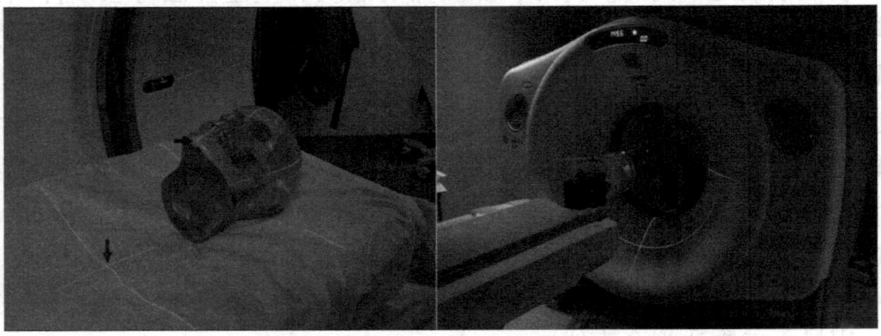

图 5.7.1　CT 机架上的定位光

（二）测试方法

1. 胶片法（图 5.7.2）

胶片法是传统的测试方法。胶片法直观、便于理解，但需要曝光才能获得结果。其方法如下：①将胶片粘在垫板上，胶片边缘与垫板边缘平行，将垫板固定，其方向与床的长轴垂直，将床升至头部扫描位置。②打开定位灯，沿光线中线用针在胶片上扎一些孔，以此来标记其位置。③设置最窄层厚，对胶片曝光。④测量处理后的胶片上从针孔至辐射野中心的校正误差。理想状态下，其值应为 0。

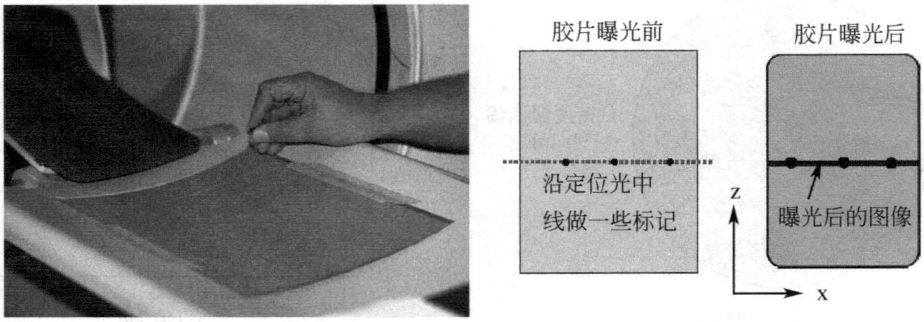

图 5.7.2　采用胶片法测量定位光精度

2. 斜线成像法（图 5.7.3）

Catphan 体模的 CTP401 模块设计原理如下：如果 X 射线扫描经过该模块的中心面，则扫描后所得的图像中，斜线的像的中心正好在模块图像中心的坐标轴上；如果 X 射线扫描偏离模块的中心面，X 射线扫描线在模块中心面的前面，则斜线像的中点向逆时针方向偏离坐标轴。分别测出这些斜线的像偏离坐标轴的位移，就可以计算出 X 射线扫描面偏离模块中心面的距离（参考层厚计算方法）。

斜线投影法的优点是可以直接从图像中获得结果。

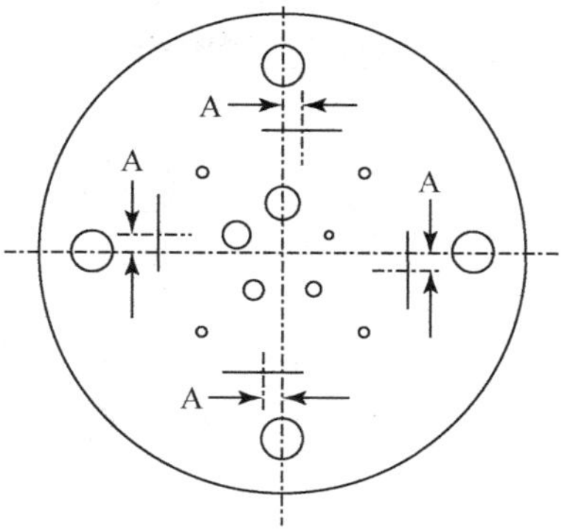

图 5.7.3　用斜线法测量定位光精度

二、诊视床步进精度

（一）定义

确定床径向运动的准确性和稳定性。在操作台上使床能准确达到扫描野内的特定位置，这对于确定图像面的相对位置是很重要的。

（二）测试方法

1. 直接测量法（图 5.7.4）

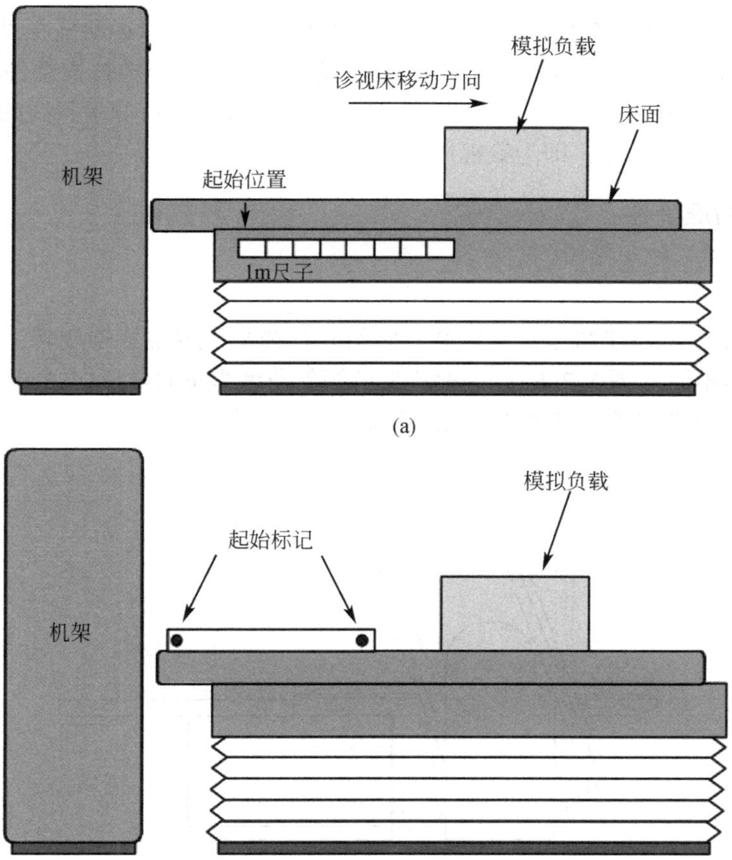

图 5.7.4　用直尺法测量诊视床运动精度

（a）为轴向扫描下的测量原理；（b）为螺旋扫描下的测量原理

设置为轴向扫描模式，将尺子固定在床面边缘，接近足侧的一端，将指针固定在床体上，使其正对尺子中点，将床位调为零，使床负载为70～80kg；从控制台上控制床面沿一个方向移动300～500mm，然后回到起始点，记录由指针和尺子指示的相对于起始位置的距离；沿同一方向移动床，测量两次以上，在相反方向测量3次。这种测量方法并不适合于螺旋扫描下的诊视床精度的测量，因为在螺旋扫描时，诊视床的距离与床的前进速度和软件有关。为此，图5.7.4(b)给出了螺旋扫描时诊视床运动精度的测量示意图。标记起始和结束点，距离一般为20cm，设置床的运行距离和速度，然后和实际值相比较。

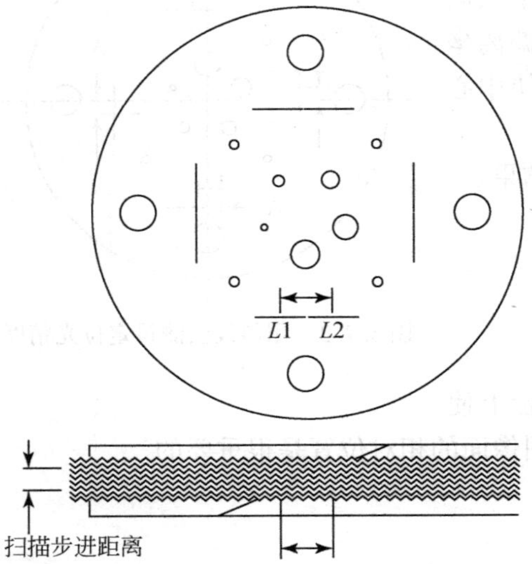

图5.7.5　用斜线投影法测量诊视床步进精度

2. 斜线成像法（图5.7.5）

诊视床运动精度也可以用Catphan的CTP401来测量。通过测量斜线投影的位移来测量诊视床的运动位移。在标准扫描条件下进行第一次扫描，让扫描面与模块中心面重合，扫描层厚选为5mm。因为整个模块为25mm厚，所以在测量诊视床运动精度时每次扫描的层厚选为5mm。在第一次扫描的位置上让诊视床向前进5mm，在同样扫描条件下，进行第二次扫描。在第二次扫描所得的图像上，正确调节窗宽和窗位，就可测量斜线的中点到坐标轴的距离，再乘上0.42的系数，即为诊视床的正向移动距离。

三、机架倾角的准确性

（一）定义

在特定的情况下，CT机架需要倾斜，倾斜时扫描平面围绕 x 轴旋转，此时系统的旋转轴与进床的方向不同（图5.7.6）。一般机架的倾斜角度为正向或反向倾斜30°。机架倾角的准确性是指机架或者操作台上的倾角指示与真实的机架倾角或者是电脑显示的倾角的一致性。

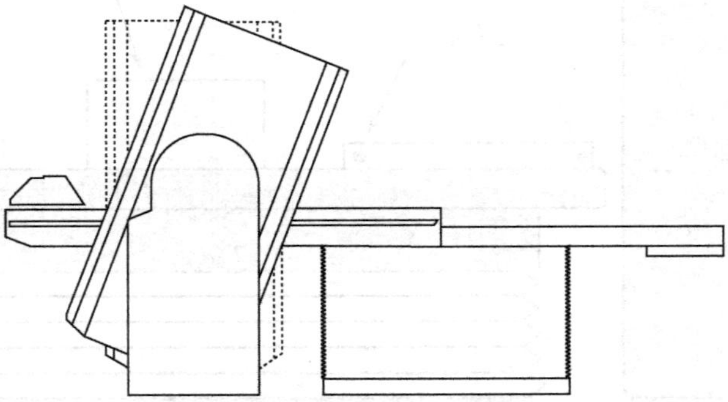
图5.7.6　机架的倾斜角度示意图

（二）测量方法

1. 胶片法（图 5.7.7）

最早用于测量 CT 机架倾斜角度的方法是由美国医学物理学家协会 AAPM 提出的胶片法。胶片法就是用胶片记录下机架在 0°和倾斜曝光时射线在胶片所在平面的轨迹，然后用量角器测量胶片上直线间的夹角，所求倾角即为机架实际倾斜的角度。

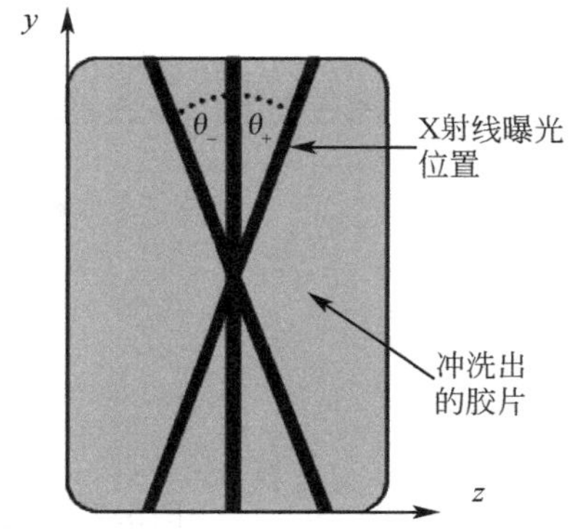

图 5.7.7　用胶片法测量机架倾斜角度

2. 投影法（图 5.7.8）

胶片曝光测量法直观、便于理解，但检测起来较为烦琐。一种替代的方法是采用投影法来测量。这种方法直接从图像中获取信息，可以用于远程自动测试。利用 Catphan 的定位模块测量机架倾斜角度步骤如下：①机架角度设置为 0°，采用层厚小于 5mm 的条件，对 CTP401 模块进行扫描，结果如图 5.7.8(a)所示。②将机架倾斜至一定角度（本例是 12°），采用与步骤①同样的条件对模块进行扫描，获得图像如图 5.7.8(b)所示。③分别测量两幅图在同样位置的投影 L，来计算机架实际的倾斜角度。

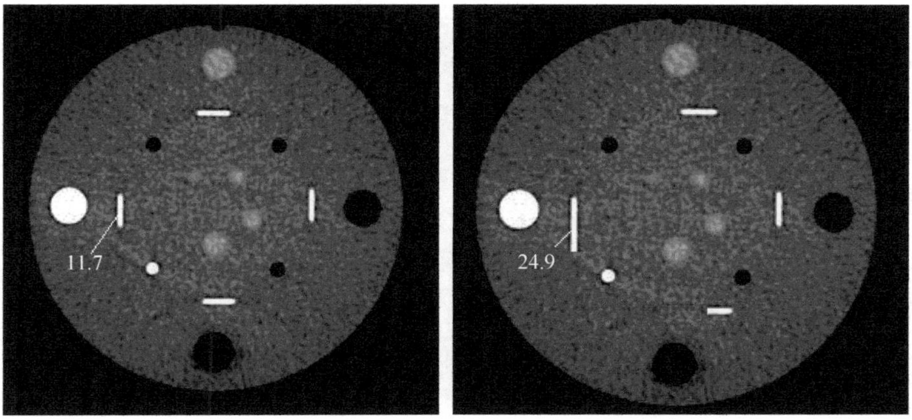

(a)　(b)

图 5.7.8　用投影法来测量机架倾斜角度

四、床与扫描架的校准

（一）定义

保证床的长轴与经过扫描架转轴的垂直线在同一条直线上（图 5.7.9）。若校准不良，当患者超出采样区域时会产生图像伪影。

（二）测试方法

测试步骤如下：①找出床的中线，并作标记；②在保证床与扫描架不倾斜的情况下，将床升入扫描架内；③在扫描架开口的最大直径上定位其垂直中线，或用铅锤定位扫描架开口

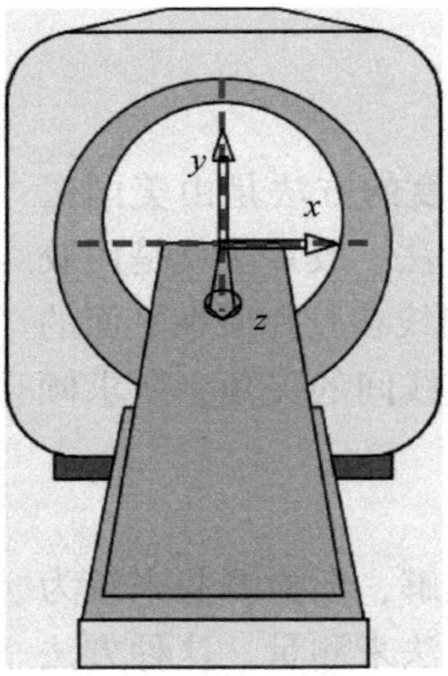

图 5.7.9 诊视床的中心点和机架的中心点应该重合

的垂直中线，在床面的胶带上标记扫描架中线；④测量两个标记之间的水平误差。

第六章　CT 图像伪影

第一节　概　　述

一、伪影的定义

实际物体被扫描时，重建后的图像中出现了在实物中不存在的成分，称为伪影（artifact），对 CT 图像而言，即重建图像 CT 值和物体真实 CT 值的系统差异。虽然在理论上可以证明，假如一个物体在所有角度上的投影都已知，则其横断面就能被正确地重建，然而在许多情况下，物理测量不能够正确地获得投影数据，这导致最后的重建图像失真或产生伪影。

与普通放射相比，CT 会产生更多伪影。CT 成像是一个系统而复杂的过程，任何一个小的环节出现问题都会影响到最终的图像质量，令图像出现伪影。形成伪影的原因较多，比如，X 射线束是多能的；散射线问题；探测器和数据系统的非线性；扫描物体的运动；测量误差（焦点外辐射、扫描物体金属的存在、X 射线量不足、机架未对准、扫描过程采样不足、部分容积效应、球管焦点漂移、机械稳定性、球管转子颤抖）等，在 CT 成像过程中，这些问题很难避免，而且随着时间的推移和工作条件的变化，硬件性能等发生变化（如硬件老化等），将导致系统性能漂移。

纯粹由于 X-ray 的统计波动而产生的随机噪声在本书中不被认定为伪影。

二、伪影的表现形式

一般说来，CT 图像伪影可以分为四大类：条纹（streaking）、阴影（shading）、环形和条带（rings and bands）以及混杂伪影（miscellaneous）。条纹伪影常表现为图像中的高强度直线（不一定平行），它们可亮可暗。在许多情形中，亮暗条纹成对出现，这是因为重建滤波的特点导致的。这些图案与反投影过程的亮、暗线相对应。在多数情形下，这些伪影不会导致误诊，因为人体组织的病理学特征与它们的表现不一样。然而，当它们出现的强度和区域很大时，这些伪影会降低图像质量甚至导致图像不能阅读。

条纹伪影通常是由采样过程中信号的不一致性导致的，如图 6.1.1 所示。

数据的非一致性是由数据采集、机械故障或不同采集帧中存在突然跳跃等相关过程引起的（如患者的心跳）。一般情况下，滤波反投影过程中，投影空间每个数据点与图像空间的一条直线相对应，相邻直线的正、负综合作用使得最后形成的图像没有直线。当投影数据集出现非一致性时，重建过程不再具有正、负综合的作用，图像产生线或条纹伪影。

阴影伪影常出现在高对比度物体附近。例如，它们常出现在骨组织或有空气组织附近的软组织区域。它们可能或亮或黑。阴影伪影导致组织的 CT 值产生误差，如果不能正确识别，就有可能造成误诊。与条纹伪影相比，阴影伪影较难识别。这是因为人体解剖结构很少有直线型的形状，但是组织内的 CT 值逐步变化却是很常见的，并不表现为伪影。

产生阴影伪影的主要原因也是投影数据的不一致性。与条纹伪影不同的是阴影一般是由

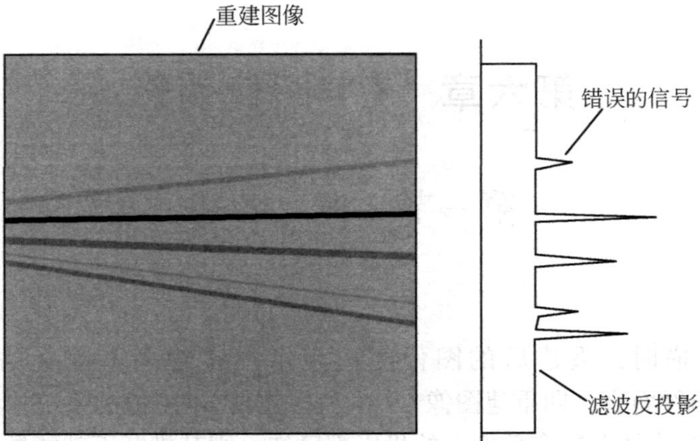

图 6.1.1　条纹伪影的形成原因

一些通道或投影逐步偏离真实测量值，如图 6.1.2 所示。因为信号没有尖锐的非连续性，这些误差产生的图像（不包括真实的衰减测量值）就没有清晰的边界。阴影伪影显现的范围大小和严重程度与发生错误的通道和错误的程度有关，有时阴影伪影会覆盖整个器官，从而导致测量的偏差。

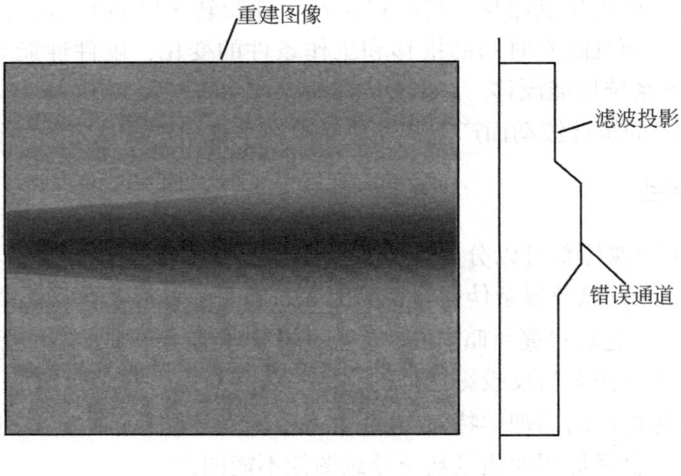

图 6.1.2　阴影伪影的形成原因

环形伪影/条带伪影，如它们的名字一样，此种伪影表现为原始图像结构上出现环形或条带。它们既可能是整个圆环，也可能是圆弧。整个圆环/带状与人体组织容易区分开，因此危害并不很大。而部分圆环可能与某些病理组织图像表现类似。例如，穿过大动脉血管的黑色弧形与大动脉破裂非常相似。环形/条带伪影的一个特殊例子是中央模糊，它属于范围较小的环形或带状伪影。对这种伪影要格外重视，因为它与病理组织图像表现非常类似，以免导致误诊。

环形/条带伪影主要出现在第三代 CT 机中。它们是由一个或多个探测器通道出现错误而形成的。前面提到过在单一投影中出现误差在反投影中会形成条纹。如果同样的误差在很多投影中都出现，那么条纹两边的模糊消失就产生了圆弧，如图 6.1.3 所示。由于人眼很容易辨别此种伪影，即使投影误差很小，出现的伪影也可以被识别出来。当然，环形的可识别程度与图像噪声关系很大。一般的，图像噪声越大，人眼越不容易分清环形伪影。

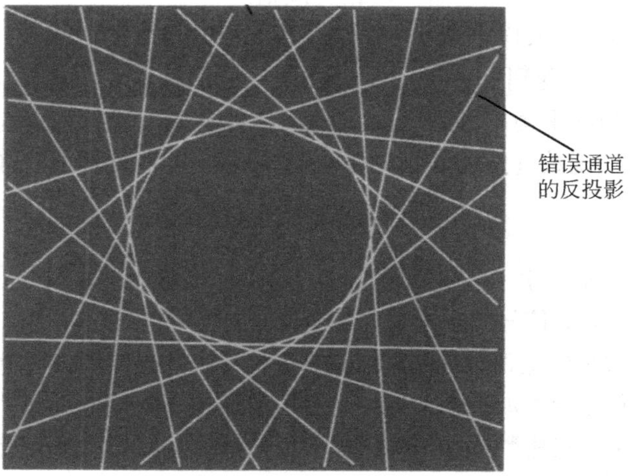

图 6.1.3　环形伪影的产生示意图

混杂伪影涵盖多种伪影，它们不是很常见，但同样应该引起重视，它与具体的应用有关。

第二节　混 淆 伪 影

一、混淆伪影表现形式

帧混淆伪影（view aliasing artifact）：由于帧采样不足引起的伪影称为帧混淆伪影。其表现为在图像边缘出现放射性条纹。如图 6.2.1(a)所示，仅用 1/4 的帧数据来重建图像，可以观察到非常明显的帧混淆伪影。

射线混淆伪影（ray aliasing artifact）：由于探测器欠采样引起的混淆伪影称为射线混淆伪影。其表现为在高密度周围出现放射状条纹。如图 6.2.1(b)所示，仅用一半探测器的数据用来重建。

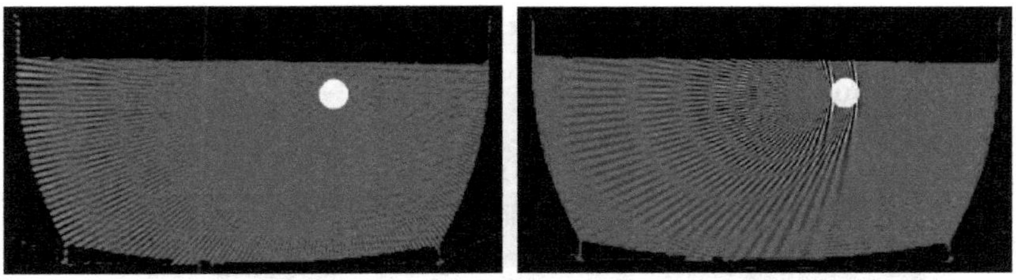

(a)　　(b)

图 6.2.1　帧混淆伪影(a)和射线混淆伪影(b)

二、混淆伪影成因

采样是 CT 数据采集的第一步，初始 X 射线强度分布是连续的（穿过人体后）。连续 X

射线经过探测器采集成为离散数据，形成一组信号，在第三代 CT 机中，它们代表一个投影或一帧（a view）。采集的数据在时间域进一步离散化把投影变为帧。在整个采样过程中，为了避免产生潜在的伪影，必须遵循一些相关规则。

根据香农（Shannon）采样定理，为了避免混淆，原始数据采集频率至少是最高频率的 2 倍。CT 信号的最高频率受到焦点尺寸、扫描仪几何形状和探测器单元尺寸等限制（在设计过程中，要求作适当的平衡以得到在扫描野范围内均匀的 X 射线宽度）。如果把探测器通道的响应近似为直方窗函数（rectangular window function），对应的频率响应可表示为

$$S(f)=\frac{\sin(\pi f\delta)}{\pi f\delta} \tag{6.2.1}$$

其中，δ 代表探测器物理尺寸。公式（6.2.1）是 sinc 函数，第一个过 0 点在 $f=1/\delta$。这样最大频率 f_{max} 包含在采集的信号中，可以假定为 $1/\delta$。

为了全面理解香农采样定理，首先仔细观察采样过程。当探测器通道以空间距离 T 均匀分布，采样投影的波谱包含原始波谱再加上一个原始波谱的无限周期变换，图 6.2.2 显示了波谱重叠的情况。为了从采样投影数据中精确地提取原始信号，漂移波谱分量不能重叠（如果发生重叠，则不可能有效分离这些分量）。图 6.2.2 是发生了波谱重叠的情形，波谱发生重叠的过程叫做混淆。为了避免重叠，采样频率至少是原始信号（$1/\delta$）最高频率成分的 2 倍。数学上要求 $T\leqslant\delta/2$。这意味着采样收集的数据间隔不能超过 1/2 探测器宽度（$\delta/2$）。

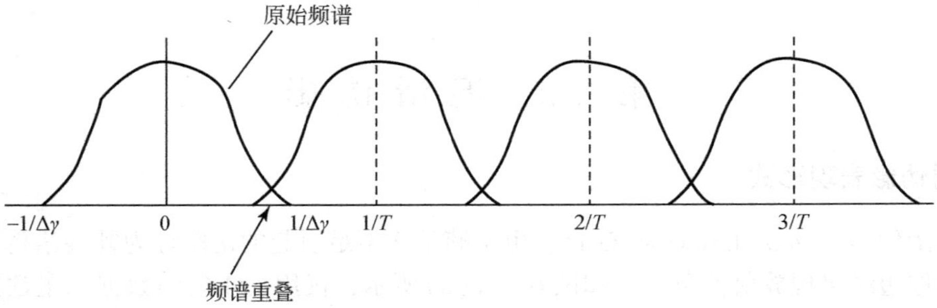

图 6.2.2　投影采样的混淆示意图

当空间采样间距为 T 时，原始波谱以 $1/T$ 为间隔重复。如果 $1/T$ 太小，会在波谱之间产生重叠，从而产生混淆伪影

第三代 CT 不能以接近探测器宽度的尺寸测量数据，香农定律似乎不能满足。图 6.2.3（a）是模拟投影重建的图像，成像物体为直径 0.1mm 的电线，偏离等中心 5cm。由于投影采样不足，在锐利边缘附近很容易观察到混淆条纹伪影。

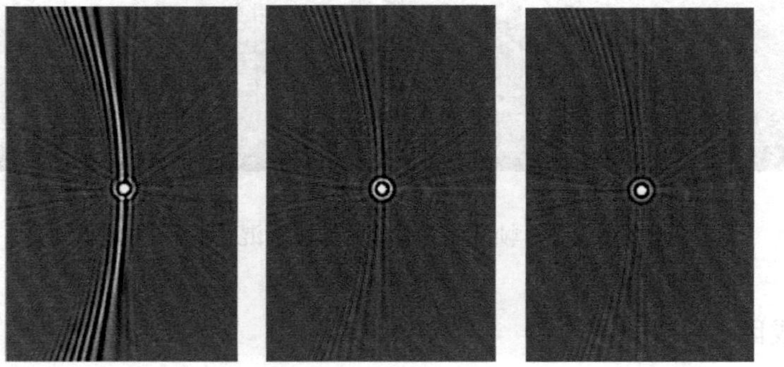

(a)　(b)　(c)

图 6.2.3　0.1mm 直径电线所重建出的图像

三、混淆伪影的校正方法

为了减少混淆线性，早期提出了第四代 CT 的概念，如图 6.2.4(b)所示。在第四代 CT 中，通过调整时间域内的采样率，相邻采样间隔的距离可以调节。在高采样率下很容易满足香农采样定理。但这种方法在具体的实施过程中面临一些困难，比如，由于每个探测器必须能够在大角度范围内观察到 X 射线源，大角度下的散射问题就更加突出。MSCT 的出现，使得探测器系统变得更加复杂和昂贵。随着一些改良的算法和新技术的应用，当今使用的大部分 CT 都是由第三代 CT 发展而来的，第四代 CT 机将逐渐被淘汰。

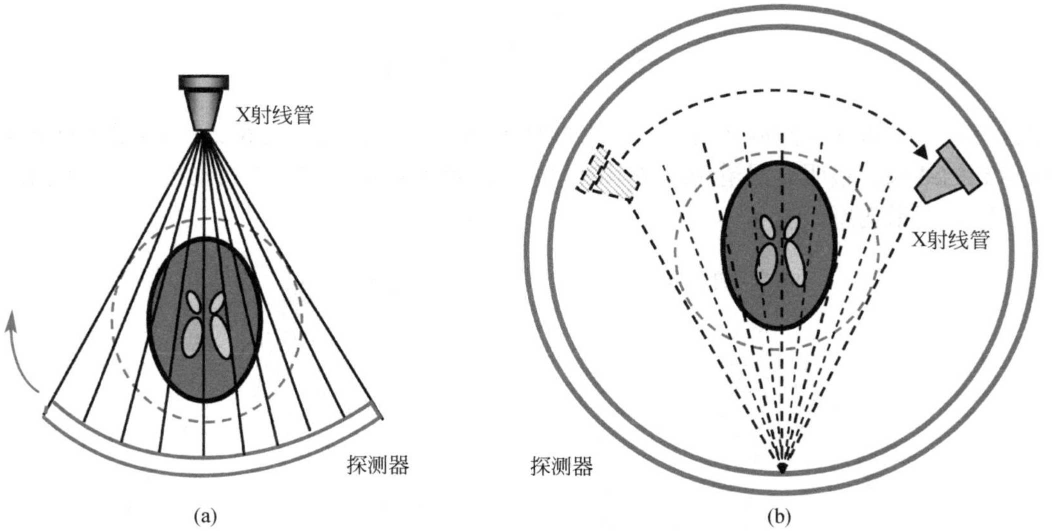

图 6.2.4　第三代和第四代 CT 机的投影采样区别

1/4 探测器偏移（quarter detector offset）也是校正混淆伪影的一种方法。探测器中心偏移等中心点 1/4 探测器尺寸，如图 6.2.5 所示。以分别位于等中心两侧的两个采样为例，机架旋转 180°后，在预先采集的采样数据前插入了另一个采样数据，这个插入采样数据的作用是提供采样定律所要求的双采样，从而避免采样混淆。在其他位置探测通道内也存在同样的情况。实际上，投影采样（γ'，β'）可以在两个采样（γ，β）和（$\gamma+\Delta\gamma$，β）内插得到，它们满足下列等式

$$\begin{cases} \gamma' = -\left(\gamma + \dfrac{\Delta\gamma}{2}\right) \\ \beta' = \beta \pm \pi - 2\gamma - \Delta\gamma \end{cases} \tag{6.2.2}$$

图 6.2.3(b)是使用 1/4 探测器技术扫描同样电线所得到的图像，从图中可以看出混淆伪影明显减少。此方法也存在一些缺点，其中之一是双采样技术依赖两组对应 180°的采样。这样患者在采样过程中运动就会影响这种方法的有效性。另外，除了中央射线区域外，其他区域的双采样只是近似的结果。内插数据的误差与距中心通道的距离有关，距离越大，误差越明显。因此，1/4 探测器偏移法是基于位置的校正方法。

为了解决上述与位置有关的问题，提出了通过摆动（wobble）或偏转 X 射线焦点的方法来得到双采样投影。这种方法对投影没有位置的限定。当机架旋转到一个角度时，探测器单元位置跨在前面的投影之间，X 射线焦点发生偏转，如图 6.2.6 所示，采样加倍。注意两

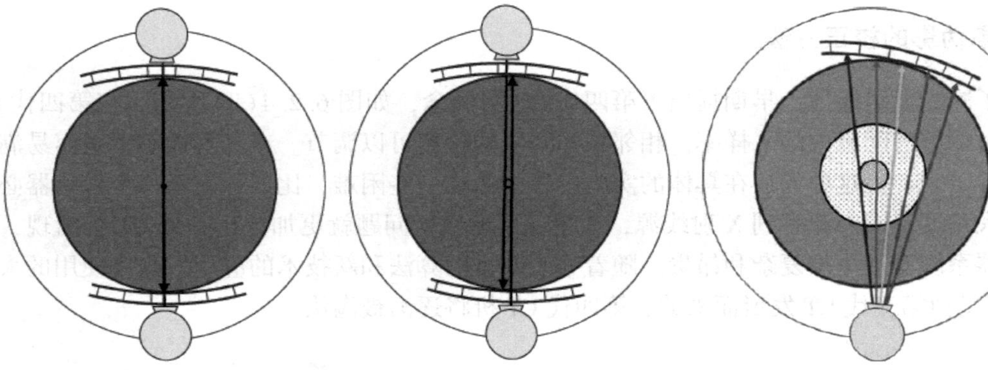

图 6.2.5　1/4 探测器偏移示意图

个采样是在非常短的时间内获得的，患者的任何运动可以忽略。图 6.2.3(c) 是采样用此种方法得到的结果，很明显混淆伪影基本消除。探测器 1/4 偏移和焦点抖动可以同时应用，来进一步降低混淆伪影。

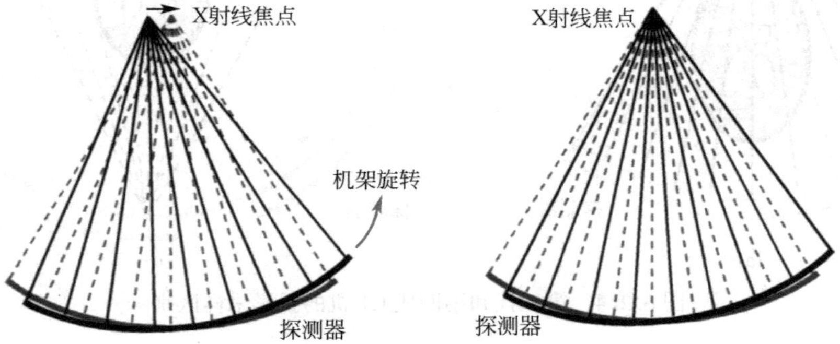

图 6.2.6　焦点摆动概念

在实际的 CT 系统设计中，除了混淆方面要求的投影数之外，还必须考虑其他因素，以确定投影数。例如，必须分析数据采集电路方面的噪声、数据传输带宽、X 射线光通量和其他确保图像质量的因素。实际上，混淆的相关准则并不那么严格，相反，建议进行仔细的实验（在合理的临床应用条件下），建立实际的采样需要。

采样不足并不总是出现在数据采集阶段，图像重建阶段也有可能会形成混淆伪影。图 6.2.7两幅图中，图(a)采用扇形束到平行束的重排（rebin）算法，在图中椭圆标出的接近颅骨高亮度区可以观察到细的条状伪影，这是因为在这个算法中采用的线性插值方法不能有效地保留原始扇形投影数据中的高频信息。此时，如果不通过降低重建滤过器的截止频率来补偿信息的缺失，就会出现混淆伪影。去除这类混淆伪影的方法是用高阶插值法替代线性插值方法，如 6.2.7(b) 所示。

为了解决混淆伪影问题，最好的方法是增加采样，收集更多的投影。这个方法很难实现，因为在硬件方面有限制。例如，受到滑环带宽的限制，它是用来传输测量投影数值给重建设备的。另外，该方法还会受到数据采集系统（DAS）的限制，尤其是在多层面高速 CT 中更明显。这样，不得不采取一些后处理方法来加以补偿。自适应帧合成技术（adaptive view synthesis）是不错的方法之一。在这个方法中，利用测量的投影值合成出其他帧数据。

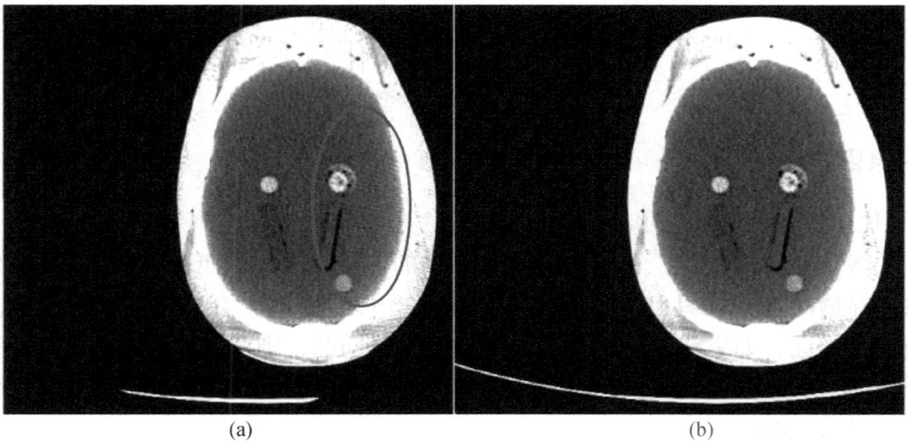

图 6.2.7　不同的重建算法引起的混淆伪影

（a）线性插值；（b）多次方插值

为了减少对空间分辨力的影响（帧合成常使用内插方法，这会压制高频成分），帧合成只在有可能发生混淆的地方使用。例如，针对典型的患者扫描，经常会在肩部和一些骨组织观察到混淆伪影。由于大部分病人扫描位置是俯卧或仰卧，混淆伪影很容易在 3 点和 9 点的角度出现，12 点和 6 点角度很少会出现这种伪影。这样帧合成只需要在选定的区域进行，如图 6.2.8 所示。帧合成只在信号变化超出预设时才使用，其对图像质量的贡献是动态可调的，与探测到的投影的变化有关。

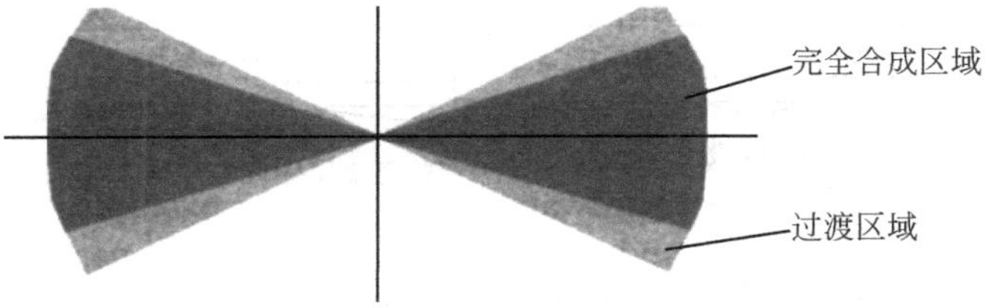

图 6.2.8　自适应帧合成技术

后处理方法同样可以校正图像空间采样不足引起的混淆伪影。例如，在螺旋扫描中，如果后处理采用重叠重建，就可以降低混淆伪影的发生。图 6.2.9 左边是 50% 的重叠重建效果图，右边则是没有重叠重建的结果。

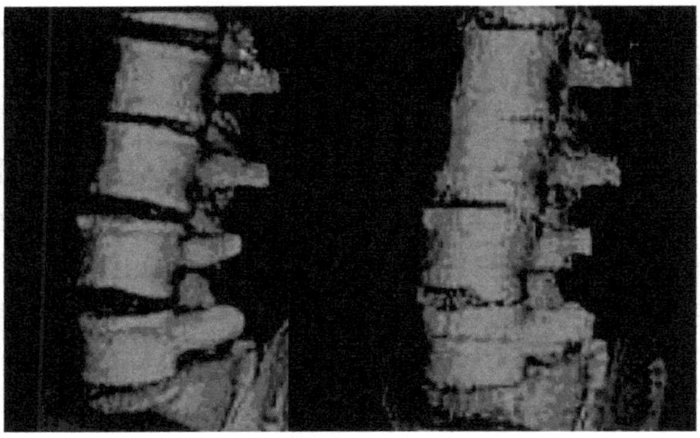

图 6.2.9　采用重叠重建校正混淆伪影

第三节　射线硬化伪影

一、形成原因

朗伯-比尔定律在CT机的应用是基于穿过物质的线束是单能（单一频率）光子。但实际上存在的X射线是多能的，包含了一系列频率的波动。能量较低的X射线（软射线）优先被吸收，穿透的X射线具有较丰富的高能量成分（硬射线），在整个吸收过程中，射线变得越来越硬。因此，如果在单色假定下处理图像重建问题，则会在CT图像中形成误差，这种误差称为射线硬化效应误差。由这种误差引起的伪影称为射线硬化效应伪影（beam hardening artifact，BHA）。

当X射线穿过物质时，X光子与物质原子相互作用，光子能量被部分地吸收，其吸收强度取决于物质的密度和穿过物体路径的长度。当物质一定时，X射线的波长越长，被吸收的射线就越多。实验证明，吸收程度与波长的三次方成正比。因为X光子的波动频率代表着它所具有的能量，因此物质对X射线吸收的程度与光子能量的三次方成反比。由此可见，软X射线比硬X射线容易衰减。由图6.3.1可知，当以非单色的X射线对一均匀密度的理想柱体照射时，低能量的射线成分首先被吸收掉，而高能量的射线成分得到穿透。

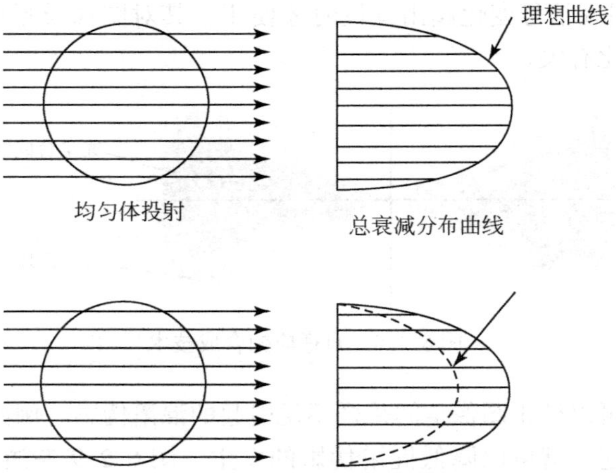

图6.3.1　X射线束的硬化效应图

可以想见，随着射线深入物质距离的加长，剩下的射线硬度越高，穿透性越强，这就是所谓的硬化效应。当多能X射线通过均匀物质时，由于射线的硬化，使得原来存在的$\ln I/I_0$与物质厚度的线性关系不复存在，如图6.3.2所示。

CT所建立的图像，是物质的衰减系数在人体的横断面薄层的分布情况，即相当于人体组织密度的分布情况。既然射线硬化相当于降低了物质的密度，就必然影响到CT图像的质量。CT设备问世不久，便发现了因射线硬化而带来的干扰问题。这个问题起因于脑膜内的灰色物质与支壳体在衰减值上存在着明显的差别，使得位于脑壳附近的病变由于干扰而发生诊断上的困难。

为什么在球管上施加稳定的直流高压后，其发射出的射线会包含许多不同频率的成分呢？为了正确回答这个问题，需要从X射线的起源说起。X射线光谱分为连续光谱和标志

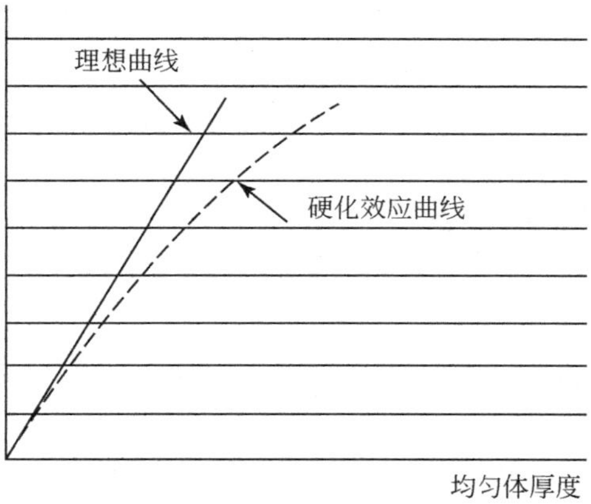

图 6.3.2　射线硬化对衰减曲线的影响

光谱两类。在常规的球管中，当所加的管电压低时，只有连续光谱产生；当管电压超过某一临界数值（称为激发电势，它由靶的物质性质决定）时，线状光谱就以叠加在连续光谱之上的形式出现。这种线状光谱的波长决定于靶材的性质，因而线状光谱也称为标志（或特征）光谱。简单说来，连续光谱是具有一系列波长的 X 射线，与白色光相似，所以有时也称为白色 X 射线或多色 X 射线；标志光谱则是若干具有一定波长而不连续的线状光谱，与单色的可见光相似，所以也称为单色 X 射线。

实际上球管产生的 X 射线能谱范围很大。图 6.3.3 是一个 X 射线管在 120kVp 的输出能谱线。输出能谱范围为 20～120keV。在这个特殊例子中，特别低能的光子（低于 20keV）被 X 射线管内的油、玻璃和其他材料吸收。一般能谱与球管设计有关。

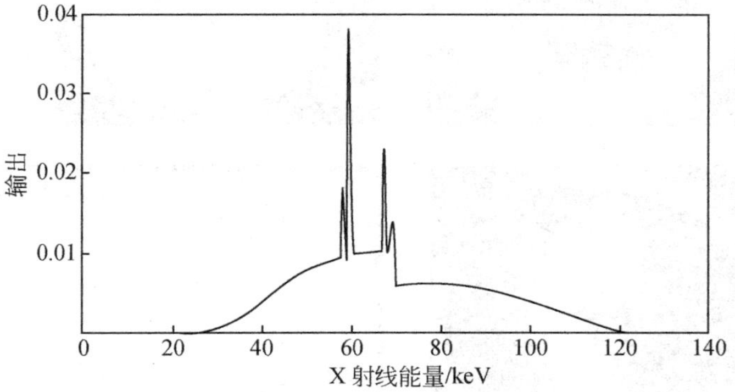

图 6.3.3　X 射线管输出能谱示意图

一般材料在低能下有高的衰减系数，在高能下有较低的衰减系数。例如，当不同能量的 X 光子照射到一层软组织上，低能光子吸收多，高能光子吸收少，低于 10keV 的光子几乎全部被皮肤吸收，使患者吸收剂量增加，而不产生探测信号。图 6.3.4 给出了骨、肌肉和水的线性衰减系数与 X 射线能量的函数关系。很明显，线性衰减系数随 X 射线能量快速变化。

二、BHA 的表现形式

杯状伪影：CT 的射线硬化最典型的伪影是杯状伪影［图 6.3.5（a）］。其表现是均匀物

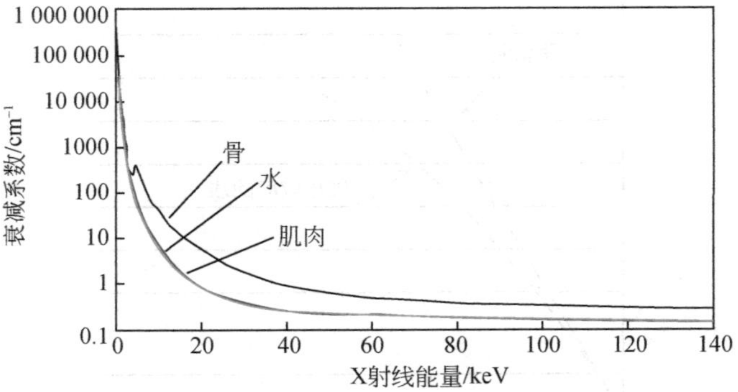

图 6.3.4 不同组织的衰减系数曲线

质中间的 CT 值比边缘部分的 CT 值低，造成中间黑、边缘白的情况。

带状伪影：在扫描非均匀物体时，如人体头部，由于射线硬化导致的伪影表现为两个密度比较高的物体中间形成带状阴影。这类伪影主要发生在人体组织结构密度变化较大的区域，此外，在头部检测时射线硬化会导致著名的亨氏暗区［图 6.3.5（b）］。

条状伪影：射线硬化还会造成条状伪影及射线状，当被扫描物体被注射了造影剂时，也会出现此情形。其表现形式取决于高衰减物质的结构［图 6.3.5(c) 和图 6.3.5(d)］。

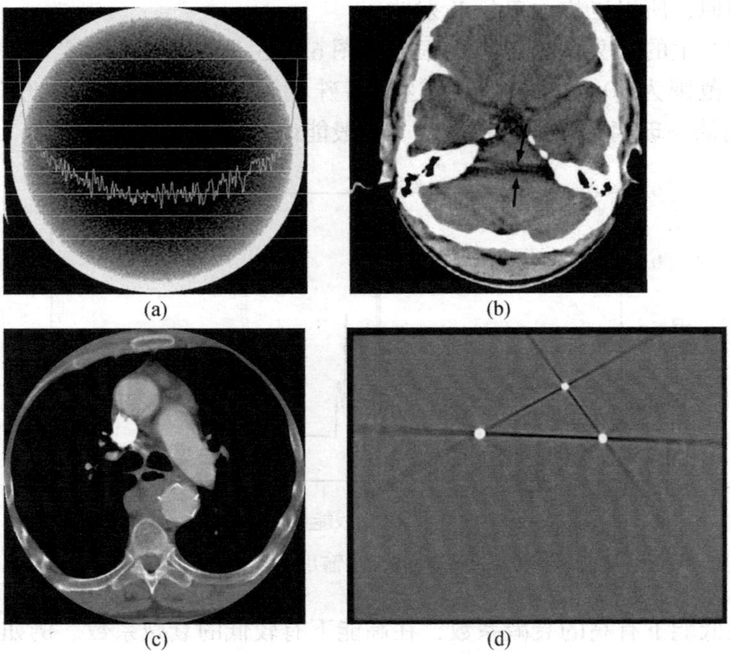

图 6.3.5 BHA 的表现形式

三、BHA 的校正方法

BHA 的存在给 CT 图像的临床诊断带来了极大的挑战，首先是其形成原因的固有性，其次是其表现形式的混淆性。BHA 不像环形伪影或者金属伪影那么容易识别，其在图像中呈现的低密度性非常容易与人体病灶相混淆，严重的影响 CT 量化分析的正确性，难以确定最优化的窗口选择。因此，从 CT 一开始应用于临床就展开了射线硬化伪影的校正工作。

（一）硬件校正法

理想的情况是采用单色的 X 射线源，非线性问题便可获得彻底解决。但这样的球管目前还不存在。如果对射线束进行适当的滤波，其光谱必然变窄，在窄光谱的范围内，可以近似认为衰减系数接近于恒量。为此，在 CT 中加入了滤过器装置。滤过器会优先滤掉软射线，使得在到达患者前的射线发生硬化。滤过器材料和厚度的选择要综合考虑对比度、伪影、噪声、CT 值均匀性和剂量。图 6.3.6 中，实线和虚线分别表示滤过前后的 X 射线光谱变化。实线为没有采用硬件滤过的光谱分布，虚线为采用 0.5mm 厚的铝片滤过后的能量分布情况。采用硬件滤过器的缺点是降低了总的光子能量，这样有可能导致图像信噪比（SNR）下降，为了保持信噪比不下降，有时会采用增加扫描时间或增加球管电压的方法。

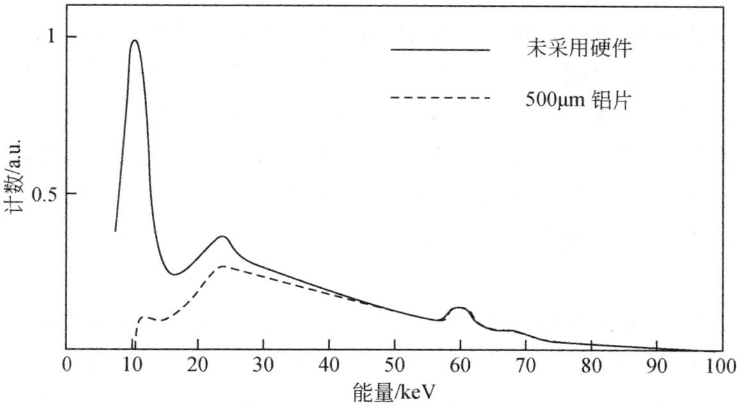

图 6.3.6　通过硬件滤过来滤除低能光子能量

（二）双能校正法

物质滤波法可以对能量作较大的校正，但也存在一些实际问题，主要是滤波物质对射线能量有较大浪费；在患者前面放置滤波物质，都要求有大剂量的 X 射线源。若将滤过物质放于患者之后，则增加了患者的吸收剂量，因此双能法被提了出来并加以应用。由双能情况下获取扫描数据而建立图像，具有普遍的显示意义。双能情况下获取的图像信息比一般情况下要多，因此所建立的图像清晰度较高，而且噪声较低。在人为地使用双能谱时，可以采用的方法有：将不同的能谱射入人体；或者同时采用双能入射时，分别探测不同能量下的衰减。目前的双源 CT 实践了这一想法。

双能法的原理：可以将宽频谱的 X 射线分解为窄频谱的 X 射线，因此 $\mu(E)$ 表述为

$$\mu(E)=\alpha_1 f_1(E)+\alpha_2 f_2(E)+\cdots+\alpha_n f_n(E) \tag{6.3.1}$$

在 CT 中，线性衰减系数主要由光电吸收和康普顿散射决定。因此，CT 中的线性衰减系数可以表述为

$$\mu(E)=\alpha_p f_p(E)+\alpha_c f_c(E) \tag{6.3.2}$$

式中，α_p 和 α_c 分别代表光电效应系数和康普顿散射系数；f_p 和 f_c 分别为与能量相关的光电吸收和康普顿散射。

线性衰减系数和线积分的关系为

$$\int \mu(x, y; E)\,\mathrm{d}s = -\ln \frac{I}{I_0} \tag{6.3.3}$$

把式（6.3.2）代入式（6.3.3），可以得到

$$\int \mu(x, y; E)\,\mathrm{d}s = \int \alpha_p(x, y) f_p(E)\,\mathrm{d}s + \int \alpha_c(x, y) f_c(E)\,\mathrm{d}s \tag{6.3.4}$$

要重建出 $\alpha_p(x, y)$ 和 $\alpha_c(x, y)$，就必须要获得物体在每个点的投影 $A_p = \int \alpha_p(x, y)\,\mathrm{d}s$ 和 $A_c = \int \alpha_c(x, y)\,\mathrm{d}s$。$A_p$ 和 A_c 必须分别在不同的能量下独立获得，也就是说，必须要有两个不同的信号频谱

$$I_h = \int S_h(E)\,\mathrm{e}^{[-A_p f_p(E) - A_c f_c(E)]}\,\mathrm{d}E \tag{6.3.5}$$

$$I_l = \int S_l(E)\,\mathrm{e}^{[-A_p f_p(E) - A_c f_c(E)]}\,\mathrm{d}E \tag{6.3.6}$$

其中，S_h 和 S_l 分别表示高能和低能下的 X 射线能谱。因此，从更为普遍的意义上讲，射线硬化误差校正技术的目的是根据所测量的数据，计算基本函数系数 α_p 和 α_c 的线积分 A_p 和 A_c。假如两个光谱都不是单一能量，说明方程属于非线性，但它们还是比较接近于线性的。在此情况下，方程式可以用很接近的多项式来近似表达，如果光谱的形状可以通过分析或测量而得知，则可以确定多项式的每一项系数。因此，可以有一组已知系数的联立多项式方程

$$\ln(I_h) = b_0 + b_1 A_p + b_2 A_c + b_3 A_p^2 + b_4 A_c^2 + b_5 A_p A_c + b_6 A_p^3 + b_7 A_c^3 \tag{6.3.7}$$

$$\ln(I_l) = c_0 + c_1 A_p + c_2 A_c + c_3 A_p^2 + c_4 A_c^2 + c_5 A_p A_c + c_6 A_p^3 + c_7 A_c^3 \tag{6.3.8}$$

由此可知，在已知射线投影的情况下，采用数字技术就能由联立方程解出 A_p 和 A_c。在实际应用中，求解出 A_p 和 A_c 后，由 A_p 和 A_c 用一般的图像重建方法建立起 α_p 和 α_c 的分布图像。在此图像的基础上，由式 $\mu(E) = \alpha_p f_p(E) + \alpha_c f_c(E)$ 就可获得衰减系数的分布图像。

（三）线性化方法

线性化方法（linearization）有时又叫单能校正法，是一种近似的方法，假设物质的衰减系数要么近似于水，要么近似于骨。假设近似于水的称为水射线硬化校正，近似于骨的则称为骨射线硬化校正。

1. 水射线硬化校正法

由于人体的成分超过 80% 是水，基于已知的水的衰减特性，重新映射投影采样，就可以补偿射线硬化伪影误差。对于组成物质的密度近似于水的被投射体，其衰减系数 $\mu(x, y, z, E)$ 可近似地分成两部分，即

$$\mu(x, y, z, E) = \mu(x, y, z) + \mu_{水}(E) \tag{6.3.9}$$

式中，$\mu(x, y, z, E)$ 表示物质中衰减系数的波动成分。应用式（6.3.9），可得

$$\int_0^L \mu(x, y, z)\,\mathrm{d}l = -\ln\left(I \Big/ \left\{\int I_0(E)\exp[-\mu_{水}(E)] \cdot L\,\mathrm{d}E\right\}\right) \tag{6.3.10}$$

式中，$I_0(E)$ 是射线源的光谱特性；$\mu_{水}(E)$ 是水的衰减系数的频谱特性；L 是射线在体层内的透射长度；I 是探测器接收到的光子数。式（6.3.10）左边是射线投影，也是 CT 建像的原始数据。

我们可以用数学分析或实验的方法将上述等式的右边展开为 $\ln I$ 的级数，从而得到

$$\int \mu(x, y, z)\,\mathrm{d}l = C_0 + C_1 \ln I + C_2 [\ln I]^2 + \cdots \tag{6.3.11}$$

在某一类型薄层的具体情况下，C_0、C_1、C_2、…均为常数。在宽带光谱源的情况下，如果被断层部位符合物质制约条件式（6.3.9），以及用式（6.3.11）作为建立图像的初始数据，便可避免射线硬化误差。

在实际情况中，射线在扫描过程中穿过人体时，要通过空气、软组织以及骨骼等，这三者的 CT 值差别比较大，因此不能用单一物质的近似值来校正射线硬化误差。为此，早期的 CT 扫描机采用包围人体的水袋。本来包围骨骼的是软组织，而包围软组织的是人体周围的空气，采用水袋后，包围骨骼的一切周围物质近似于水，因为软组织的密度与水差不多。在此情况下，被扫描的衰减系数可以用式（6.3.10）表示。在式（6.3.11）中，要求波动成分 μ（x，y，z）的数值比 $\mu_{水}(E)$ 小得多，因此，软组织部分的校正效果较好，骨骼部分误差较大。同时，水袋也可使穿过被扫描物体的投影路程相等。现在 CT 机已经淘汰了水袋，用楔形有机玻璃来替代。

2. 骨射线硬化校正法

当被扫描物体极不均匀，且其衰减特性明显偏离水时，水射线硬化校正效果就不明显了。对于头部扫描，这种情况尤其突出，因为头部结构除了软组织外，还有大量的骨结构存在，此时要采用骨射线硬化校正法。

回顾前面，用 I_0 表示入射 X 射线强度，I_w 表示只被水衰减后透射的 X 射线强度，P_w 表示经过水射线硬化校正后衰减系数的线积分。其关系如下

$$P_w = \sum_{i=1}^{N} \alpha_i \ln^i\left(\frac{I_0}{I_w}\right) \tag{6.3.12}$$

当被扫描物体存在两种不同材料时（骨和水），如果有顺序地放置两种材料（一种材料的出射 X 射线强度是另一种射线的入射强度），那么 X 射线衰减关系可以由式（6.3.12）的级联来近似。具体地，如果用 I_w 表示经过第一个材料（水）后投射的射线强度，线积分估计可以表达为

$$P_L = \sum_{i=1}^{N} \alpha_i \ln^i\left(\frac{I_0}{I_w}\right) + \sum_{i=1}^{N} \beta_i \ln^i\left(\frac{I_w}{I}\right) \tag{6.3.13}$$

就像 α_i 一样，β_i 取决于第二种材料的衰减性质和 X 射线光谱。在射线硬化校正过程中，假设被扫描物体是单一成分组成，则投影误差 ΔP_L 可以简化为式（6.3.12）与式（6.3.13）之差，即

$$\begin{aligned}\Delta P_L &= \sum_{i=1}^{N} \alpha_i \ln^i\left(\frac{I_0}{I_w}\right) - \left[\sum_{i=1}^{N} \alpha_i \ln^i\left(\frac{I_0}{I_w}\right) + \sum_{i=1}^{N} \beta_i \ln^i\left(\frac{I_w}{I}\right)\right] \\ &\approx \sum_{i=1}^{N} (\alpha_i - \beta_i) \ln^i\left(\frac{I_w}{I}\right) = (\alpha_1 - \beta_1)\xi + (\alpha_2 - \beta_2)\xi^2 + \cdots \end{aligned} \tag{6.3.14}$$

式中，$\xi = \ln(I_w/I)$，上式的线性误差项导致重建图像中的低频率 CT 值偏移，式中的非线性项也是图像中形成条状和带状伪影的原因。这样，为了校正骨射线硬化伪影，我们需要计算 ξ。可以通过计算穿过被重建骨结构的线积分来估计 ξ 值。骨射线硬化校正基本流程如图 6.3.7 所示。

水射线硬化校正和骨射线硬化校正在临床上应用效果都比较理想，但在应用中同时要兼顾其他因素。比如，当存在部分容积效应时，图像中骨的成分可能被高估或者低估，从而会出现骨校正算法被高估或者低估。因此，在骨校正算法中，有可能出现校正过度或者校正不足的现象。

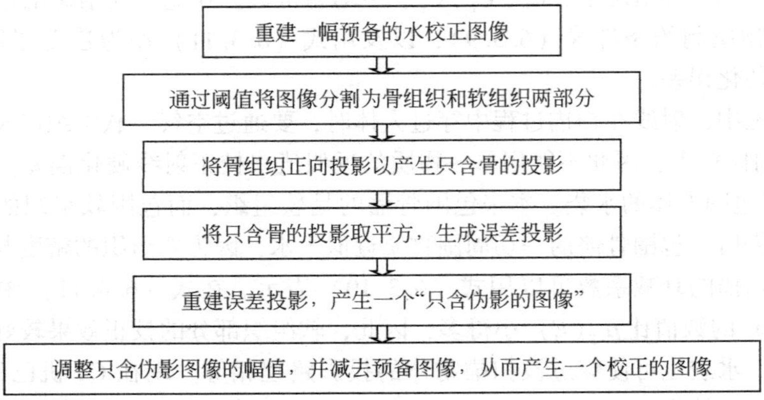

图 6.3.7 骨射线硬化校正过程流程图

（四）迭代法校正 BHA

在前述 BHA 校正技术中，是以目标或 X 射线光谱的限制性假定为出发点。因此，经典的校正技术的局限性较大，收到的效果也不够理想。从某种意义上讲，迭代法校正效果较好，普适性更强。在迭代法校正技术中，人体被扫描的薄层可以包括骨骼、软组织、气体和脂肪等不同的成分。

步骤如下：采用简单的物质线性化方法构建基本图像，对射线硬化效应进行初步的抑制，在此基础上，计算出图像矩阵中每个点的基本函数系数，并由此计算出每条射线的基本函数系数；然后用校正函数来改善原始数据，即改造沿每条射线上的组成数据。这个过程可以重复若干次，对射线硬化效应的校正效果比较理想。在实际应用中，往往一次重复就能产生明显效果。图 6.3.8 为迭代法的系统框图。

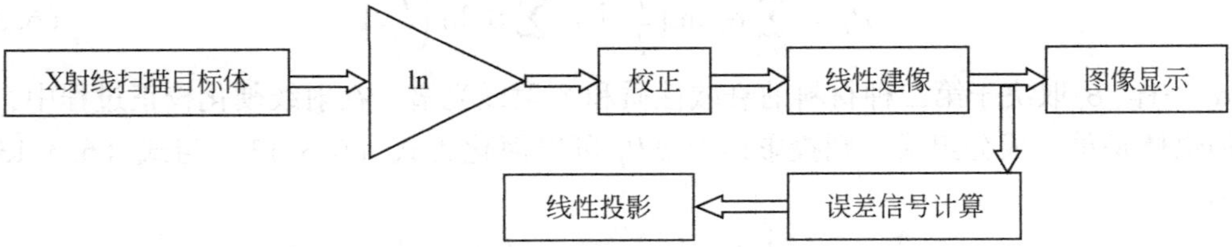

图 6.3.8 迭代法校正 BHA

从上面的系统流程中可以看出，迭代法的关键是从原始 CT 数据中提出校正射线硬化误差的信息。

和普通的迭代法类似，首先采用一个人体生理组织的简单模型，模型的构成是：任何衰减高于软组织的组织假定为含钙组织。含钙组织假定为两种不可压缩物质的混合。同时，衰减低于软组织的组织可以假定为软组织和空气的混合。人体中含钙组织是由于在软组织和脂肪内沉积了钙盐，主要成分是 $Ca_3(PO_4)_2$。通过这个已知成分的特制模型，可以计算出模型的基本函数系数。

（五）合理的设备操作

合理的设备操作会使得校正效果事半功倍。比如，在给患者摆位时，要通过机架的倾斜来尽量避免扫描野的组织密度差异太大。此外，绝大多数机器内都安装了经典 BHA 校正程序，一旦发现出现 BHA，要及时运行相应的校正程序。要确保在更换球管或者管电压产生变化时运行 BHA 校正程序。

出现由造影剂的注入引起的 BHA 时，其表现为严重的条状伪影［图 6.3.9(a)］，针对这种情况，可以合理地选择摄入造影剂和扫描物体的间隔时间。同时，有针对性地选用防止 BHA 的造影剂。当然也可以采用前面介绍的算法来校正。图 6.3.9(b) 为 BHA 校正后的图像。

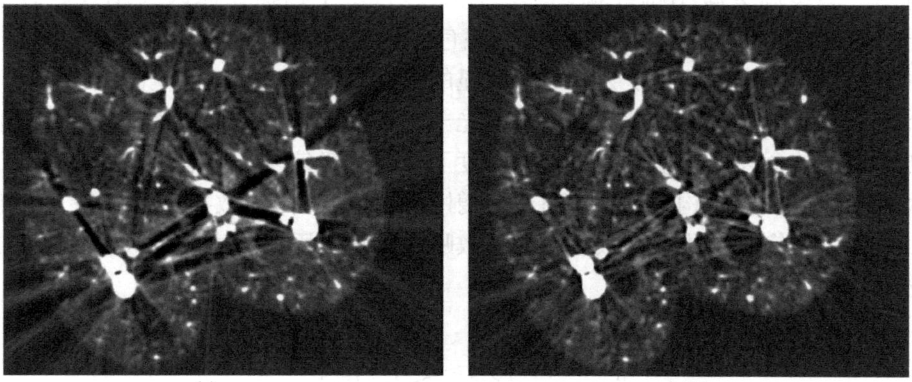

(a) (b)

图 6.3.9 注入造影剂后的老鼠的肺部 CT 图像

（a）为明显的射线硬化条状伪影；（b）为软件校正结果

第四节 散射线形成的伪影

一、散射线形成伪影的表现形式

图 6.4.1 模拟散射线伪影，散射线伪影和 BHA 伪影虽然形成原因不同，但其伪影表现非常相似，都是在高密度物质之间形成条带伪影。同时可以观察到在暗条纹的边缘存在着亮条纹，它们的产生是由于运用了负值重建核，并与一部分暗条纹相抵消。

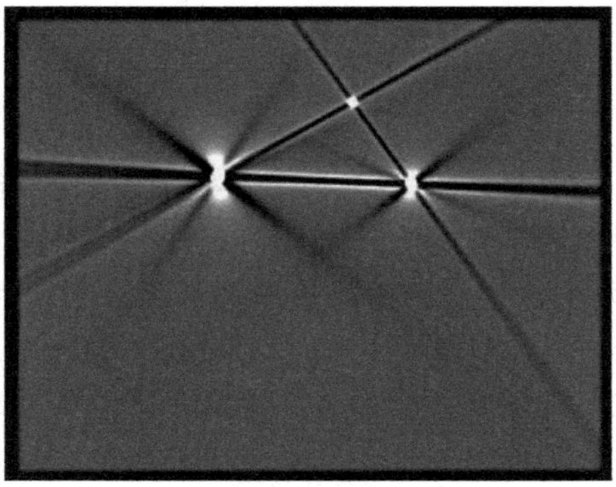

图 6.4.1 散射伪影模拟图

二、散射线形成伪影的形成原因

X 射线与组织相互作用的主要形式是相干散射和康普顿散射。为简单起见，用图 6.4.2 说明散射过程。当 X 光子与电子相碰撞时，一部分能量传输给电子使之脱离原子，剩下的能量被光子带走。因为在这个过程中存在能量存储，所以一般情况下，散射光子偏离初始光子的路径。

由于康普顿散射的存在，不是所有到达探测器的 X 光子都是初级光子。探测信号的一部分来源于散射，这与 CT 系统的设计有关。这些散射光子使探测的信号偏离 X 射线强度的

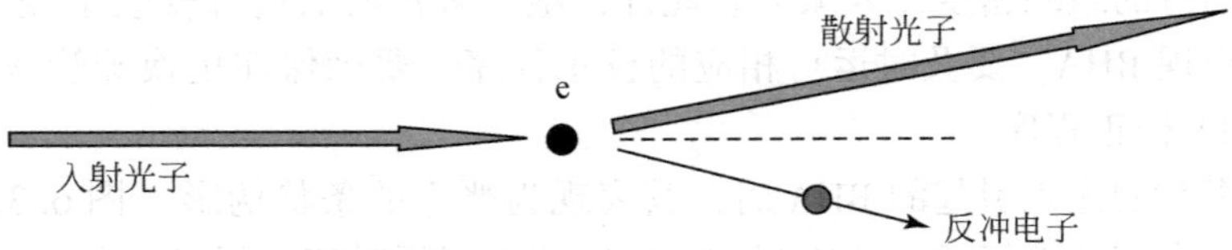

图 6.4.2　X 射线散射示意图

真实值，这样会产生 CT 值漂移或者在图像上产生阴影（或条纹）伪影。图 6.4.3 是康普顿效应示意图。假设高衰减结构（椭圆形黑色阴影）位于扫描物体内（不规则较淡阴影区域）。灰色虚线代表初始 X 射线光子，较浅黑色实线为到达探测器的强度分布曲线。在高衰减结构区域，表明探测到的光子数有非常明显的下降。考虑康普顿效应的影响，由于散射光子的偏转角是任意的，探测器接收到的散射光子的强度分布是低频背景信号，用黑色点线表示。与初始光子结合起来，整个信号是对比度下降的投影信号，用黑色实线表示。注意，信号的谷底（对应高衰减结构）明显高于无散射情形。由于低频散射信号的特点，它很少包含有关扫描物体的信息。此外，散射还会导致噪声增加。因此，康普顿效应就降低了整个图像的对比度和信噪比。

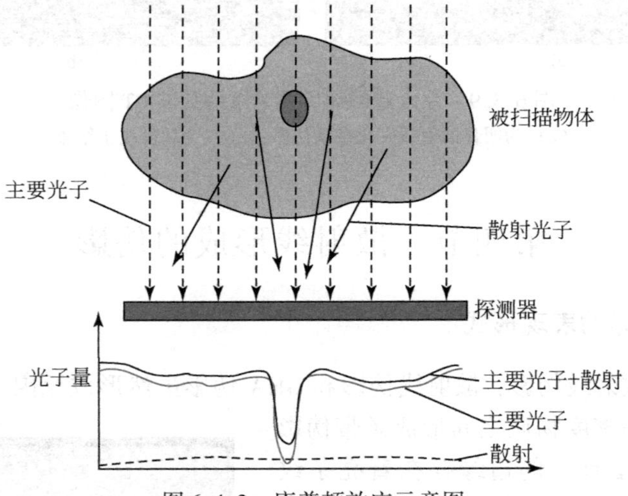

图 6.4.3　康普顿效应示意图

需要指出的是，CT 中的散射辐射与常规摄影有所不同。在常规摄影中，散射对胶片的曝光剂量有影响，主要降低了图像对比度，但在 CT 中，对数运算使这种现象呈现非线性（两个数字之和的对数不等于两个数字对数的和）。散射光子的作用与物体有关，它把与位置有关的结构叠加到了实际的 X 射线强度上。

基于康普顿效应，必然要考虑下列问题：我们能否在散射线到达探测器之前在一定程度上把散射光子从初始光子中分离出来？对于医用 CT 来讲，答案是否定的，原因有二：一是入射光子的能量范围较大，球管发射的 X 光子能量不同；二是大多数 CT 的探测器无法区分能量。探测器测量的信号只简单代表采样期间的 X 射线通量。随着 CT 球管和探测器技术的发展，在不久的将来也许可以克服这一缺点。

三、散射线形成伪影的校正方法

处理散射伪影的一般方法是尽可能避免散射光子到达探测器。使用后准直器可有效减少散射辐射，如图 6. 4. 4 所示。散射光子的路径与扇形束路径不一样，这样通过限制到达 X 射线焦点的每个探测器的扫描野，可以阻挡大部分散射光子。

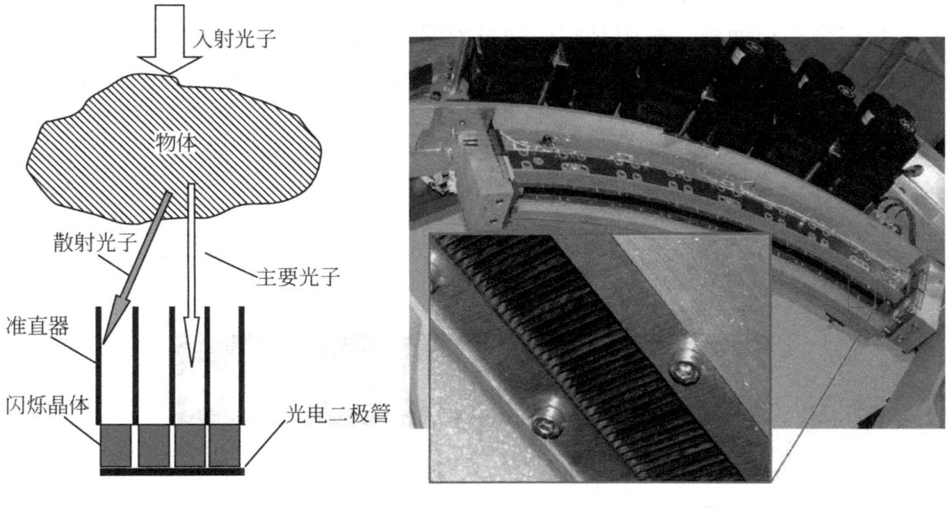

图 6. 4. 4　在第三代 CT 中放置准直器来克服散射效应

（a）为示意图；（b）为实例

后准直器应用于第三代 CT 中的效果较好。但其用于第四代 CT 中效果受到限制（图 6. 4. 5）。这正说明了为什么多层面 CT 是基于弧形探测器布局。当探测器布局由弧形向弧面拓展时，就要求准直器从 1D 向 2D 改进，只有这样才能有效地屏蔽散射线。

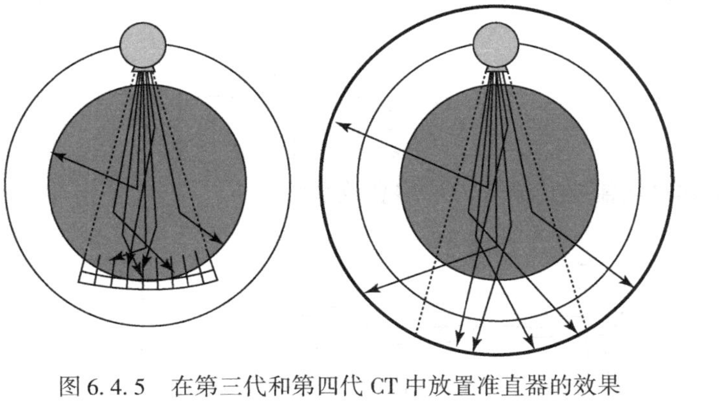

图 6. 4. 5　在第三代和第四代 CT 中放置准直器的效果

第五节　部分体积效应伪影

在 CT 扫描过程中，如果一个物体只有一部分进入单位层厚，就会导致重建后的 CT 值只是原有物体的一部分，也即重建所得的 CT 值是扫描层内所有物体 CT 值的平均值。当应

用层厚较厚或者 z 轴斜度较大时，这种效应更加明显。这种效应被称为部分容积效应（partial volume effect，PVE）。由于 PVE 所形成的伪影称为 PVE 伪影，根据伪影的形成原因又分为线性 PVE 伪影和非线性 PVE 伪影。

一、线性部分容积效应

如图 6.5.1 所示，有 3 个小病灶，最上面的一个在一个层面里，中间病灶部分在此层面中，下面病灶完全在层面外。右图是它们的投影图，可以看出成像病灶的对比度与被扫描层面区域成比例，称这种效应为线性部分容积效应（linear partial volume effect，LPVE）。

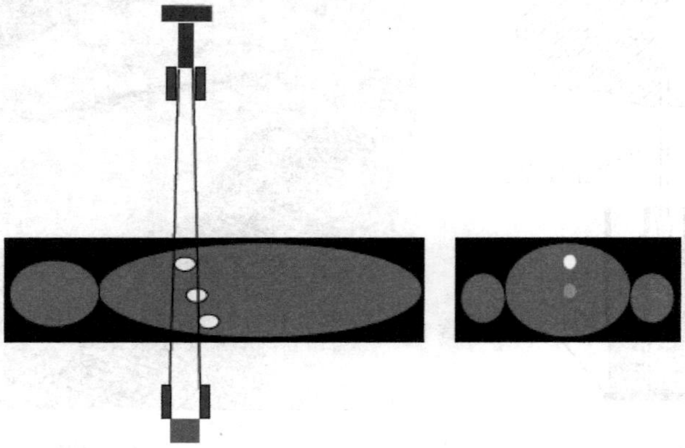

图 6.5.1　轴向部分容积效应伪影示意图

二、非线性部分体积效应

非线性部分体积效应（non-linear partial volume effect，NPVE）是相对于 LPVE 而言的。如图 6.5.2 所示，假设两个物体分别具有衰减系数 μ_1 和 μ_2，X 射线入射强度为 I_0，出射强度分别为 I_1 和 I_2，探测器将所得的射线强度取平均值，得到强度 I，利用公式（6.5.1）通过 I 估算出总的衰减系数，即

$$\mu = -\ln\frac{I}{I_0} = -\ln\left[\frac{\frac{I_1}{I_0}+\frac{I_2}{I_0}}{2}\right] \tag{6.5.1}$$

然而，大多数重建算法需要其输入为平均衰减系数

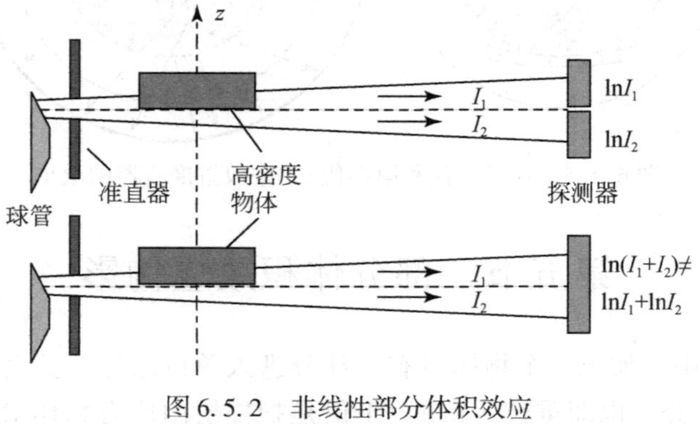

图 6.5.2　非线性部分体积效应

$$\frac{\mu_1+\mu_2}{2}=\frac{1}{2}\left(-\ln\frac{I_1}{I_0}-\ln\frac{I_2}{I_0}\right)=-\ln\sqrt{\frac{I_1}{I_0}\frac{I_2}{I_0}} \tag{6.5.2}$$

对于任意的正实数 a 和 b，都有 $(a+b)/2\geqslant\sqrt{ab}$，所以如果 $\mu_1\neq\mu_2$，根据式（6.5.1）和式（6.5.2）可得出 μ 比 $(\mu_1+\mu_2)/2$ 小。

（一）横断面 NPVE

横断面 NPVE 的产生原因是由于 X 射线线束宽度平均化，更确切地说是由于横截面焦点宽度的平均化。横断面 NPVE 在图像上表现为与锐利边缘相切的暗状条纹，所以它也被称为边缘条纹伪影。经典的模拟方法是对射线束进行求指数后再求和，即利用线束能量平均。另一种方法是先对线束进行求和后再取指数，即利用衰减程度平均。

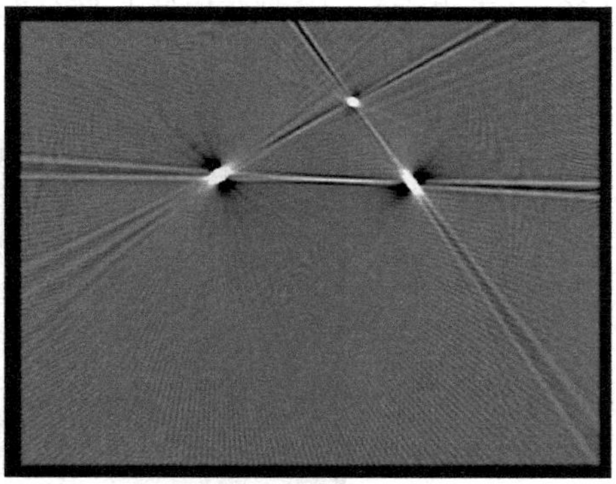
图 6.5.3　模拟非线性部分体积效应

图 6.5.3 是 NPVE 体模模拟图，其引起伪影的表现为条状伪影。在相同符号斜度连接边缘，可以看到暗状条纹，然而在斜度相反的连接边缘，却观察到了亮条纹。改变窗宽窗位，可以在金属合金板的边缘观察到暗状条纹，还有许多条纹从金属周围放射式分布。

（二）轴向非线性部分体积效应

轴向 NPVE 产生的原因是由于层厚的平均化，更确切地说是由于轴向焦点宽度的平均化和轴向探测器宽度的平均化。图 6.5.4(a) 模拟体模中有两根金属棒，并且两根金属棒都部分进入扫描层，最大斜度投影直线同时穿过两根金属棒。在横断面上的重建图像中有一个暗状条纹连接两个金属棒。图 6.5.4(b) 也是模拟两根金属棒同时穿过扫描层，但是它们是以相反的方向。在同时穿过两金属棒的投影直线上轴线 NPVE 可以互相抵消，但其他方向上却不能，以致在横断面重建时会出现亮条纹连接两个金属棒。所以，除了在两金属棒之间，整个图像都引入了负误差。

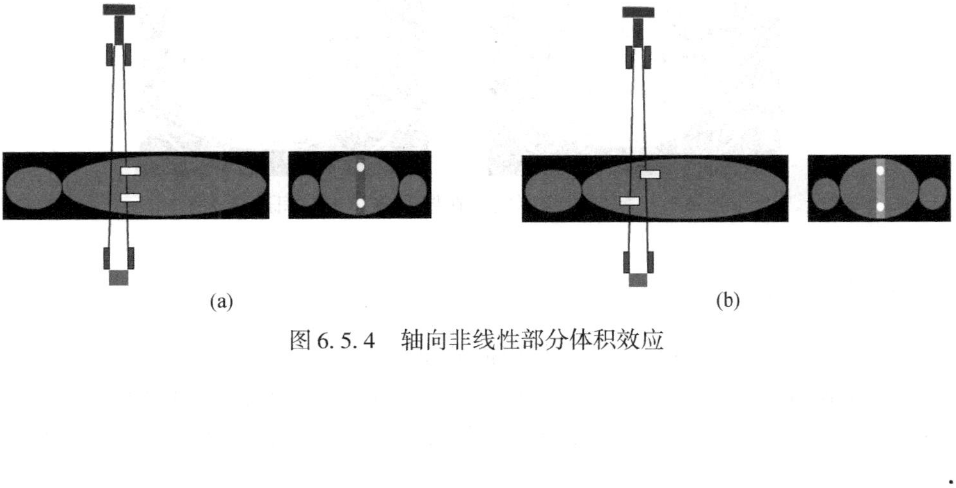
(a)　　(b)

图 6.5.4　轴向非线性部分体积效应

三、PVE 校正方法

（一）薄层扫描

降低 PVE 的最佳方法就是采用薄层扫描（图 6.5.5），在临床应用中，薄层的选取要考虑覆盖范围或噪声等因素。对于 SSCT 而言，层厚的选择特别重要。例如，为了避免由于患者运动或对比度的因素出现图像退化，有必要在一次屏气内或一个周期内完成整个扫描。在已知机架旋转速度下，患者床的传输速度与层厚有关（床速与螺距有关）。对于大尺寸器官（如 20cm 或更大），需要在层厚与部分容积效应之间进行折中。

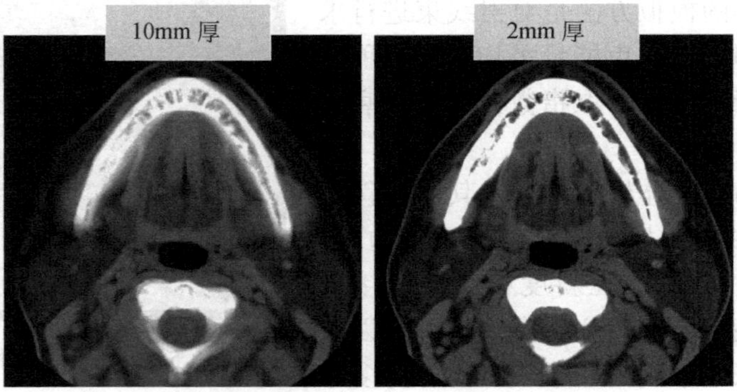

图 6.5.5　当层厚降低时，PVE 伪影明显减少

很多情况下，使用大层厚扫描患者的原因是考虑降低量子噪声。为了达到这个目的，可以简单地把几个薄层合成为厚层（图 6.5.6）。对于 SSCT，进行多层扫描必须要付出代价。随着 MSCT 的普及，可以同时得到多个薄层，这些薄层的组合可以得到最后的图像。组合过程既可以在图像空间内进行也可在投影空间内进行。如果在投影空间内进行，它必须在对数运算后实施，否则会形成伪影（图 6.5.7），这是因为对数计算后的断层重建过程接近线性。

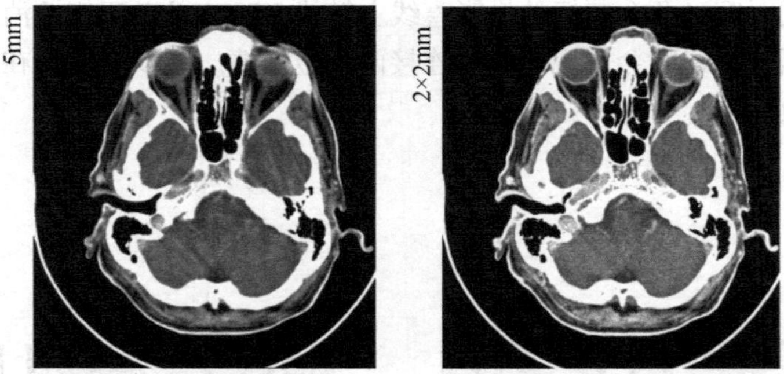

图 6.5.6　把薄层合成厚层，在层厚和噪声之间进行折中

（二）选用窄的 X 射线束角度

由于 X 射线在 z 方向分布有差异（与扫描平面垂直），发生部分容积效应的物体与角度有关。如图 6.5.8 所示，在此例中，当扫描角度设置的比较大时，不同的组织信息（如箭头所示）包含在 a. p 和 p. a 中，这样就造成了投影数据的不一致性。当把角度减小时，可以看

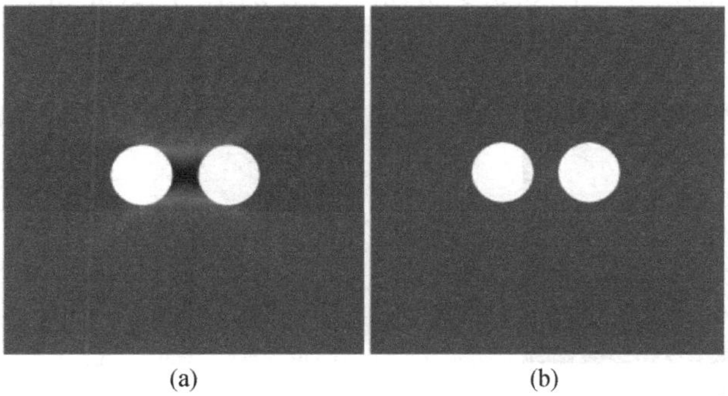

图 6.5.7　在投影空间进行图像融合必须在实施对数运算后进行

图(a)为在实施对数前进行图像融合，形成伪影；图(b)为对数运算后实施融合，伪影消失

出 PVE 伪影也随之降低。

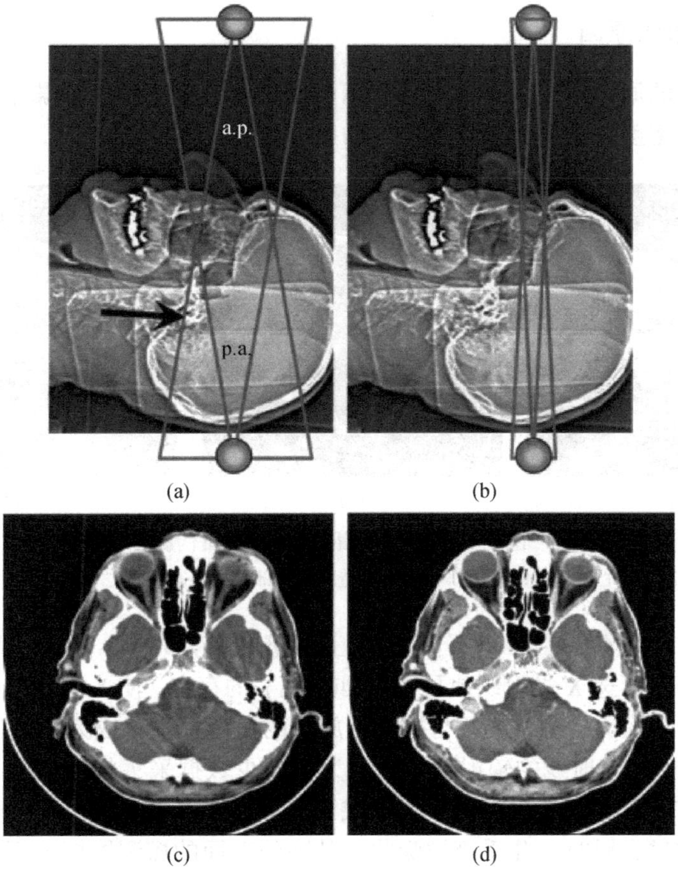

图 6.5.8　X 射线角度对 PVE 的影响

（三）采用小的 DFOV 和大的扫描矩阵

小的 DFOV 和大的扫描矩阵都会决定像素的大小，在显示图像中，如果像素太大会加剧 PVE［图 6.5.9（a）］。像素越小，则在 x-y 平面内单个像素所包含的物体的种类就越少，

可以有效地避免 PVE 的产生。图 6.5.9(b)和(c)分别采用 42cm 和 14cm 的 DFOV，可以看出图(c)的 PVE 不如图(b)那么明显。

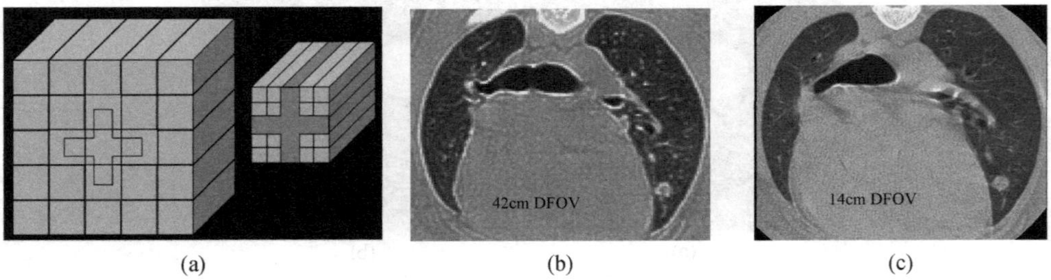

图 6.5.9 DFOV 对 PVE 的影响

第六节 金属伪影

一、金属伪影的形成原因

产生金属伪影的原因比较复杂，根据金属的密度和形状不同，伪影表现的变化也很大。其典型表现是在高密度物质周围呈现放射状的条纹分布（图 6.6.1）。

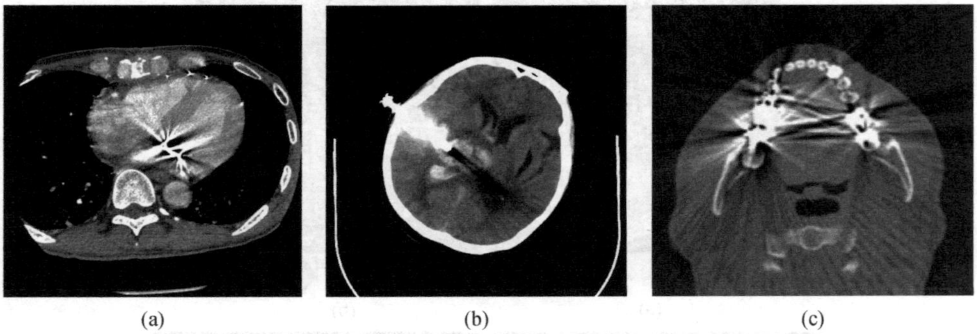

图 6.6.1 不同原因造成的金属伪影

（a）手术缝合夹造成的心脏金属伪影；（b）引流管造成的脑部金属伪影；（c）牙齿填充物造成的金属伪影

理论上重建 CT 图像需要沿断层各个方向上完整的投影数据，但在实践中经常不能得到完整的投影。例如，不透 X 光组织或异物（如金属）的存在，使 X 射线被完全吸收；或者由于欲成像物体的体积太大，使射线源与接收器旋转的角度受限；或为了重建运动器官（如心脏）的图像，或为了减少射线的辐射剂量而人为地减少数据采集的时间等，这些都限制了完整投影的获取；有时会碰到如患者口腔镶牙或肾脏插有银夹等情况，由于金属对射线的吸收率非常高，射线透过金属时，几乎都被吸收，从而使对面的探测器探测不到射线，因此读取的投影值异常大；断层射线衰减系数的变化呈非连续性的跳跃变化，如一种材质衰减系数远大于另一种材质的衰减系数，就会导致投影数据的一阶导数在某一段表现为弱连续性，经过滤波后，这种弱连续性进一步放大，就会在重建图像中形成明暗相间的条状干扰信息。由于金属边缘左右两端点处的不光滑（投影值差异较大），使得通过高通滤波器滤波后的投影在缺口两端点处产生尖峰，反投影后就容易在图像上拖出长长的轨迹。这种情况的投影值刚好在缺口两端点处变化剧烈，反映在图像上就形成与金属相切的长条。

二、基于 BHA 和 PVE 的 MAR

金属伪影的去除（metal artifact reduction，MAR）属于 CT 的经典研究范畴。依据不同的形成原因选择相应的去除方法。

对于临床应用，金属物体可能是人体内的金属整形器件（如医用栓和夹）或患者必须携带的装置（如活检针）。金属物体可产生射线硬化效应、部分容积效应等。另外，金属物体的运动更容易产生伪影。前面提到的许多解决伪影的方法也可以用来解决金属伪影。例如，高 kVp 设置可以减少硬化效应，薄层扫描可以降低部分容积效应。

当由于 BHA 导致金属伪影时，可以使用射线硬化伪影部分讨论的方法进行算法校正。图 6.6.2(a)是患者进行矢状面脊髓扫描，在该患者体内有用于固定脊柱的钛金属装置。在图像重建过程中，只使用了水的硬化校正，但因为钛的衰减特性与水的差别很大，植入物内的信号被硬化效应伪影影响了。如果我们知道植入物是钛金，而且知道它的衰减特性，就可以使用类似骨校正算法进行补偿减少伪影。图 6.6.2(b)是同样的扫描，但是进行了钛硬化校正后，植入物内的信号正常。

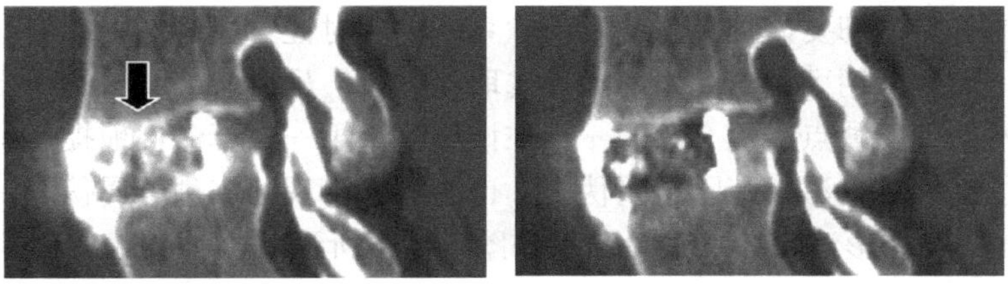

(a) (b)

图 6.6.2　对扫描患者体内有钛金属的重建图像

(a)是带有伪影的图像；(b)是校正后的图像

当金属物体是高衰减物体时，在数据采集时会发生超出数据采集电路下限的问题。如果发生此种问题，会出现与光子数不足类似的伪影。伪影主要表现为高密度条纹。当与金属的硬化效应伪影一起出现时，图像中会同时出现阴影伪影和条纹伪影。图 6.6.3(a)是患者臀部有钛金植入物的情形。经过硬化校正后，低于 DAS 下限的条纹伪影仍旧出现在图像中，如图 6.6.3(b)所示。当然，进行综合硬化校正和自适应噪声滤波方法可使图像质量提高。

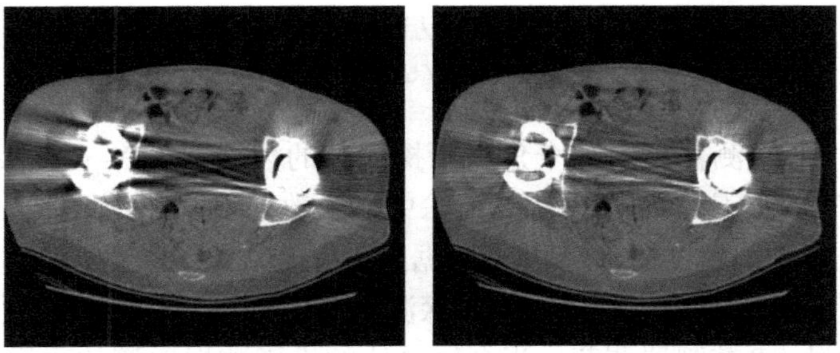

(a) (b)

图 6.6.3　患者臀部有钛金植入物的情形

当被扫描物体中出现大量高衰减金属植入物时（如臀部的不锈钢植入物），投影信号的幅度很高，以至于在滤波后超出了数字信号处理芯片动态范围。为了提高重建速度，在图像重建过程中经常使用集成电路的 DSP，这些集成电路的动态范围是有限的。结果是滤波投影数据被截尾，从而导致图像伪影的产生。

三、基于后处理的 MAR

（一）基于插值方法的金属伪影校正方法

1987 年 Kalender 等提出了针对金属伪影的线性插值算法。其算法包括如下几个步骤。

步骤 1：通过 FBP 从已遭到金属伪影损毁的投影数据中得到原始 CT 图像；

步骤 2：通过选取工具粗略划分金属物体；

步骤 3：在投影数据中搜索金属物体的准确边界；

步骤 4：应用线性插值算法对丢失的投影数据进行插值填补；

步骤 5：对插值后的投影数据添加高斯噪声（可选）；

步骤 6：对新的投影数据运用 FBP 算法得到消除了金属伪影后的 CT 图像。

Kalender 等在算法中是利用选取工具，粗略的划分出金属物体的范围，并非通过图像分割的算法去优化分割出准确的金属轮廓。虽然准确获取金属物体的边界在当时的计算机硬件条件下是可能的，但是却要以牺牲该伪影消除算法的实时性为代价。因而 Kalender 没有采用优化分割方案，而是采用了相对简便的主观选取的方法。虽然 Kalender 的伪影消除算法存在金属物体分割不精确的缺点，但 Kalender 却在该算法中第一次革命性地提出了对投影数据中的缺失数据进行修补的方法来消除金属伪影，也为后来出现的多种金属伪影消除算法奠定了理论基础。Kalender 伪影消除算法试验结果如图 6. 6. 4 所示。

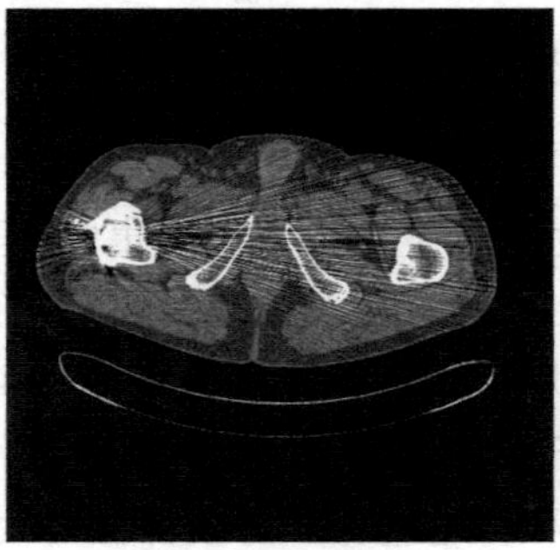

(a)

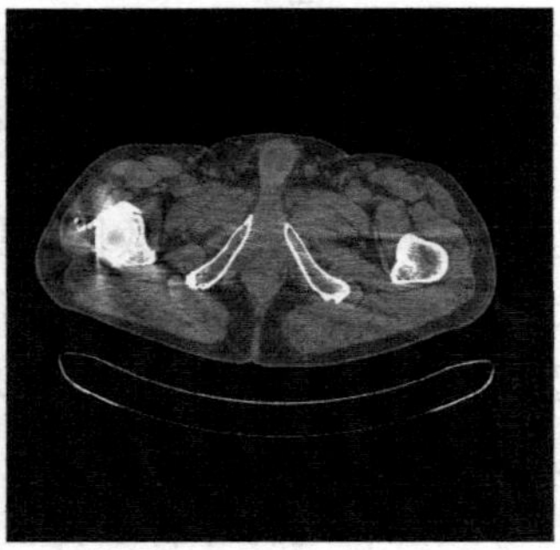

(b)

图 6. 6. 4　Kalender 伪影消除算法试验结果

(a) 原始 CT 图像；(b) 修正后的 CT 图像

Kalender 认为 CT 探测器在每一个角度所探测到的数据都由 X-ray 系统及感兴趣区域中的被照射物的几何形状决定。而金属伪影消除中投影数据中的金属物体边界搜索算法就是通过分别从感兴趣区域投影数据的外测投影数据通道 k 和 $k+n$ 开始搜索的［图 6. 6. 5（c）］，接着通过设置适当的探测器接收阈值就可以探测出金属物体的投影数据通道。其中探测器接收阈值设置可以通过 CT 控制器调节。当金属物体的投影数据通道的边界被确认后，一套利用金属物体投影通道最近邻两侧投影数据对丢失的金属物体的投影数据进行填补的简单线性插值算法就会被启动，从而生成一套新的 CT 图像投影数据图［6. 6. 5（b）］。

另外，Kalender 建议对进行过插值的金属物体投影数据人为的加上与金属物体周围 CT 图像一致的高斯噪声。对插值投影数据添加噪声的操作可以避免新的投影数据在接下来的滤波反投影重建时产生新的射线伪影。

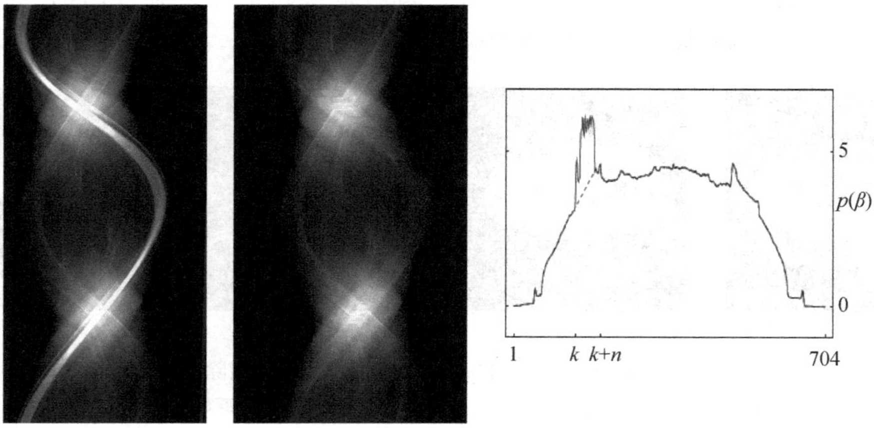

(a) (b) (c)

图 6.6.5 Kalender 伪影消除算法的线性插值过程

(a)原始 CT 图像投影数据；(b)插值后新的 CT 图像投影数据；(c)投影数据线性插值示意图

(二) 基于分割的金属伪影校正方法

2004 年 J. Wei 在 Kalender 算法基础上提出了 Smoothing-Plus-Scaling 伪影消除法。首先，简单的分割算法和 Scalings 算法并不能有效消除骨骼造成的伪影，尤其是在严重的金属伪影情况下。这是因为不规则的骨骼与组织边界难于用阈值分割算法很好的分割，同时如此产生的骨骼投影数据也难于通过多项式插值进行伪影消除。介于上述问题，J. Wei 提出了下述算法解决骨骼和金属伪影问题。

步骤 1：平滑骨骼组织像素。假设由 CT 扫描仪得到的原始投影数据重建得到图像 $I(n, n)$，其中 n 是图像的尺寸，对于大多数 CT 扫描仪而言 $n=512$。对于大多数骨骼的像素，其 CT 数一般在 300 ~ 1500 Hu 范围内分割骨骼像素。最后将图像每个像素的 CT 值 $I(x_k, y_k)$ 存储起来，以便在金属伪影消除算法的最后一步中对骨骼和金属物体进行还原。

步骤 2：对平滑图像进行正向投影。J. Wei 采用了 1986 年 Carwford 提出的正向投影算法来对步骤 1 中得到的平滑图像 $I'(n, n)$ 进行投影运算，从而得到平滑图像 $I'(n, n)$ 的投影数据。

步骤 3：搜索金属物体的投影数据。金属物体像素的 CT 值一般高于 2000Hu，因此 J. Wei 通过设置阈值 T_{metal} 来对金属物体进行精确分割，分割过程可以表示为 $M=\{(x_k, y_k) | I(x_k, y_k) > I_{metal}, k=1, 2, 3, \cdots\}$，对于实际的临床数据，金属物体的分割阈值可以根据不同的患者进行设置。

步骤 4：通过多项式插值法消除金属物体投影。

步骤 5：重建得到消除伪影后的 CT 图像，并还原金属及骨骼像素。通过步骤 4 得到的基准投影数据 $B(i, j)$ 经过滤波反投影（FBP）重建得到消除了伪影后的 CT 图像，接着将步骤 1 和步骤 4 中通过分割得到的骨骼和金属物体像素重新嵌入回消除了伪影后的 CT 图像中的相应位置。

J. Wei 提出的伪影消除算法是对 Kalender 伪影消除算法的一种改进，首先他针对 Kalender 伪影消除算法需要人工选择金属物体区域这一不足提出了基于阈值分割的金属物体选取方法。此外，他用非线性2阶多项式插值算法取代了Kalender对投影数据中的金属物体的线性插值方法，从而使得CT图像中的金属伪影得到了更为有效的消除。J. Wei的Smoothing-Plus-Scaling伪影消除效果如图6.6.6所示。

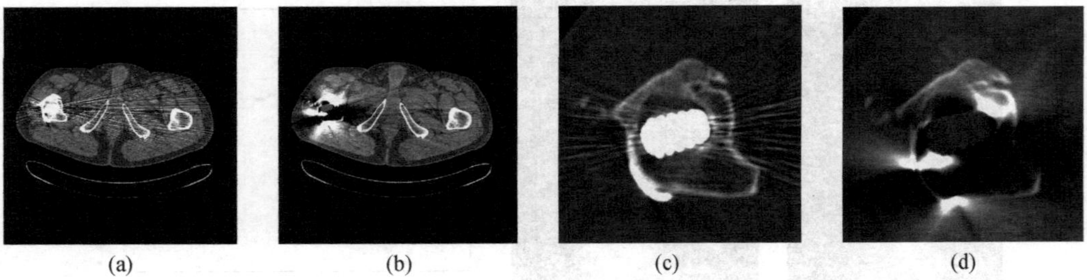

图6.6.6　Smoothing-Plus-Scaling算法的伪影消除效果

(a)原始CT图像；(b)Smoothing-Plus-Scaling算法修正后的图像；(c)原始CT图像的金属物体；(d)Smoothing-Plus-Scaling插值修正后的金属物体

（三）基于自适应前置滤波器的伪影消除算法

2006年Matthieu在J. Wei和Kalender研究的基础上提出了基于自适应前置滤波和类组织模型的金属伪影消除算法。该算法流程如图6.6.7所示。该算法主要由以下3大部分组成。

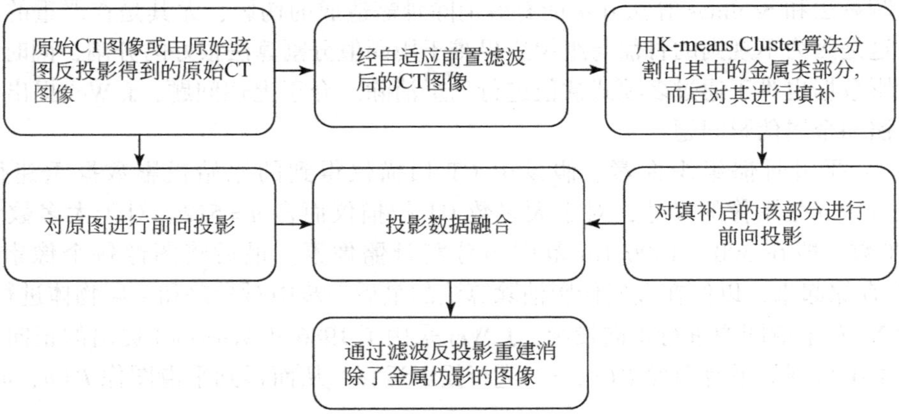

图6.6.7　基于自适应前置滤波器MAR流程图

步骤1：自适应前置滤波。遭到金属伪影损毁的CT图像首先经过自适应滤波器，用于降低原始CT图像中的噪声，并且平滑原始CT图像中的射线状伪影。

步骤2：图像聚类。经过自适应滤波器滤过后的CT图像，通过聚类分割算法，分割成如下5类，即空气类、软组织类、正常组织类、骨类和金属类。并且，每一类图像像素的平均CT值被用来填补相应区域的图像。接着，将金属类的图像像素用该类周围的像素进行填补产生“类组织”模型图像。最后，将“类组织”模型图像进行前向投影运算，得到该模型的投影数据。

步骤3：投影数据融合。投影数据融合作用在于将原始CT图像中金属物体的投影数据用“类组织”模型的投影数据来替换，构成一个新的投影数据。最后新的投影数据通过滤波反投影重建得到消除了金属伪影的图像。

Matthieu 采用自适应高斯滤波函数作为前置滤波器，而在图像分割算法中的选取上，Matthieu 摒弃了 J. Wei 和 Kalender 一直使用的阈值分割方法，而是转而使用了区域生成分割算法 K 均值聚类法来达到分割金属物体的目的。经过 K 均值聚类分割后，图像中的金属类别像素的 CT 值将被转化为与之相邻类别像素点的 CT 值，构成“类组织”模型。接着，该模型通过正向投影，得到“类组织”投影数据。

Matthieu 通过将“类组织”投影数据嵌入原始 CT 图像的投影数据，来代替原始投影数据中的金属物体投影部分。在进行嵌入的工程中，Matthieu 为了防止投影数据间断，造成重建过程中截断伪影的产生，他在嵌入“类组织”投影数据后对该投影数据的边界进行了线性插值，消除了融合后的投影数据的间断。最后，修正的 CT 图像由融合后的投影数据通过滤波反投影重建得到的。Matthieu 金属伪影消除算法的金属伪影消除效果如图 6. 6. 8 所示。

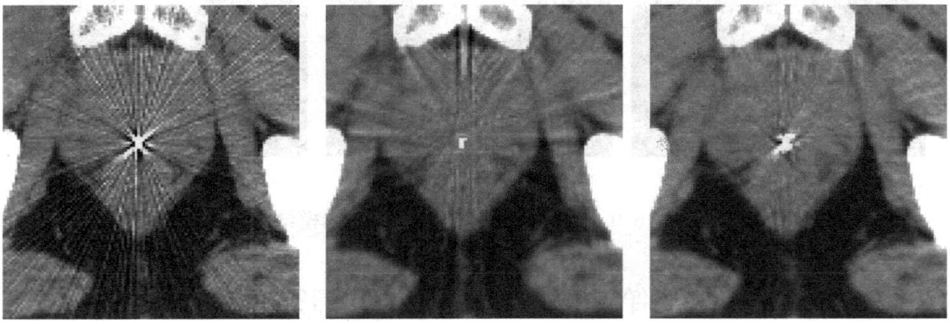

(a) (b) (c)

图 6. 6. 8　Matthieu 金属伪影消除算法的金属伪影消除效果

(a)原始 CT 图像；(b)经过自适应滤波器滤过后的图像；(c)修正后的 CT 图像

Matthieu 金属伪影消除算法的新颖之处在于，他并不像 J. Wei 和 Kalender 采用投影空间的插值方法消除金属伪影，而是通过在空域中对分割得到的金属物体进行插值的方法进行消除。这样的处理方式使得 Matthieu 的伪影消除算法较 J. Wei 和 Kalender 的算法少了确定金属物体投影通道的步骤，也为处理一些金属物体与组织对比度不高的 CT 图像提供了可能。

四、基于迭代重建的金属伪影消除算法

迭代法，也称“逐步近似法”，其思路是假设图像是均匀的，然后将计算值与实测值比较，修正计算值与实测值之间的差，然后一遍遍重复，直到假设值与测量值一样或在允许的误差范围内为止。与 FBP 方法相比，迭代法计算结果精确，但速度较慢。当迭代法用于金属伪影的去除时，一般在两个方面展开工作，其一是加快迭代速度法，其二是采用将 FBP 与迭代方法相结合的重建方法。

在目前应用的迭代方法中，有序子集最大期望值算法（ordered subsets expectation maximization，OSEM）是较有应用前景的一种快速迭代重建算法，它具有较好的重建图像质量和较短的运算时间。OSEM 属于一种“块”迭代的思想，将投影数据分成 K 个子集，每一个子集对重建图像各像素点值校正以后，重建图像更新一次，K 个子集校正一遍称为一次迭代过程。因此，OSEM 算法一次迭代过程中，重建图像被更新 K 次，OSEM 方法能够加快收敛速度。

尽管 OSEM 可以有效地加快收敛速度，但还是无法满足 CT 在临床实时重建的要求，因

此有学者提出了混合重建 CT 图像来去除金属伪影的方法。也即金属部分由于伪影的存在使得投影值不连续，对其进行 EM 方法重建。非金属部分投影可以看成连续的，所以对非金属部分使用 FBP 重建。最后对得到的金属与非金属的重建图像进行融合得到最终图像。

图 6.6.9(a)是存在金属伪影的原始体模重建图像，由于金属具有较大的衰减系数，可以看到在金属的周围存在放射状伪影。图 6.6.9(b)是单纯迭代重建结果，在普通 PC 机上重建时间为 10min。图 6.6.9(c)是用混合重建方法后得到的重建图像，金属伪影得到比较大的改善，而且重建时间缩短到半分钟。

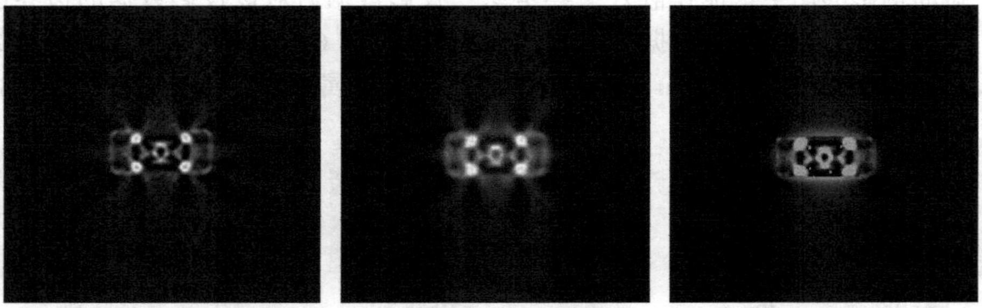

(a) (b) (c)

图 6.6.9　不同重建方法重建出的体模结果

第七节　环形伪影

一、表现形式及形成原因

（一）环形表现

探测器以弧形或弧面排列，用旋转-旋转方式，采用 360°数据采集，当探测器通道出现错误时，重建图像会出现以重建中心为圆心的同心圆。伪影主要包括单环伪影、多环伪影和环带伪影（图 6.7.1）。

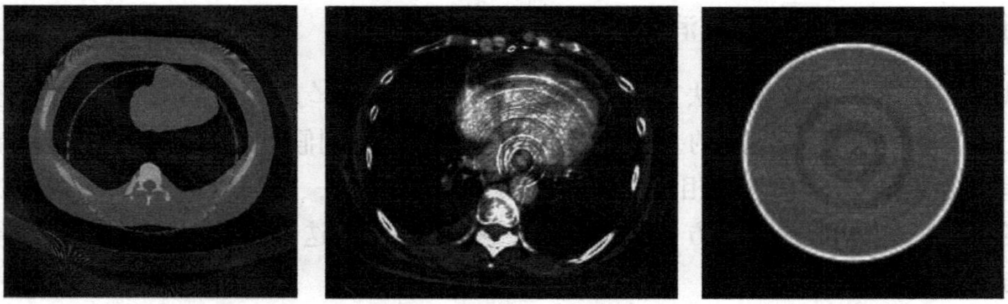

(a) (b) (c)

图 6.7.1　环形伪影的环形表现形式

(a)为单环伪影；(b)为多环伪影；(c)为环带伪影

单环伪影是由于某单个探测器通道出问题造成的，且环的大小与损坏探测器的位置相关。反投影图像形成圆环，与发生错误的通道的投影线相切（图 6.7.2）。

当数据采集仅仅为一个独立角度的投影时，错误通道形成的图像为一条直线；而当采集多个角度的投影时，它们共同作用使得最终的图像为圆环或者圆弧。

如图 6.7.3 所示，当采用旋转-旋转扫描模式，多角度扫描水模时，如果只有一个探测器通道出现错误，则在其投影像上表现得并不明显［图 6.7.3（a）］，但是经过滤过过程，错误则被放大了许多［图 6.7.3（b）］，将这些滤过后的投影经过反投影后，使得每个滤过后的错误投影映射到图像上是一条直线，这些直线距离等中心点的长度相等［图 6.7.4（a）］，一次旋转数据采集后，每条线的拖尾部分相互抵消，在最终的图像上形成单环伪影［图 6.7.4（b）］。

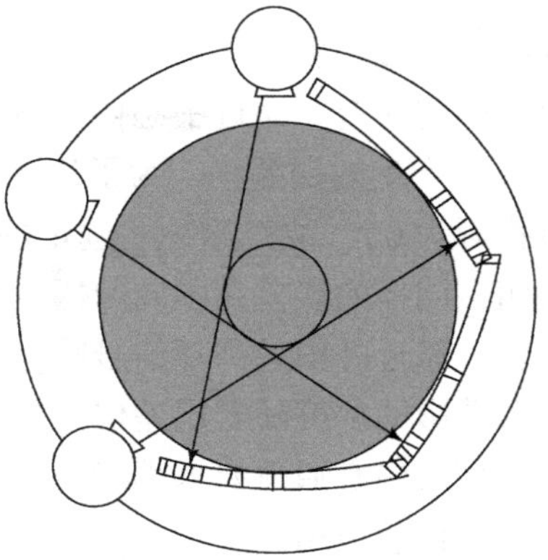

图 6.7.2　探测器错误通道和环的关系

基于上述分析，当一个探测器通道出现问题时，在

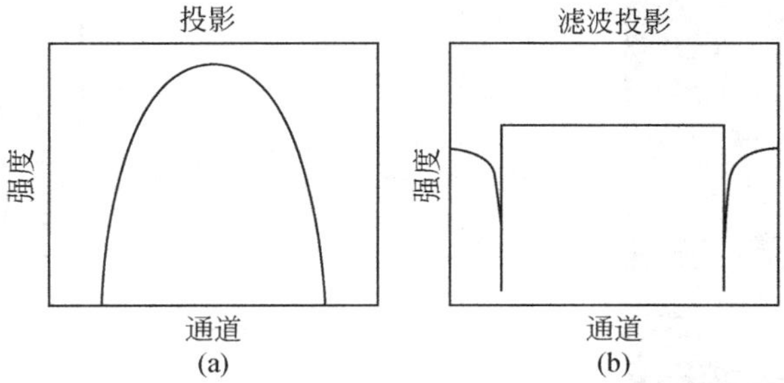

图 6.7.3　带有单个错误探测器通道的投影和滤波投影

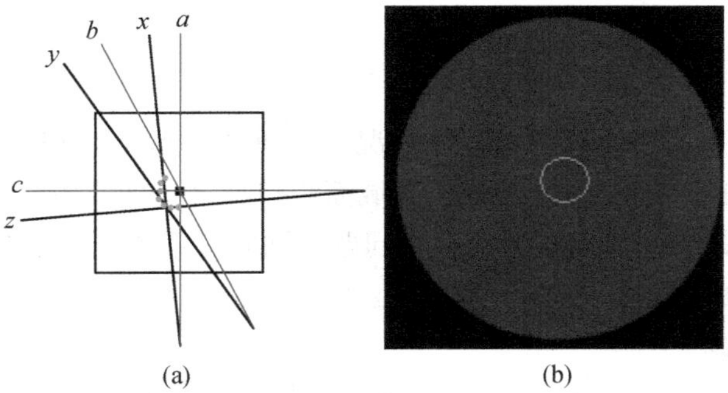

图 6.7.4　将图 6.7.3 投影经过反投影重建后形成的图像

重建图像上形成一个环，多个通道出现问题，则会有多个环状；当几个相邻的探测器均存在问题时，则会出现环带伪影。

下面对环形伪影的强度进行分析：我们假设环形伪影的强度是探测器错误通道位置的函数，以平行线束的滤波反投影为例，为了理解探测器通道错误对重建图像的影响，首先忽略其他通道的读数，统一将其设置为 0，并把观察到的通道投影设置为误差 ε（在弦图上，这个误差表现为强度均匀的一条直线）。结果环形伪影的强度为沿着整个环形的圆周积分 Q，它等于通道误差强度 ε 与投影数 n 的积。图像中圆环的强度 c 等于

$$c = Q/2\pi r = n\varepsilon/2\pi r \tag{6.7.1}$$

其中，r 是圆环的半径。公式（6.7.1）说明环形伪影的强度是由固定通道误差 ε 产生的，

它反比于圆环半径。尽管这仅局限于平行束投影，但对扇形束投影来说也存在类似的关系。这样，环形伪影的灵敏度沿着探测器的位置是不均匀的。也就是说，如果在不同位置给投影束相同的误差，靠近中心探测器（r 接近 0）产生的误差最大，靠近外围的探测器（r 较大位置）产生的误差小。为了证明此点，模拟一组空气扫描的投影数据（在任意噪声下，所有投影为 0），故意给一些选定的通道施加一定的误差。重建的图像如图 6.7.5 所示。该图表明，同样的误差在不同的探测器通道内产生的伪影的严重程度有区别，靠近中心的圆环信号亮，靠近外围的圆环信号暗。图 6.7.6 是利用图 6.7.5 给出信号灵敏度剖面线，曲线表明环形伪影的幅度随着误差位置越接近中心通道增加明显。也就是说，对于反投影精度的要求是越靠近中心通道要求越严格。尽管此实验是模拟空气扫描得到的，但是这个结论对于任意物体扫描都适用。

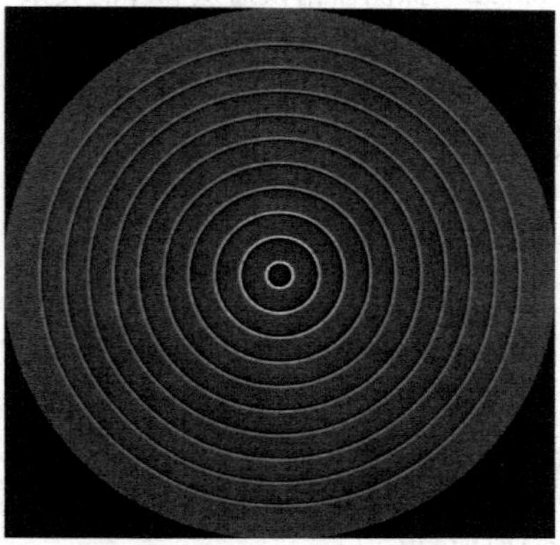

图 6.7.5　扫描空气的图像

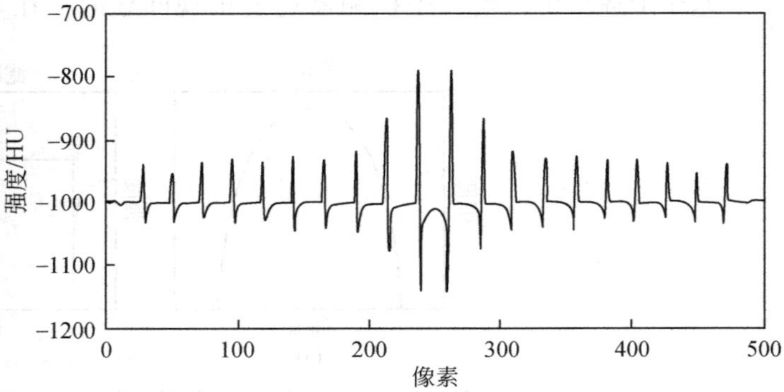

图 6.7.6　对应于环形伪影的信号强度剖面线

（二）点状表现

点伪影（smudge）是环形伪影的特殊情况，在重建图像上表现为中心区域有一片（黑或白）的区域，灰度向外逐渐平滑过渡，区域面积包括多个像素点［图 6.7.7（a）］。这类伪影的形成原因主要是中间探测器通道存在问题。同时，系统接地不良和控制不好的电噪声等也会是这类伪影形成原因。点伪影应引起足够的重视，因为它和某些病征相似，如果不加以区分，容易造成误诊。

CT 系统的数据采集特点增加了中心区域产生点伪影的几率。图像中心区域的像素值仅由探测器的中间几个通道来决定，而处于较大半径位置的像素值则由非中心通道探测器贡献数据。如图 6.7.7(b)所示，图中中心点像素始终由第 45 通道提供数据，而非中心点则由 30 和 55 等众多通道提供数据。在某种程度上讲，众多通道提供数据对随机因素的叠加起平均作用，降低了点伪影产生的概率。

（三）弧形表现

当探测器通道出现错误，采用不同的采集模式和扫描角度，会在重建图像上表现为弧形伪影。弧形伪影可能与某些病变组织图像表现类似。例如，穿过大动脉血管的黑色弧形与大动脉破裂非常相似。因为它与病理组织图像表现非常类似，可能导致误诊。

轴向扫描，当数据采集角度为 180°时，在重建图像上为半圆；小于 180°时，为圆弧。

在 SSCT 中，采用螺旋扫描方式，由于螺旋数据采集的特性，在重建图像上也是形成圆弧（图 6.7.8）。

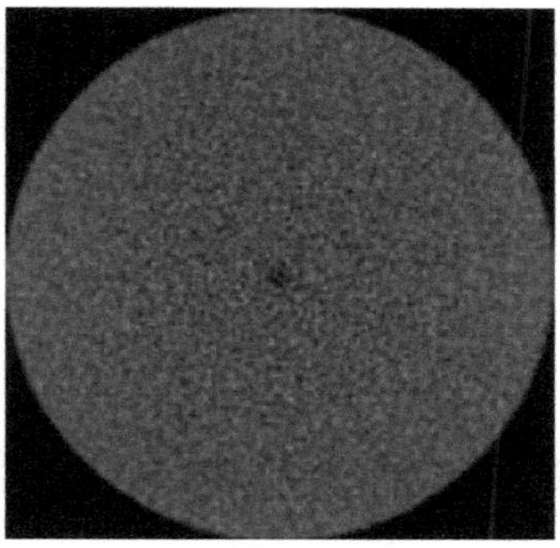

(a)

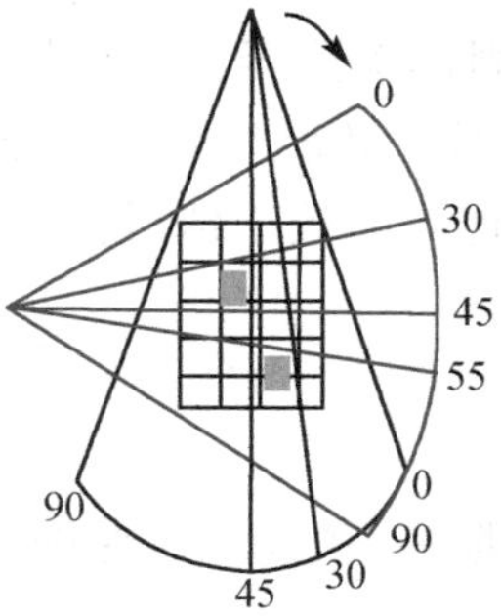

(b)

图 6.7.7　环形伪影的特殊情况表现为点伪影

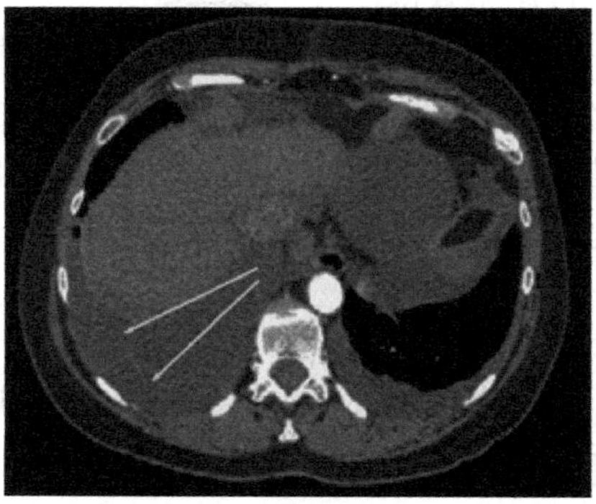

图 6.7.8　在 SSCT 中，螺旋扫描下的环形伪影表现为弧形

在 MSCT 中，所有探测器通道对所有图像的环形伪影都有贡献，而不像 SSCT，只有个别或是单一探测器通道对图像中的环形伪影有贡献，所以 MSCT 上环形伪影出现在图像中一般是一小段弧，而且并非在同时获得的所有层面中都有弧形出现，它的出现与选取的螺距、窗宽和窗位等相关。如果此时选用“stack”模式观察图像，则比较容易观察到伪影。

（四）条状表现

前面介绍的环形伪影是基于第三代 CT 的，假设某一个探测器通道出现错误，这个错误数据会出现在所有角度的投影中［图 6.7.9（a）］，而在第四代 CT 中，由于探测器呈环形布局，使得错误通道探测器不会出现在所有角度的投影中［图 6.7.9（b）］。利用这些投影重建出的图像，其伪影表现不是环形伪影，而是条状或者条带伪影［图 6.7.9（c）］。

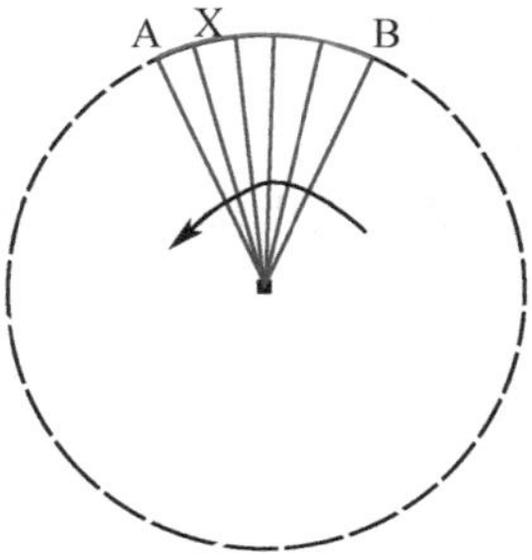

(a)

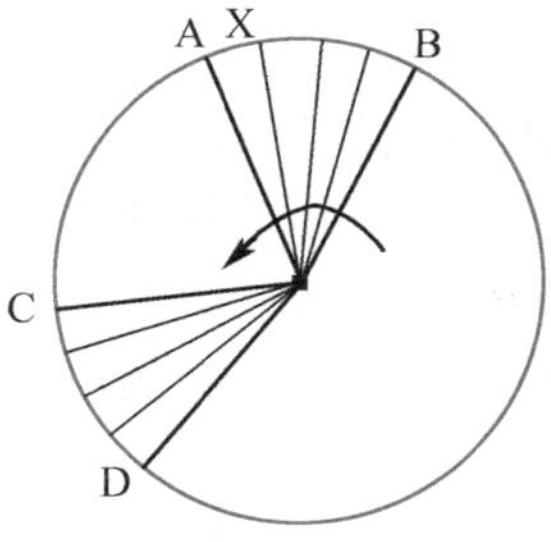

(b)

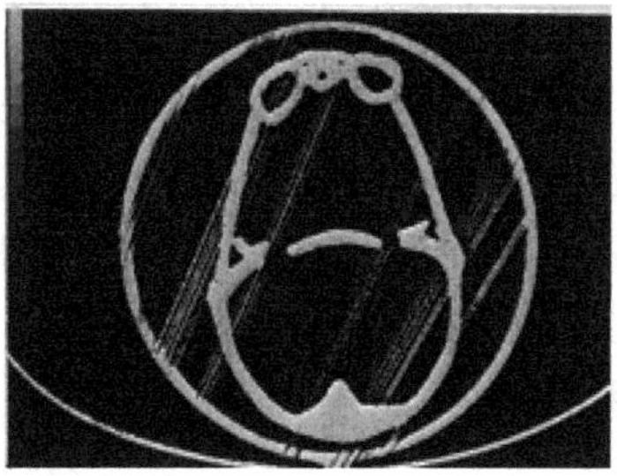

(c)

图 6.7.9　在第四代 CT 中，探测器通道错误导致条状伪影

二、环形伪影校正方法

（一）操作方法

环形伪影发生频率较高，对它要特别关注，目前很多 CT 设备上内嵌了校正程序来校正环形伪影。首先，观察环形伪影是单环还是多环。单环时，多由通道放大板或探测器产生，可互换通道板，查出有故障的板号与位置，然后将这个通道关闭；多环时，且每道圆环间距

有一定间距，多由 A/D 板引起；多环集中在图像中心部分，表明管输出量不足，需重作模型校准；当整个图像上都有“环”，特别是用大层厚扫描时更严重，多系球管位置偏移，需进行调整校准。

目前 CT 所用的探测器大多数为固体探测器，为了补偿不同时间的和通道间的增益变化，CT 生产厂商使用空气扫描校正技术。必须对探测器经常进行校正，以确保偏移校正的准确性。注意，在不同的扫描条件下得到的校正值可能有所不同（如不同管电压、准直器孔径等）。

（二）基于弦图的校正方法

目前环形伪影的校正方法有两大类，一类是基于弦图的校正方法，对带环形伪影的图像进行后处理属于另一类方法。

如图 6.7.10 所示，环形伪影在重建图像上呈环形，布满整个图像空间，其对图像的干扰比较大，而在定位像和投影弦图上，探测器通道损坏表现为直线。弦图是用来重建图像的，因此，如果在投影弦图上去除坏通道造成的直线，再用校正后的弦图去重建图像，问题就转化为如何寻找直线。

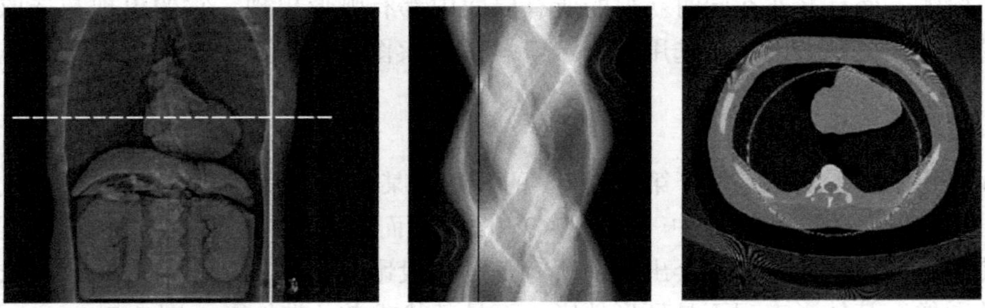

图 6.7.10　探测器通道损坏在定位像、弦图和重建图上的表现

定位直线的方法很多，其中 Hough 变换应用较为广泛。基本思想是：将直线上每个数据点变换为参数平面中的一条直线或曲线，利用共线的数据点对应的参数曲线相交于参数空间中的一点关系，使直线的提取问题转化为计数问题。

设已知灰度图像上一条直线，求出这条直线所在的位置。图像空间 x-y 中的直线用极坐标方程表达为

$$\rho = x\cos\theta + y\sin\theta,\ \rho \geqslant 0\ ,\ 0 \leqslant \theta \leqslant \pi \qquad (6.7.2)$$

其中，ρ 为直线 l 到原点的距离；θ 为直线 l 与 y 轴正方向夹角。根据方程(6.7.2)，直线 l 上不同的点在参数平面 ρ-θ 中被变换为一簇相交于 P 点的正弦曲线。显然，若能确定参数平面中的 P 点，就实现了直线检测。也就是说，图像平面中的直线与参数平面中的点一一对应，反之亦然，这就是 Hough 变换的对偶性原理(图 6.7.11)。通常将以 ρ-θ 为参数的平面称为 Hough 空间。

依据 Hough 变换的对偶性原理，在方程（6.7.2）中，x 和 y 表示直线上点的一对坐标值，而 ρ 和 θ 表示该条直线的参数。当一条直线的参数已知，则该条直线上点的坐标之间的关系即可确定。

定位了直线后，利用插值算法投影正弦图中的丢失数据进行插值，然后用插值后的弦图

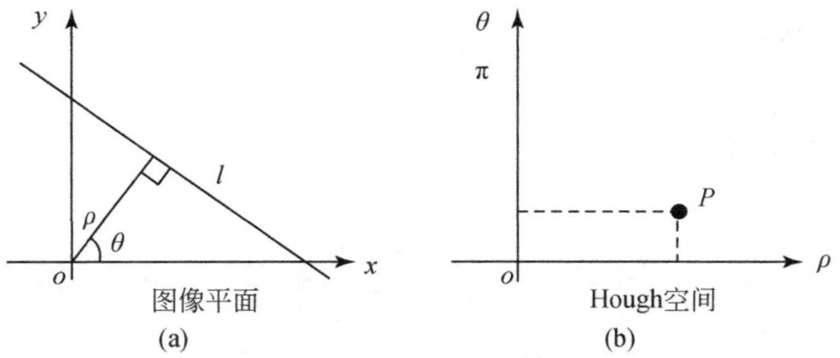

图 6.7.11　Hough 变换的对偶性原理

重建图像，即完成了基于弦图的环形伪影的去除。

（三）基于重建图像的校正方法

基于重建图像的校正方法很多，鉴于环形伪影的特性，坐标变换法是一种有效的方法。其过程是通过坐标变换将直角坐标系中的环状伪影变为极坐标系中的线状伪影进行处理后，再变换到直角坐标系中。

极坐标图像横轴 θ 范围为 $0 \sim 2\pi$，纵轴 r 范围为 $0 \sim \sqrt{M^2+N^2}/2$。为不丢失图像信息，在确定极坐标图像各个点的像素值时，不直接将原图像进行变换，而是先按公式

$$x = r\cos\theta, \quad y = r\sin\theta \tag{6.7.3}$$

从极坐标映射到直角坐标（图 6.7.12），通过插值方法，确定极坐标图像各个像素点的值。这样经过极坐标变换后，原图像的环形伪影在极坐标图像中表现为与 θ 轴相互平行的直线（图 6.7.13），此时的特征类似于投影中的正弦图。

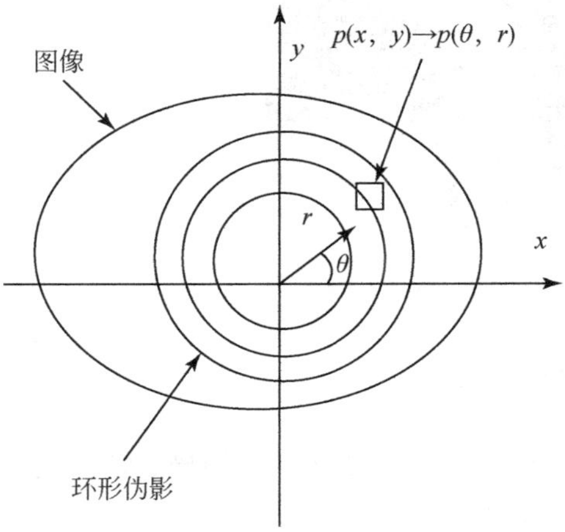

图 6.7.12　包含环形伪影的重建图像

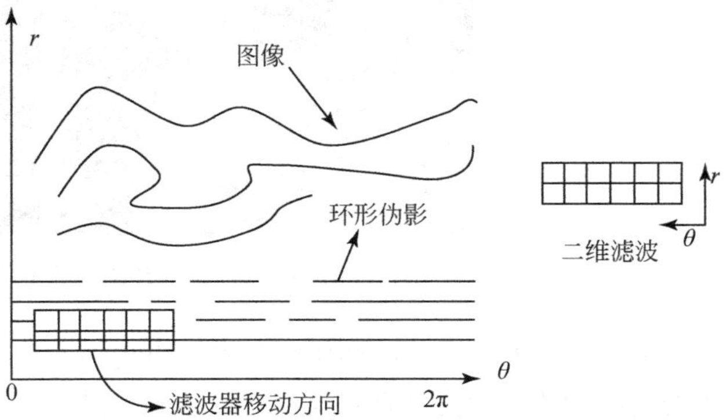

图 6.7.13　极坐标图像中消除环形伪影过程

对经过环形伪影校正后的极坐标图像，变换到直角坐标系。变换按下式进行：$r = \sqrt{x^2+y^2}$，$\theta = \arctan\left(\frac{y}{x}\right)$。最后作线性变换 $(I - I_{\min}) \times 255/(I_{\max} - I_{\min})$，将浮点类型的图像转换成灰度图像。

依据坐标转换原理其实验结果如下：图 6.7.14 为含环形伪影的并且缩小的原图，可以

看到以重建中心为圆心且灰度区有别于周围像素的一系列同心圆环。图 6.7.15 为极坐标图像，可以看到环形伪影在极坐标下变为横直线。

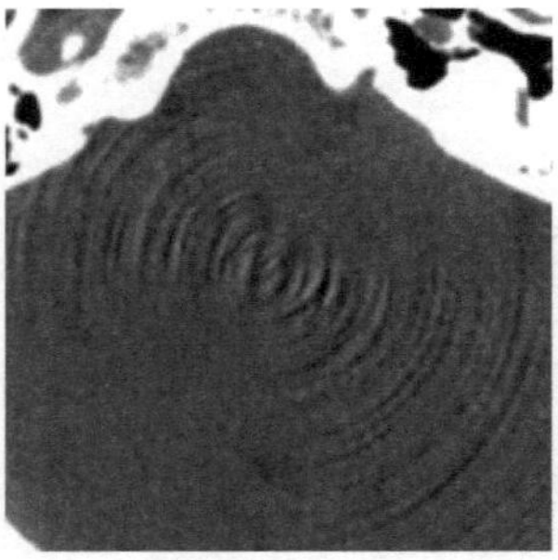

图 6.7.14　含环形伪影的颅底 CT 图像

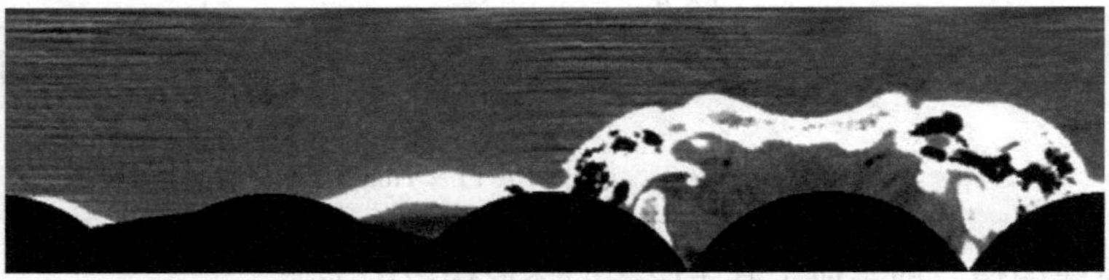

图 6.7.15　极坐标变换下环形伪影图像

第八节　阶 梯 伪 影

一、阶梯伪影的表现形式

CT 图像的最终表达形式除了断层图像，同时也有多平面重建（multi-planar reformation，MPR）和 3D 图像。在 MPR 和 3D 图像的形成过程中，也会产生特有的伪影，这类伪影的形状类似楼梯，因此称为阶梯伪影（stair step artifact）。图 6.8.1 箭头处是典型的阶梯伪影表现。

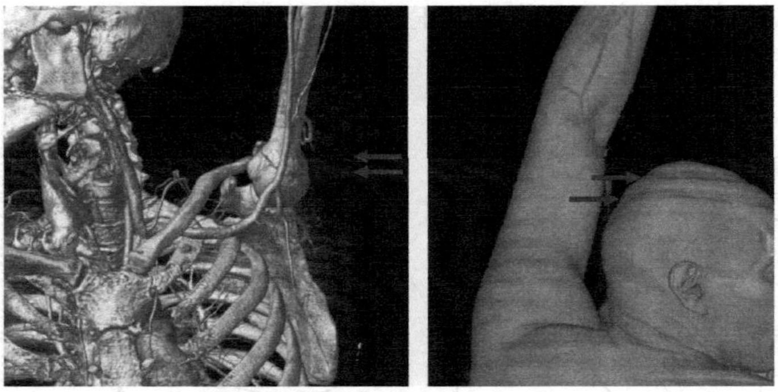

图 6.8.1　在 MPR 图像中阶梯伪影的表现

如图 6.8.1 所示，阶梯伪影较多地出现在 MPR 图像的结构边缘处，在扫描 z 轴梯度变化较大的物体，并且准直器层厚或重建间隔过大时，比较明显。

二、阶梯伪影的影响因素

（一）扫描方式对阶梯伪影的影响

基于轴向扫描的 MPR 最易产生阶梯伪影，而应用螺旋扫描，采用重叠重建时，可以有效地降低阶梯伪影。如图 6.8.2 所示，(a)为基于轴向 CT 数据的矢状面图像，准直器层厚和重建间隔均为 5mm，而图(b)是在 SSCT 下的矢状面重建图像，准直层厚为 5mm，重建间隔为 2.5mm。二者比较，发现螺旋扫描下，阶梯伪影有明显的校正。

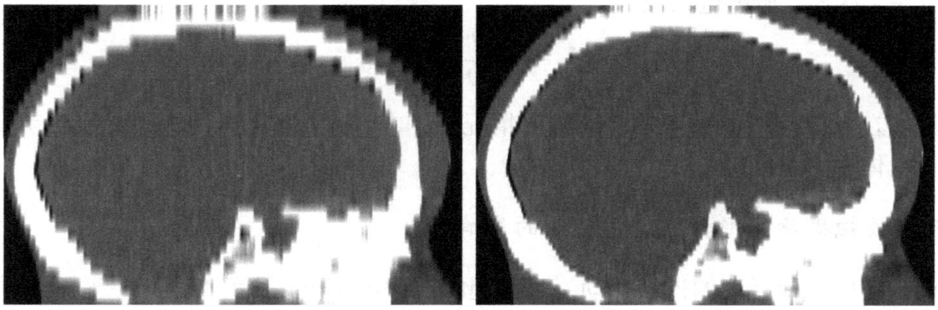

(a) (b)

图 6.8.2 基于轴向 CT 数据和螺旋扫描 CT 数据的矢状位重建结果比较

（二）螺距值对阶梯伪影的影响

采用螺旋扫描是克服阶梯伪影比较有效的方法。当然，前提是小螺距下的螺旋扫描。在 SSCT 中，层厚由 X 射线宽度而定，X 射线宽度与螺距共同决定了数据的采集范围，因此伪影的大小不但随着层厚的增加而增加，同时也随着螺距的增加而增加。此外，在 MSCT 中，MSCT 的插值算法采用 z 轴滤波算法，进床的距离决定了 z 轴滤波器的宽度，因此在 MSCT 中，阶梯伪影依然受螺距值的影响（图 6.8.3）。

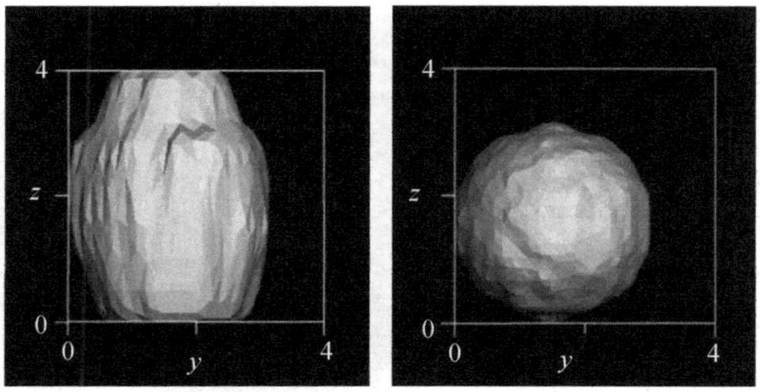

(a) (b)

图 6.8.3 扫描半径为 2mm 的 spherical 肿瘤体模

(a)轴向扫描下所得的结果；(b)用 MSCT 所得的结果。可以看出，在 MSCT 条件(a)下，伪影基本消除

在临床扫描中，螺距一般选择在 1.0 ~ 1.5 的范围。螺距的选取要同时考虑层厚、伪影和扫描范围等因素。

球管和剂量因素限制了 SSCT 的体积扫描覆盖区域，一次单独的扫描限制了空间分辨力和对比度分辨力。SSCT 层厚公式如下

$$T^2 = 24\left(\sigma^2 - \frac{D^2}{12}\right) \tag{6.8.1}$$

式中，T 为层厚，D 为剂量，σ 为噪声。

在一次螺旋扫描中总的体积覆盖区域是与 T 和 D 成比例的，即 T 越大，所覆盖的体积也将越大。另外，如果 D 增加，为了使噪声不变，必须保持相同的光子统计量，球管电流就必须成比例地降低，结果在 X 射线管热容量的极限范围内，总的连续的扫描时间将成比

例地降低。因为体积覆盖区与总的扫描时间成正比，体积覆盖区与 D 也成比例，结果 $D = \sqrt{6}\sigma$ 和 $T = 2\sqrt{3}\sigma$ 。最优化螺距为

$$\hat{P} = \frac{\hat{T}}{\hat{D}} = \sqrt{2} \tag{6.8.2}$$

也就是说，在 SSP 和图像噪声方差给定的情况下，在 SSCT 中，通过把螺距设置为 $\sqrt{2}$ 时可以得到最大体积覆盖区。

（三）被扫描物体形状对阶梯伪影的影响

螺旋扫描中，诊视床的连续运动，采集到的数据不在与 z 轴垂直的同一平面，需要通过插值来整合数据。由于物体的密度在 z 轴方向的不连续，使得插值后的横断面图像产生阶梯伪影。图 6.8.4 说明了被扫描物体的不均匀对阶梯伪影产生的影响。

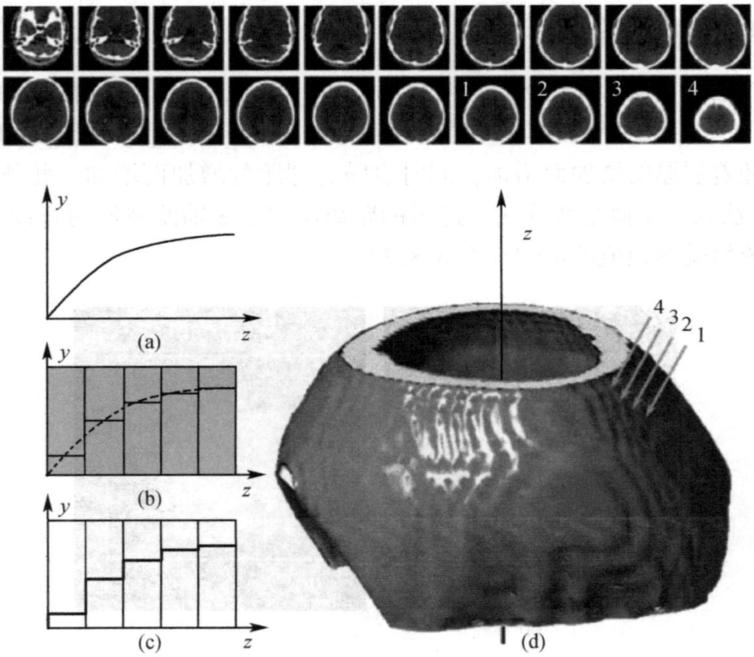

图 6.8.4　当扫描 z 轴密度变化较大的物体获得轴向图像，由此轴向图像来重建 3D 图像时，较容易出现阶梯伪影。图中 1、2、3、4 层在 z 轴变化较大，在图(d)的阶梯伪影较为明显

在具体应用中，任何人体器官都存在一定的角度，因此，会存在或多或少的阶梯伪影。尤其对于结构较为复杂的头部，阶梯伪影更加严重。

（四）插值算法对阶梯伪影的影响

插值算法的选择和改进也是影响阶梯伪影的关键因素。螺旋扫描得到的投影数据是稀疏的，在任意重建平面至多有一个投影数据，所以图像重建必须经历插值的步骤。在 SSCT 中，最常用的两种插值方法就是 360°线性插值（360°LI）和 180°线性插值（180°LI）。

1. 360°线性插值

在 SSCT 机中所采用的重建方法大都基于以下思路：在所选择的重建平面上估计或插值

得到一个投影数据集后，再应用断层扫描的图像重建方法。插值在相距 360°或 180°的两个投影间进行。360° LI 的插值就是在相距 360°之间进行。该方法是利用连续的两个旋转周期即 4π 的投影数据来重建一幅图像，以抑制采样不连续所造成的影响，其基本原理是用两个 360°的投影数据集，重建平面选择在这两个旋转周期的中间且垂直于旋转轴。如图 6.8.5所示，对同一角度的两个投影进行插值，两个投影分别表示为 $p(\gamma,\ \beta)$ 和 $p(\gamma,\ \beta+2\pi)$，x 为 $p(\gamma,\ \beta)$ 到重建平面的距离，d 为机架旋转一周进床距离，$p'(\gamma,\ \beta)$ 为插值运算所得的结果，那么

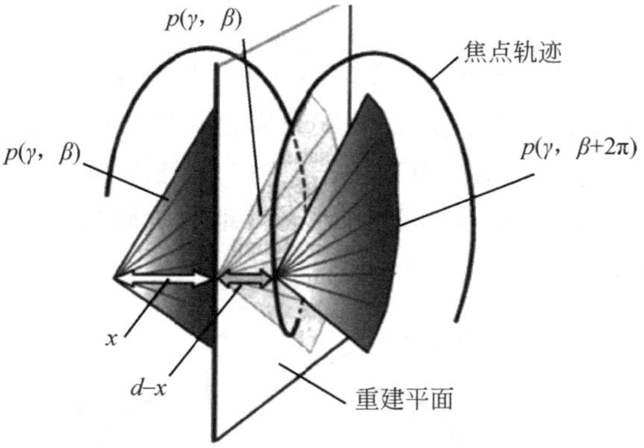

图 6.8.5　360°LI 线性插值示意图

$$p'(\gamma,\ \beta) = \frac{d-x}{d}p(\gamma,\ \beta) + \frac{x}{d}p(\gamma,\ \beta + 2\pi) \qquad (6.8.3)$$

注意，插值权重与投影角度 β 有关，而与探测器角度 γ 无关。

360°LI 是第一次临床实验所选用的算法，这种插值方法的优点是简捷性。不过这当中仍然存在一个缺陷，因为它所使用的数据范围是 2×360°，使得纵向分辨力变差，灵敏度曲线与常规 CT 相比有明显的增宽。而在高分辨力的 CT 中，纵向分辨力是个重要的参数，所以如何减小层厚的宽度、提高纵向分辨力是 SSCT 重建算法设计必须着重要解决的问题。

2. 180°线性插值

对 360°LI 的改进方法思路是降低采样不连续的投影在重建图像中所占的比例，限制 z 轴内插法所使用的数据范围，使灵敏度曲线变窄。最初应用这种原理是为了抑制断层扫描中的运动伪影，其基本思路与前面讨论的方法类似，就是尽可能减少采用采样不连续的数据进行插值。由于利用的数据比较少，所以纵向分辨力得到了改善。

常用的方法是在 360°扫描数据中利用冗余。在 X 射线球管的任意 360°旋转中，每条线上的积分或者说投影值都会在两个相反的方向上各测量一次，从已知螺旋数据中相差 180°两个数据计算出第二组螺旋数据。经合成的螺旋数据可使计算内插的数据仅相差 180°，于是我们称这种方法为 180°内插法。这种方法的一个显著的优点是可以将每圈旋转的进床距离增加到 2 倍层厚的宽度，即螺距值可以选择到 2，而在沿 z 轴方向上的采样不会产生任何间隙。但是在螺距大于 2 时，对于一些投影角度来说，可能会在有限的层面准直宽度内不能显示较小的组织结构。正是由于这个原因，在使用时应避免选择大于 2 的螺距。

180°LI 与 360°LI 相比，方法稍微复杂一些，因为投影样本的位置与 γ 和 β 都有关系。角度分别为（$\gamma,\ \beta$）和（$-\gamma,\ \beta+\pi+2\gamma$）的两个样本组成共轭样本（conjugate samples），在断层扫描中它们表示同一投影路径，而在螺旋扫描中则是在 z 轴方向位置不同的两个平行的投影。相应地，插值权重随着探测器角度 γ 和投影角度 β 的变化而不同，如图 6.8.6 所示。图中的虚线和实线分别表示共轭样本和插值后产生的样本。注意，在两个投影中共轭样本是唯一的。

反投影过程实质上是一个求和运算，利用这个特性，我们在滤波反投影之前把投影乘以权重完成插值运算，则扇形束螺旋重建公式可表达如下

$$f(\gamma,\ \phi) = \int_{\beta_0}^{\beta_0+\Pi} L^{-2} \mathrm{d}\beta \int_{-\gamma_m}^{\gamma_m} w(\gamma,\ \beta) q(\gamma,\ \beta) h''(\gamma' - \gamma) D\cos\gamma \mathrm{d}\gamma \qquad (6.8.4)$$

式中，D 是 X 射线源到等中心的距离；L 是 X 射线源到重建点$(\gamma,\ \phi)$的距离；γ 是探测器角度；β 是视角；β_0 是螺旋扫描起始角度；Π 是数据集的投影角跨度；$w(\gamma,\ \beta)$ 是权重函数；$q(\gamma,\ \beta)$ 是扇形束投影；$h''(\gamma)$ 是滤波函数。该方法的优点在于计算效率高。

选用 HI 而非 FI 可以有效地减少阶梯伪影，这是因为 HI 所对应的 z 轴方向的层面数据较窄。

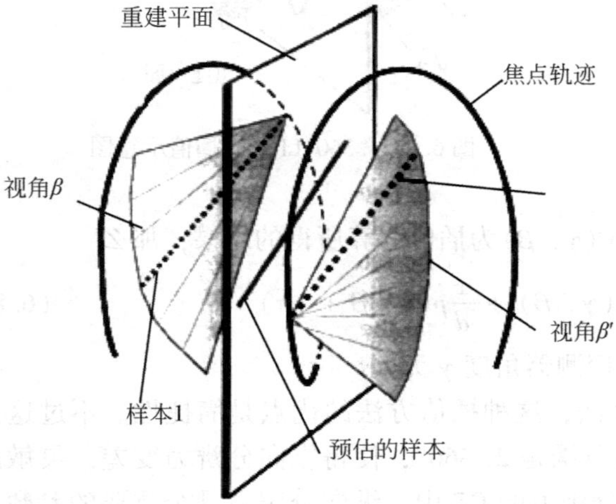

图 6.8.6　180LI 重建示意图

三、阶梯伪影的校正方法

分析了阶梯伪影的影响因素后，在具体的应用中要特别地分析对待。目前 MSCT 在临床应用已经基本普及，MSCT 中既有轴向扫描方式，又有螺旋扫描方式，而且 MSCT 的螺旋扫描方式大多是基于多排探测器的薄层扫描。在 MSCT 中，即使用 MPR 来表达图像，但是 MSCT 的层厚取决于探测器阵列的组合。当进床距离保持一定时，在 MSCT 中获得图像的数目比在 SSCT 中的层数多，因而伪影相应减少。因此，当被扫描物体不变时，在 MSCT 中阶梯伪影的严重程度要比在 SSCT 中伪影的严重程度低。所以说阶梯伪影是 SSCT 特有的一类伪影。因此，在 SSCT 中，要克服阶梯伪影，以下几点要引起注意。

在扫描方式的选择上，一般情况建议用螺旋扫描，螺旋扫描下的数据用于 MPR，可以有效地降低阶梯伪影。但是，扫描脑部这类解剖结构与周围组织密度差异较大的物体时，由于插值方法的不对称等，伪影的产生是必然的，故脑部扫描一般不采用螺旋方式。

其他方面，小螺距、薄层厚和 180°LI 等都有利于阶梯伪影的校正，但具体应用中，还要兼顾剂量、分辨力等因素。

第九节　锥形线束伪影

一、CBA 形成原因

锥形线束伪影（cone beam artifact，CBA）是 MSCT 特有的伪影。MSCT 是以多排探测器为基础的，因此采集数据时呈锥形角采集方式［图 6.9.1(b)］。

如图 6.9.2 所示，当线束为锥形线束时，只有中心位置的线束与 z 轴平面垂直，此时的病灶可以精确地投影在探测器上，而其余的都与 z 轴成一定的角度的射线，都不能精确地显示病灶位置，而且角度越大，越不精确。

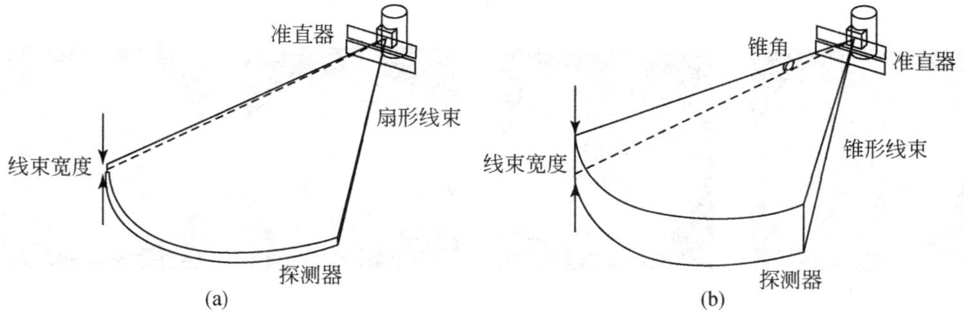

图 6.9.1　扇形线束和锥形线束的比较

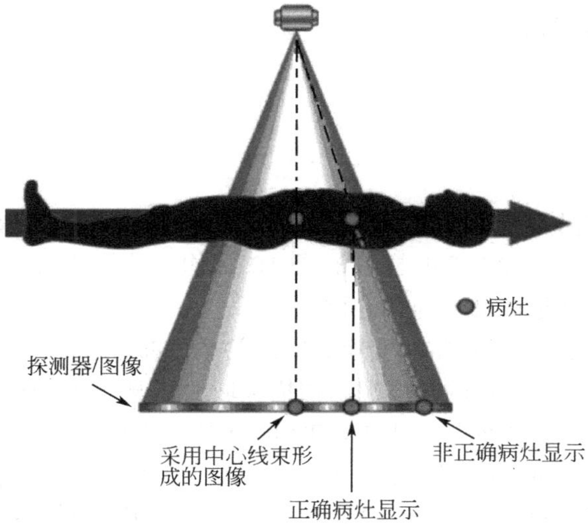

图 6.9.2　CBA 形成原因

二、CBA 表现形式

参照图 6.9.3，探测器锥形角的数学表达如下

$$\theta = \tan^{-1}\left(\frac{s}{L}\right) \tag{6.9.1}$$

式中，s 是每排探测器到中心平面的距离，L 是 X 射线管到探测器的距离。

在 GE LightSpeed ULTRA CT 机中，运行模式为8×2.5mm，4 层时在一边对应的锥形角分别为 0.13°、0.40°、0.66°和 0.93°（由于探测器的对称性，另一边的角度相等）。虽然这些角度都比较小，但它们对图像的影响也是不容忽视的。如果我们考虑一个位于 50cm FOV 的点，0.93°的锥形角将会导致反投影位置和实际的投影位置相差 4.04mm，这个误差甚至大于层厚。为了更加清楚地观察 CBA，对重建图像没有进

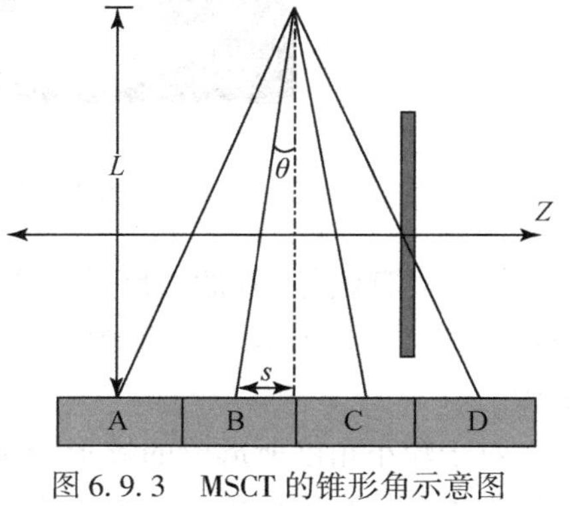

图 6.9.3　MSCT 的锥形角示意图

行校正和补偿。图 6.9.4 是结果图，可以看出锥角越大，CBA 越明显。

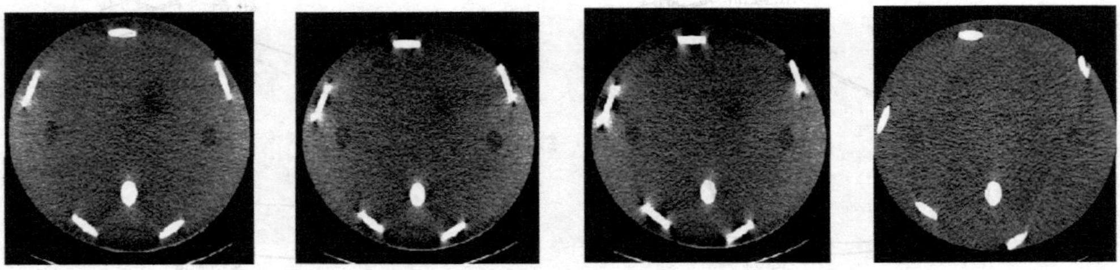

(a) (b) (c) (d)

图 6.9.4　CBA 与锥角的关系示意图

在螺旋扫描下，螺距越大，进床速度越快，参与插值的投影数据在纵轴上的跨度也越大，所以图像的伪影也就越严重。

三、校正方法

（一）3D 算法

在 MSCT 中，如果沿用原来的 2D 重建算法，则无法从本质上克服 CBA。因此，3D 重建方法被提出来并加以应用。MSCT 的探测器是 2D 结构，其算法可分为三类：直接重建法、近似 3D 滤波反投影法和近似 2D 滤波反投影法。

直接法基于锥形束投影和 3D 雷登变换之间的关系，都力求推导直接重建的解析表达式。其主要问题是无法处理扫描物体的长度超出扫描区域的情况，这对于很多的临床应用是不利的。为此，出现了一些补偿的办法，即增加扫描的范围，如在数据集两端各多扫描一周。第二类算法是基于前面讨论过的 FDK 算法演变而来的滤波反投影法。每一投影先滤波后反投影至三维图像，其中的 3D 反投影算子要比 2D 的复杂很多，占用的计算资源相应增加。借助于先进的计算机，此问题可以得到解决。如图 6.9.5(a) 所示，当锥角较大时，如果采用 2D 算法，则伪影较为明显；如果采用 FDK 算法，则对 CBA 的校正效果较好［图 6.9.5(b)］。

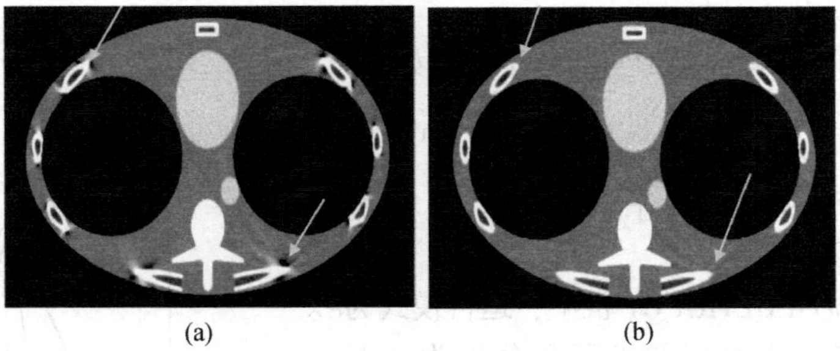

(a) (b)

图 6.9.5　2D 和 3D 重建算法结果比较图

第三类算法是 2D 滤波反投影算法，根据所选择的重建层把锥形投影数据重组或近似为一簇扇形束投影数据。尽管此类方法采用的是 2D 的算法，但当锥形角很小时，效果也不错。

对于较小角度所形成的锥形线束伪影在螺旋扫描模式下则能够有效地消除，其方法是首先收集在较小锥形角度处的样本，然后利用多排探测器中锥形角对称的原理对伪影进行校正。

表 6.9.1 对商用 CT 的算法进行了汇总。

表 6.9.1 商用 MSCT 中所用的 3D 算法

厂家	算法名称	算法特点
GE	MDMP	①非均匀权值，中心探测器权重较大；②重建多幅图像，在 z 轴采用滤波算法
Siemens	AMPR	采用 3/4 或 1/2 转的图像数据，螺距可以任意选取
Toshiba	Coneview	基于 3D 的数据重建，是一种近似重建算法
Philips	Cobra	锥形线束重建算法，使用基于 n-p 的 Feldkamp

（二）非线性插值算法

绝大多数 CT 的重建算法的前提都是基于线性模型的。也就是说，是通过线性关系利用相邻的采样值来估算理想位置的投影值，这些读数是相隔 2π 或 4π 的共轭投影。在绝大多数情况下，线性插值效果较好，但当采样投影的距离相隔过大时，线性插值的效果就不很理想。因此，在 MSCT 中如果继续沿用前面的 HI 或 FI 等线性插值方法，尤其当被扫描物体有高密度或者高频结构时，其插值效果欠佳，CBA 非常明显。因此，在 MSCT 中采用非线性插值方法。

第十节 风车伪影

一、表现形式

风车伪影（windmill artifact），又称螺旋伪影。其表现是在螺旋采集一组数据时，其重建图像围绕中心点呈现风车状（图 6.10.1），如果这一组数据用电影模式播放，则呈自旋（spin）状，且自旋的周期与采集数据的螺距值相等。伪影的严重程度与层厚直接相关。

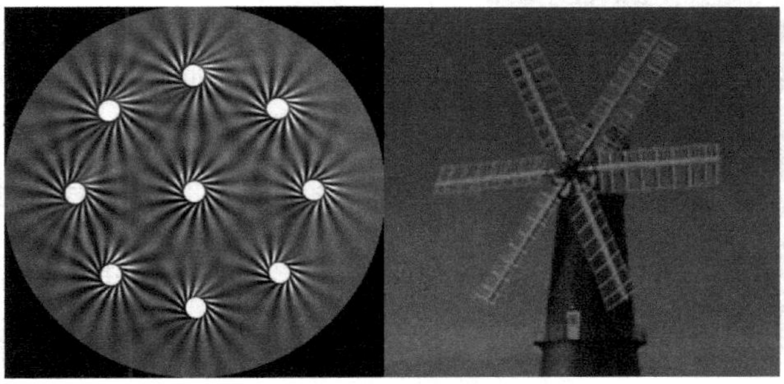

图 6.10.1 风车伪影的图像表现

在冠状面或矢状面图像上，其表现为条带状（图 6.10.2），且黑白带状的数目等于探测器的排数。

在 4 层以下的 MSCT 中，风车伪影并不严重，而在 16 层到 64 层的 MSCT 中，其表现非常明显。此外，风车伪影最常出现在 z 轴解剖结构和密度变化很快的部位，如颅底。

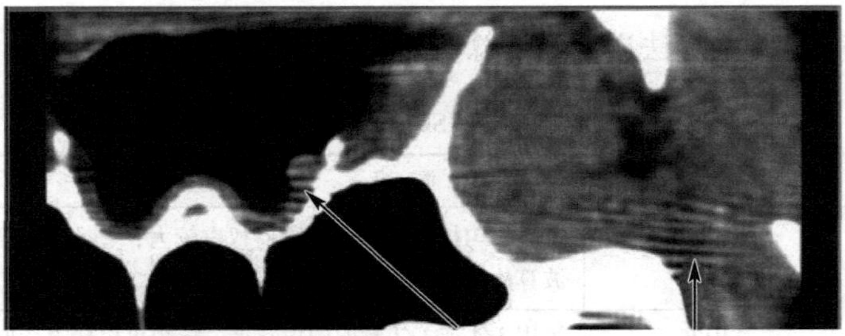

图 6. 10. 2 风车伪影冠状面图像上表现为条带

二、形成原因

前面介绍过混淆伪影的形成原因是在 x-y 平面采样时不满足香农采样定理。与此类似，风车伪影的形成原因是在螺旋采集数据时 z 轴方向采样不足引起的。

三、风车伪影校正方法

（一）螺距值的合理选取

螺距值的大小对风车伪影影响十分明显。图 6. 10. 3 显示了一个椭圆形体模的重建影像。扫描是在 8 层面 GE LightSpeed 上进行的，螺距为 13. 4，探测器孔径为 2. 5mm。可以看到在圆柱体和空气孔周围有明显的伪影。对空气孔周围的亮条角度 α 进行了测量，角度大约为 27°，这个角度正好等于连续的探测器排与重建平面相交的角度（等于 360°除以 13. 4）。对投影预估值的周期性错误导致了伪影的表现模式是周期性的。

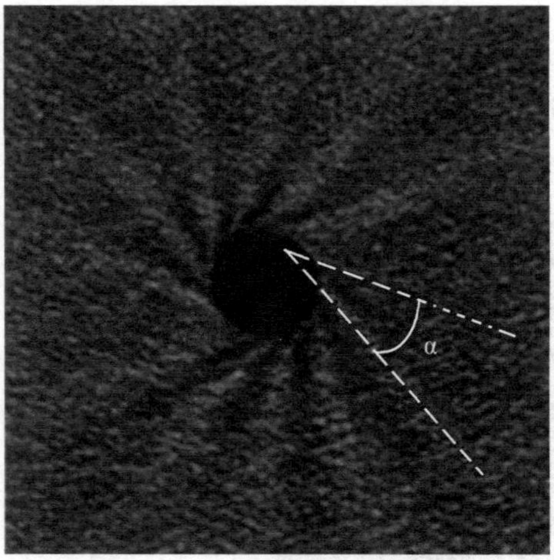

图 6. 10. 3 空气腔周围的两个亮条之间的夹角近似为 27°

当螺距越大时，旋转一圈所涉及的用于重建的探测器排数就越多，这样就容易导致采样不足而引起风车伪影。如图 6. 10. 4 所示，从（a）~（c）螺距分别为 1. 0、0. 5 和 0. 25。可以看出，螺距越大，伪影越明显。

但在实际的临床应用中，小螺距的选取是要付出代价的，同时小螺距换来的也仅仅是等中心处的双倍采样，所以效果受到一定的限制。因此，简单地降低螺距并不能有效地克服风车伪影。

（二）层厚的合理选取

风车伪影的严重程度与层厚密切相关。层厚包括准直器层厚和重建图像层厚。

如图 6. 10. 5 所示，当螺距不变时，准直器层厚越大，风车伪影越明显。这是因为当螺距保持恒定时，随着探测器排数的增多，在相同时间内越过的探测器排数增多。

图 6. 10. 6 给出了重建层厚对风车伪影的影响。图 6. 10. 6 中，螺距值设为 1，重建层厚分别为 0. 67mm、0. 9mm 和 1. 25mm。可以发现，风车伪影随着重建层厚的增加而递减。

因此，要避免风车伪影，在临床上要求遵循“薄层扫描、厚层重建”的原则。

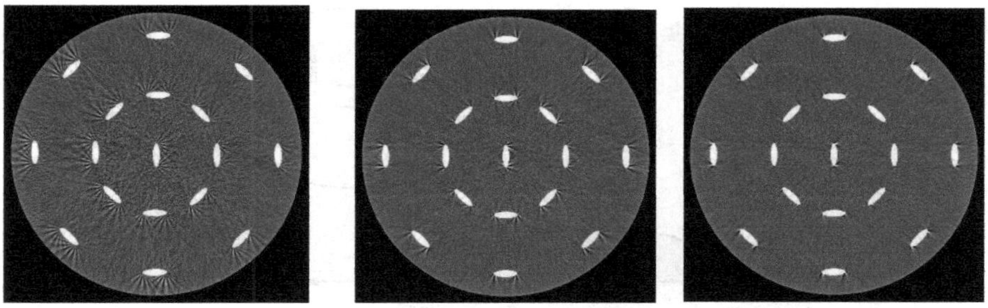

(a) (b) (c)

图 6. 10. 4　螺距值和风车伪影的关系

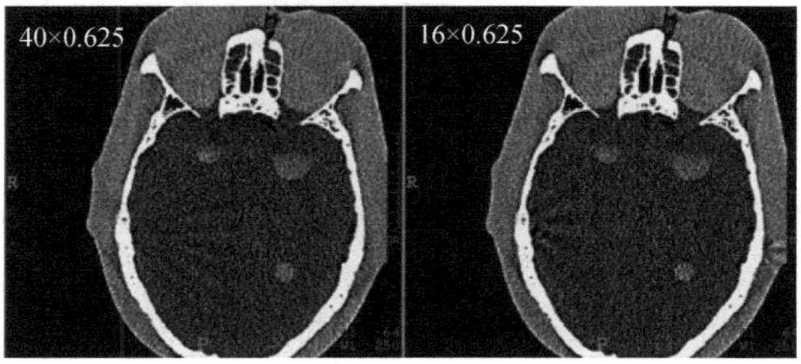

图 6. 10. 5　准直器厚度对风车伪影的影响

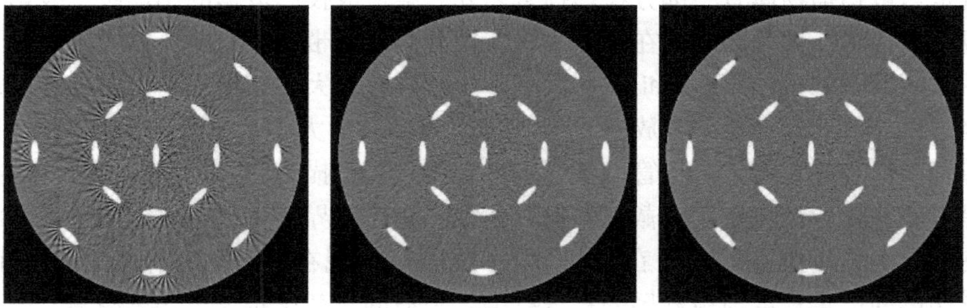

(a) (b) (c)

图 6. 10. 6　螺距为 1，重建层厚［（a）0. 67mm，（b）0. 9mm，（c）1. 25mm］不同下的风车伪影表现

（三）提高 z 轴采样率

有效地提高 z 轴采样率是校正风车伪影最为有效的方法。如果能将平面内的飞焦点技术应用到 z 轴上，即通过球管焦点在 z 轴方向上周期性运动来提高采样率，就可以有效地克服风车伪影。

西门子公司的 z 轴动态飞焦点技术（z-flying focal spot technique，zFFS），它可以在任意位置获得双倍采样，打破了小螺距仅在等中心处获得双倍采样的缺陷，摆脱了螺距的限制，可以在大 SFOV 的条件下有效克服风车伪影，如图 6. 10. 7 所示。

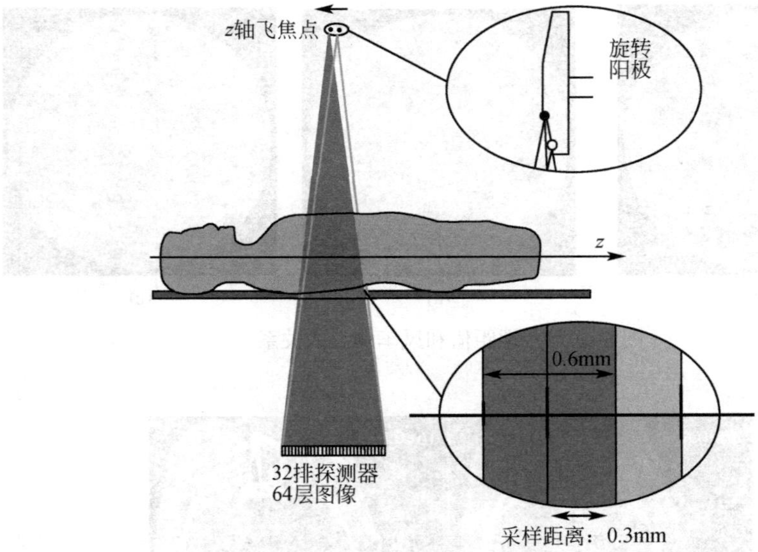

图 6.10.7　通过 zFFS 来提高 z 轴采样率，从而降低风车伪影

第十一节　截断伪影

截断伪影（truncated artifact）又叫 out-of-field 伪影，当 SFOV 小于被扫描患者的直径时，也就是当被扫描物体有一部分在扫描野之外，会造成投影数据的不连续，投影就会发生截尾形成截断伪影。其伪影表现在图像边缘有锐利白色条带状。

医用 CT 机的机架孔径尺寸和 FOV 大小不尽相同，在大多数情形下，机架孔径尺寸明显大于扫描野尺寸。例如，机架开放空间是 70cm，而 SFOV 大小是 50 cm。这些设计主要是为了方便患者摆位和放置附件。尽管设备要求患者摆放在扫描中心，但有时没有严格执行，结果导致患者部分投影被截尾。被截尾的投影在截尾物体边界产生亮条纹。由于重建滤波卷积核的幅度由中央开始快速下降（在空间域），阴影只出现在截尾区域附近很小的区域。然而，阴影伪影的严重程度与被截尾的程度有关。一般的，截尾越大，伪影越多。

如图 6.11.1 所示，以常规方式扫描，SFOV 为 50 cm，由于投影完全，其弦图表现也是连续的，CT 图像没有截断伪影。而图 6.11.2 中，把被扫描物体放置在 40 cm 扫描野外模拟较小的扫描野。注意，其弦图两端表现非常锐利，对应的图像有明显的截断伪影。

解决截断伪影的首要方法是预防。如果患者精确放置在扫描中心，将 SFOV 设置恰当，可避免大多数截断伪影产生，然而有时投影截断难以避免。例如，患者体形过大超出扫描野范围，不管有没有放置在中心都会发生投影截尾。此种情形的解决方法是使用算法校正。

在一些情形中，投影可能由于超出数据采集系统的范围而被破坏。当扫描物体没有放置在扫描中心并使用高速扫描参数时，可能发生这种情形。对于衰减很小或无衰减的投影采样，入射 X 射线很容易超出数据采集动态范围。因为出现溢出的通道会有很多，投影就会出现误差，这对图像影响很大。为了证明 DAS 溢出范围的影响，进行的患者头部扫描如图 6.11.3 所示。第一幅图像［图（a）］是没有 DAS 溢出范围的影响，第二幅［图（b）]）是有溢出的情形，在第二幅中几乎看不到任何解剖信息。

当出现类似问题时，最好的预防是确保 DAS 在最坏的情形下也不会发生溢出（也就是

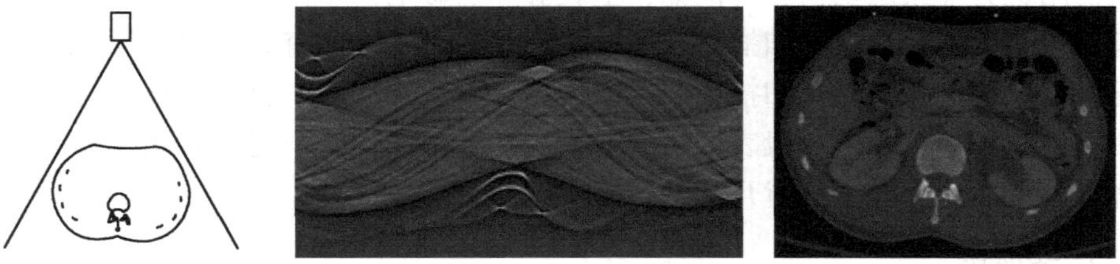

图 6.11.1　正确设置的 SFOV、对应的滤过弦图和 CT 图像

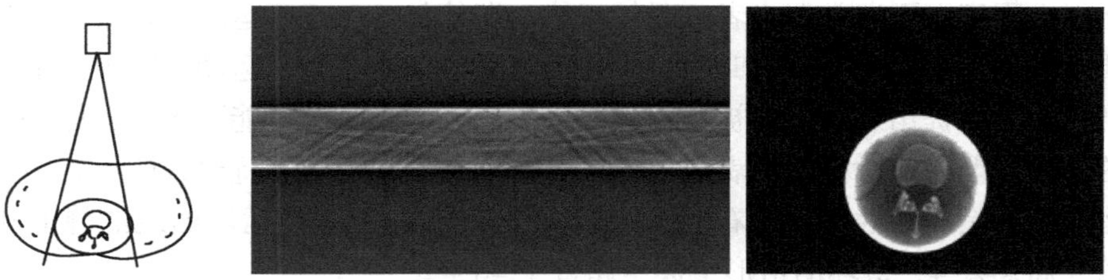

图 6.11.2　SFOV 设置不当、对应的滤过弦图和带截断伪影的 CT 图像

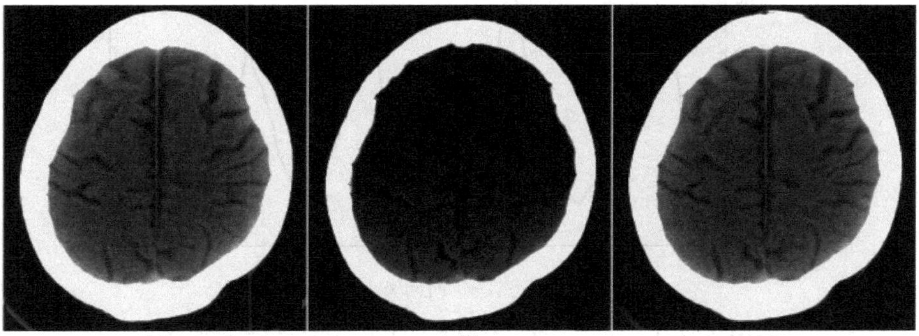

(a)　(b)　(c)

图 6.11.3　DAS 溢出对图像的影响

探测器通道在最大曝光剂量和无衰减下的结果)，这可用智能设计完成，某些生产厂商已经采用这种技术。如果设备不具备此功能，也可使用其他预防方法。除了把患者摆放在中心外，可自动选择合适的扫描技术避免发生 DAS 溢出。过去提出过很多自动选择方法和优化技术。尽管此方法的初始目的是降低患者剂量，但它的另外一个作用是能降低 DAS 溢出。

软件校正也是方法之一。目的是估计由于 DAS 溢出导致的数据错误。由于校正过程大部分扫描物体的断层是椭圆形，因此丢失的物体可以利用剩余的投影数据进行估计。通过推断梯度信息得到投影剖面线，丢失的投影可以合成。图 6.11.3(c) 表明，同样头部扫描图像，但经过合适校正，原始物体基本重建出来。

第十二节　运动伪影

在扫描过程中患者的运动也会产生伪影。患者运动主要包括呼吸、吞咽、心跳、肠蠕动等。这些运动分为主动运动、被动运动（蠕动、心跳）和半自主运动（呼吸）。同时，造影剂的不当使用也会导致运动伪影，例如，上腔静脉造影剂伪影的产生，一方面与造影剂注射的速率有关，另一方面与机器扫描时造影剂在血管内是否流动有关，即所谓的层流伪影。一般的情况下运动是三维的，在扫描平面内物体可以移动、膨胀、收缩，整个物体也可能进入和离开扫描平面。运动伪影一般表现为图像模糊、重影和带有一定方向性的条状。不同的表现源于各自的形成原因，下面就几种特殊的运动伪影展开讨论。

一、呼吸运动伪影

呼吸运动属于半自主运动，可以在扫描时通过对患者加以训练，控制呼吸的深度和频率，这在很大程度上可以掌握患者呼吸的规律。即使如此，呼吸运动也很难是周期性的。实验中，要求志愿者仰卧休息一段时间，安装的红外设备监视胸部运动使呼吸正常，记录运动曲线。当然有人会提出质疑，在被监视状况下志愿者的呼吸有可能不正常。然而，实验表明志愿者的呼吸状况与实际临床患者受检的状况差别并不大。所有待检查的患者中，没有一个人呼吸运动曲线是周期性的。参看图 6.12.1 的曲线，胸部呼吸运动曲线的峰值和谷值的幅度变化每个周期差4，最坏的情形下甚至超过了 40%。

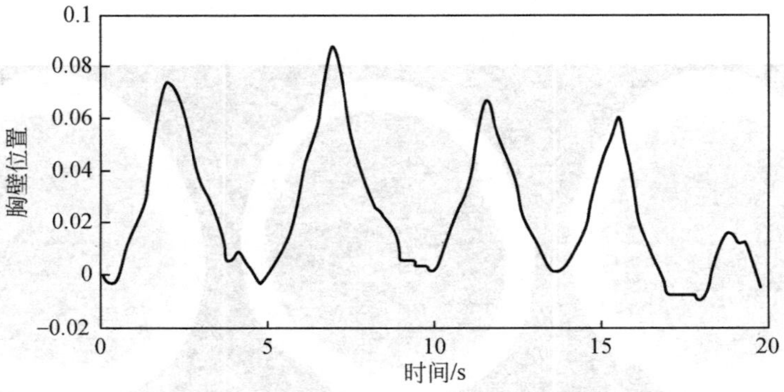

图 6.12.1　在“正常”呼吸条件下胸壁的呼吸运动曲线

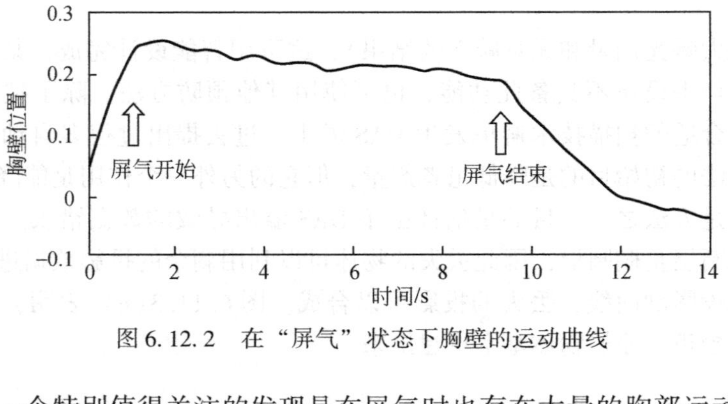

图 6.12.2　在“屏气”状态下胸壁的运动曲线

实验中还有一个特别值得关注的发现是在屏气时也存在大量的胸部运动。此发现表明，即使患者非常配合扫描，也难以很好地控制呼吸运动。屏气下的呼吸运动参见图 6.12.2。在此实验中，要求受检者进行深呼吸（在运动曲线的开始）并屏气 8 秒钟。胸部达到峰值位置时很快逐步达到最低位置。在整个屏气期间，胸部运动在屏气前后有大约 25% 的距离差异。当然这是最坏的情形，但它说明患者屏气不可能进行与运动无关的数据采集。在临床实际应用中，大多数患者要屏气近 20s，因此不能忽略由呼吸运动产生的影响。

现在看看运动伪影对图像的影响。在没有运动和有不同形式运动的条件下分别扫描干肺部体模。通过上下移动来控制体模的摆放位置。上下运动由计算机根据呼吸运动曲线来控制。首先在无运动情形下扫描得到质量最优的图像，如图 6. 12. 3(a)所示，图中结节和组织结构很清晰。然后分别进行三种运动情形的扫描。第一种在呼气结束时采集数据，由于数据采集相对于峰值时间短，所以投影中的运动相对小，因此只观察到较少的伪影，如图 6. 12. 3(b)所示。在第二个实验中，在呼吸曲线上升和下降阶段采集数据，这两种情况下得到的图像质量最差，如图 6. 12. 3(c)和(d)所示，图像中伪影明显，在高密度组织附近出现条形伪影。仔细观察组织结构还会发现许多组织的边界模糊。

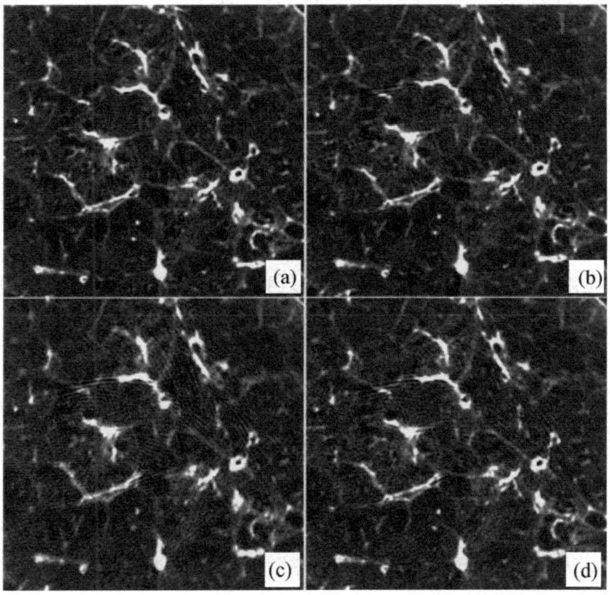

图 6. 12. 3　不同运动条件下对干肺模型的重建图像

为了说明在实际临床应用中的呼吸运动伪影。图 6. 12. 4(a)和(b)是分别在两种时刻对患者进行胸部扫描。图(a)扫描时呼吸运动较少，图(b)扫描呼吸运动明显。因此图(a)伪影较少，而在图(b)中整个肺部区域有明显的黑、亮条纹，而且组织和结节的形状有所变形。

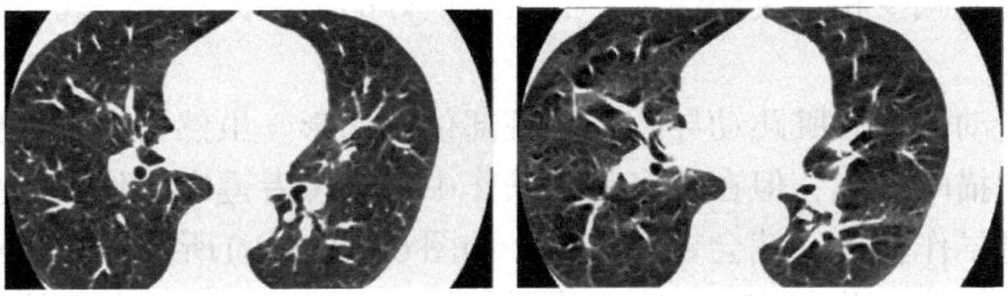

(a)　　(b)

图 6. 12. 4　呼吸运动伪影示意图

必须指出，运动伪影的严重程度与运动的方向有关。一般情况下，可以通过调整 X 射线源与基本运动方向的初始位置来降低运动伪影。如果运动与 X 射线束平行，对投影的影响可忽略，因为沿射线方向的积分没有改变；当运动方向与 X 射线源方向垂直时，情况则有很大的不同。这是因为当点移动离开初始射线时，沿着射线方向的积分改变。当点沿着 X 射线方向积分时，在探测器上产生的阴影没有变化。另外，垂直于射线方向运动的点在探测器上产生运动的阴影。这样，使运动伪影最小的方法是在扫描初始使射线角度与运动方向尽量平行。例如，当进行胸部或腹部扫描时，呼吸引起的运动沿 y 轴运动（上下），扫描的初始角应接近 12 点或 6 点的位置，而不是 3 点或 9 点的位置。

在过去，可以采用生理门控的方法来补偿患者运动。其基本的原理是与呼吸运动周期相比，采集一组完整投影数据的时间要短一些。在一般的呼吸周期中，在呼气或吸气峰值附近患者的运动程度较小，这就是呼吸的静止期。我们的目的是在患者运动最弱的时间窗内获取扫描数据，可以使用自适应预估计方法完成。

降低呼吸运动伪影的方法有多种。对于操作者来讲，可以在患者扫描期间指导患者呼气、吸气。为了提高屏气的效用，呼吸监控装置可用于监视患者的呼吸状态。当监视装置探测到大量运动时，会给出警示信息来停止数据的采集。运动监视结果可与图像重建过程配合来引导运动校正算法。运动监视装置可以用位置感应器件检查胸腔的位置，压力感应装置用于监视胸部容积的变化。当患者不能很好配合屏气方法时，效果就不佳，有时也可以使用镇静剂，但这可能使患者感到不适，而且许多情况下是禁止使用镇静剂的。加快扫描速度也是方法之一，如进行 40ms 扫描可以消除患者运动伪影。然而，时间太短会降低信噪比。应仔细分析运动伪影、系统设计复杂性，在噪声和其他许多参数间进行折中。

二、心跳运动伪影

心跳属于非自主运动。由于其被动的运动方式，使得最初的 CT 并不能用于心脏扫描。随着 MSCT 的发展，如今很多 CT 可以用于心脏扫描，但在扫描过程中，依然要对心跳引起的运动加以关注。

心脏成像中最为常见的伪影是相位失调。当显示重建后的冠状或矢状面的心脏图像时，这种伪影很明显，表现为解剖断面上的水平移动或阶梯现象，如图 6.12.5(a)所示。它是由沿着血管进行图像重建的血管分析软件包产生的曲面重建图像。这种伪影在心脏的中间层面或左心室缘最突出。当图像快速回放时，甚至能在轴向图像上观察到这种伪影，它使得心脏结构图像从一个面向另一个面或上下移动。这些都是由于图像不是在心脏周期的同一相位重建而引起的，这是受重建算法中非最佳门控及在非均匀心率情况下时间分辨率不高的影响。有时通过改变重建时的相位可以减少这种伪影。图 6.12.5(b)是相位稍稍变化下同一扫描的重建，这样可以明显减少相位失调伪影。当然，最好的解决方法是提高门控的稳定性和运用好的重建算法。

有时是呼吸运动而非心脏跳动导致了心脏部位的伪影。虽然很多现在使用的心脏扫描协议中要求患者在扫描时屏气，但在很多临床操作中要求患者遵守操作者的指引。如果患者不能屏气或操作者过早作扫描，就会导致伪影，如图 6.12.6(b)所示，观察到接近图像上方在胸壁处出现了双重结构。若同一患者在适当屏气后且扫描稍微晚一些，则所重建的图像就有明显改进，如图 6.12.6(a)所示。减少这一缺陷的最佳方法就是在用 ECG 监测下运用呼吸监控装置。呼吸监控装置可以向操作者和患者及时反馈患者屏气情况。

需要注意的是心跳对图像的影响并不局限于心脏图像，在其他解剖结构中也经常能观察到心脏跳动导致的伪影。例如，在肝脏（图 6.12.7）、肺（图 6.12.8）扫描中经常有运动伪影。当然，ECG 门控数据的获得有助于减少这种伪影，如图 6.12.6(a)所示。

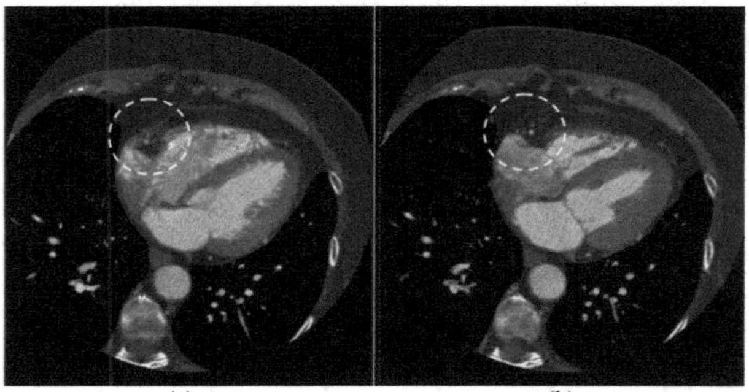

(a) (b)

图 6.12.5　相位失调所导致的伪影

（a）R-R 间隔为 70%；（b）图 R-R 间隔为 80%

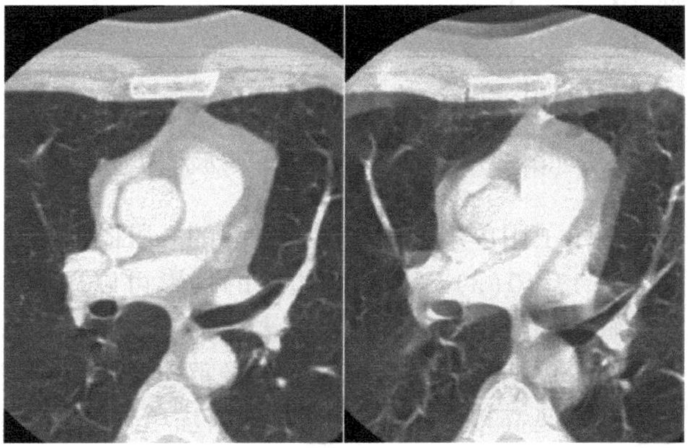

(a) (b)

图 6.12.6　心跳和呼吸共同产生的伪影

（a）门控选取适当；（b）门控选取不适当

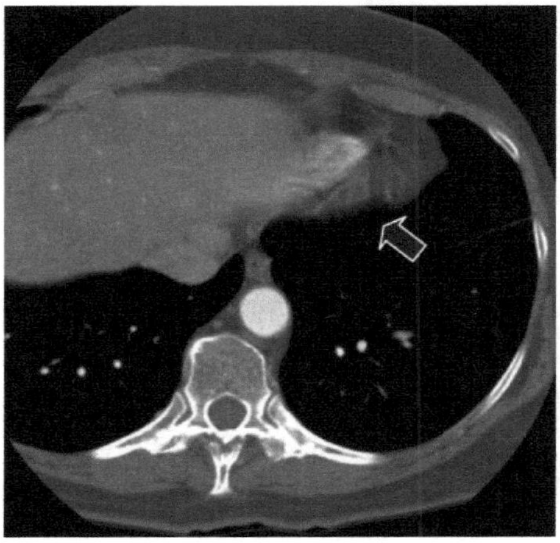

图 6.12.7　心跳对肝脏图像造成的伪影

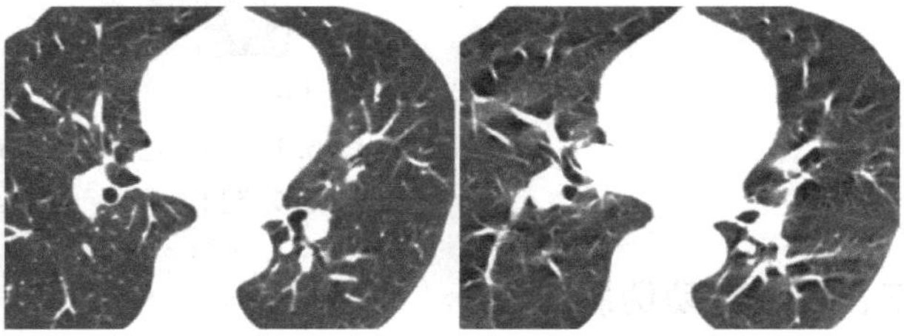

(a) (b)

图 6.12.8　心跳对肺部图像造成的伪影

为克服单周期数据获取时的一些缺陷，提出了使用多周期或多扇面数据采集方法。在这种模式中，采用几个心动周期来完成单个图像重建完整数据集的收集。收集过程如图 6. 12. 9 所示，在三个连续的心动周期期间采集数据。因为每个数据采集窗都远远小于单个周期数据获取窗，因此可以获得好的时间分辨力。

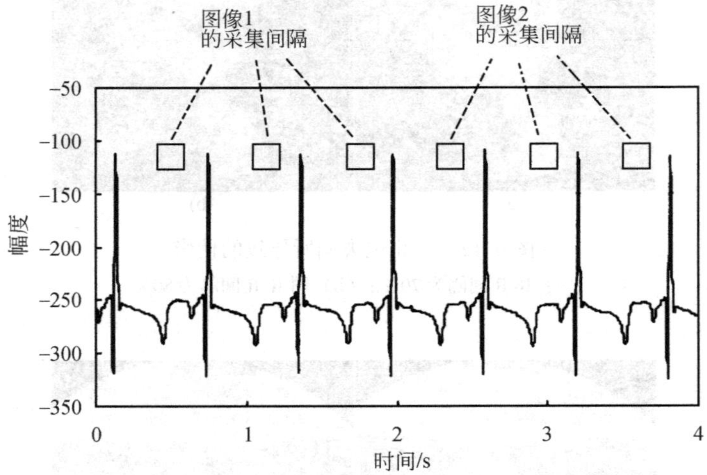

图 6. 12. 9　多周期数据采集示意图

图 6. 12. 10(a)和(b)显示了用单周期和多周期重建的心脏图像，这说明用多扇面方法的确可以提高图像质量。图 6. 12. 10(a)中，心脏边缘的伪影可以用多扇面方法消除。此外，通过多周期方法还能提高解剖面分界的清晰度。但要注意当扇面数目增加时，算法可信度就会相应减少，这是由于从一个周期到下一个周期的图像重建中我们越来越依赖心脏的持续活动。临床经验表明心脏运动不是高度一致的，而且当扫描中使用造影剂（在大多数病例都用造影剂）时，在不同周期很难保证造影剂的均一性，因此很多算法限制扇面在 4 个以下。

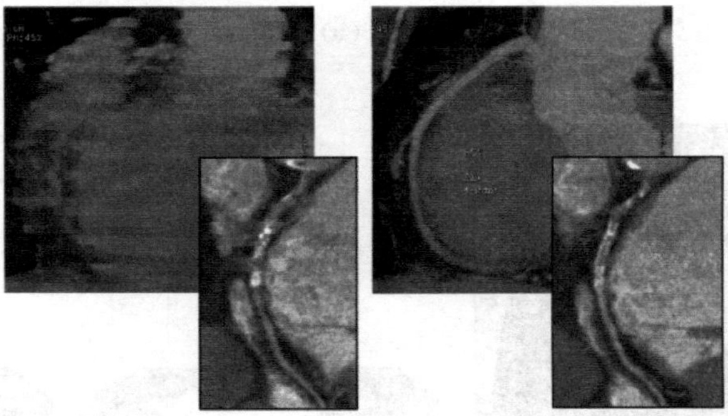

(a)　(b)

图 6. 12. 10　心率 100bpm 的心脏图

（a）单周期半扫描重建；（b）4 周期半扫描重建

三、自主运动伪影

自主运动包括扫描间的患者移动和吞咽等。

解决自主运动伪影主要方法：

固定和摆位措施。一般 CT 设备配备了相关附件，可以用来避免自主运动伪影。如

图 6. 12. 11所示，图(a)没有绑上固定带，而图(b)在扫描头部时绑上了固定带，其对应的CT 图如图 6. 12. 12 所示，发现固定带可以较好地避免头部运动伪影。

缩短扫描时间。

选择合适的起始扫描角度，球管初始位置与运动方向对准。

减少初始和结束位置的视野权重（图 6. 12. 13）。大多数的不一致发生在一次扫描的开始和结束时，患者运动产生的不一致影响可以通过抑制最差区域的投影数据来减小。通常以中间帧投影数据为中心，通过加权前后采集到的确数据，然后采用重建图像的方法来消除或减弱运动带来的影响。

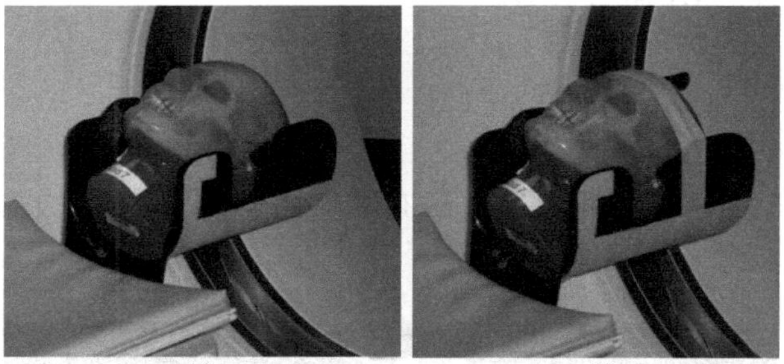

(a) (b)

图 6. 12. 11　扫描头部时，捆绑固定带来防止运动伪影

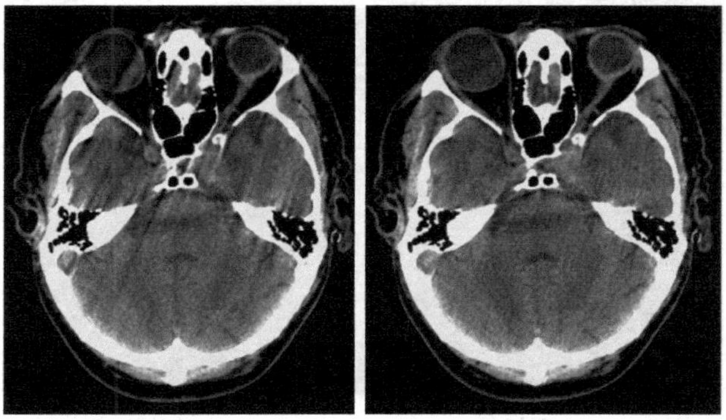

(a) (b)

图 6. 12. 12　固定带对运动伪影的预防作用

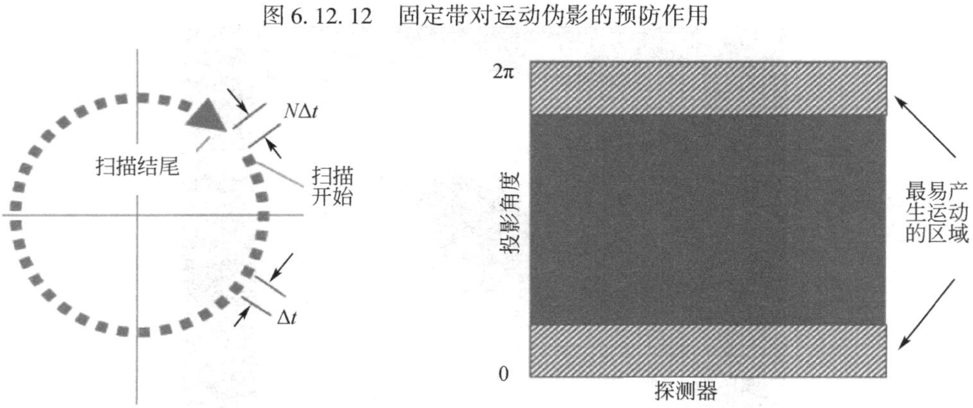

图 6. 12. 13　通过减小初始和结束位置的权重来降低运动伪影

第七章　CT 扫描机实例

本章以西门子 Somatom Plus 单排螺旋 CT 为例，详细描述 CT 设备的系统结构。该型 CT 是一种比较典型的单排螺旋 CT，此后发展出来的多排螺旋 CT，其结构与此基本相同，只是在探测器的排数、数据采集的通道数以及图像重建软件上有所发展。掌握了此种 CT 的结构和工作原理，就可对其他 CT 融会贯通。

第一节　CT 硬件结构框图

西门子 Somatom Plus CT 的外形、机房布局、机架内外部结构如图 7.1.1 ~ 图 7.1.4 所示。

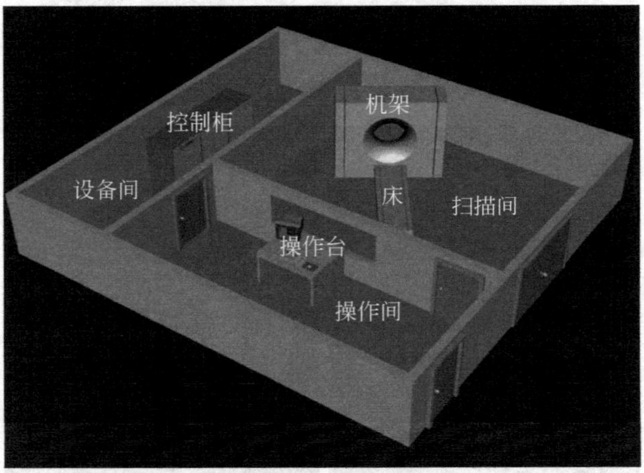

图 7.1.1　西门子 Somatom Plus CT 的外形及机房布局

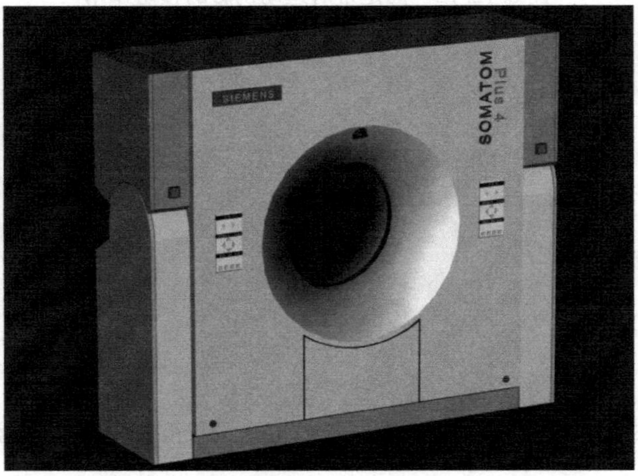

图 7.1.2　西门子 Somatom Plus CT 的机架外形图

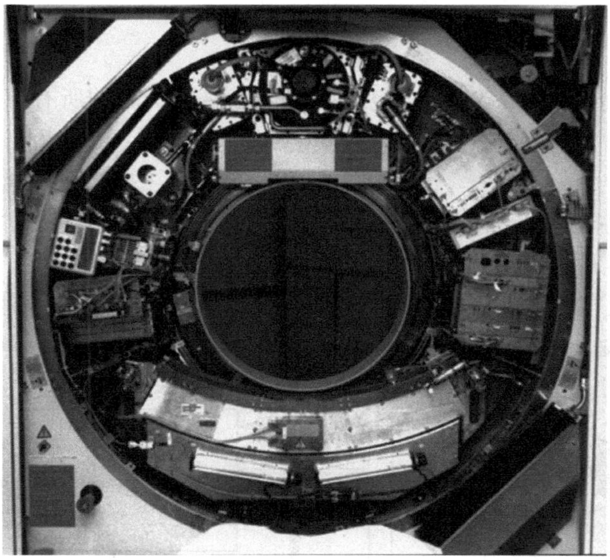

图 7. 1. 3　西门子 Somatom Plus CT 的机架内部实拍图

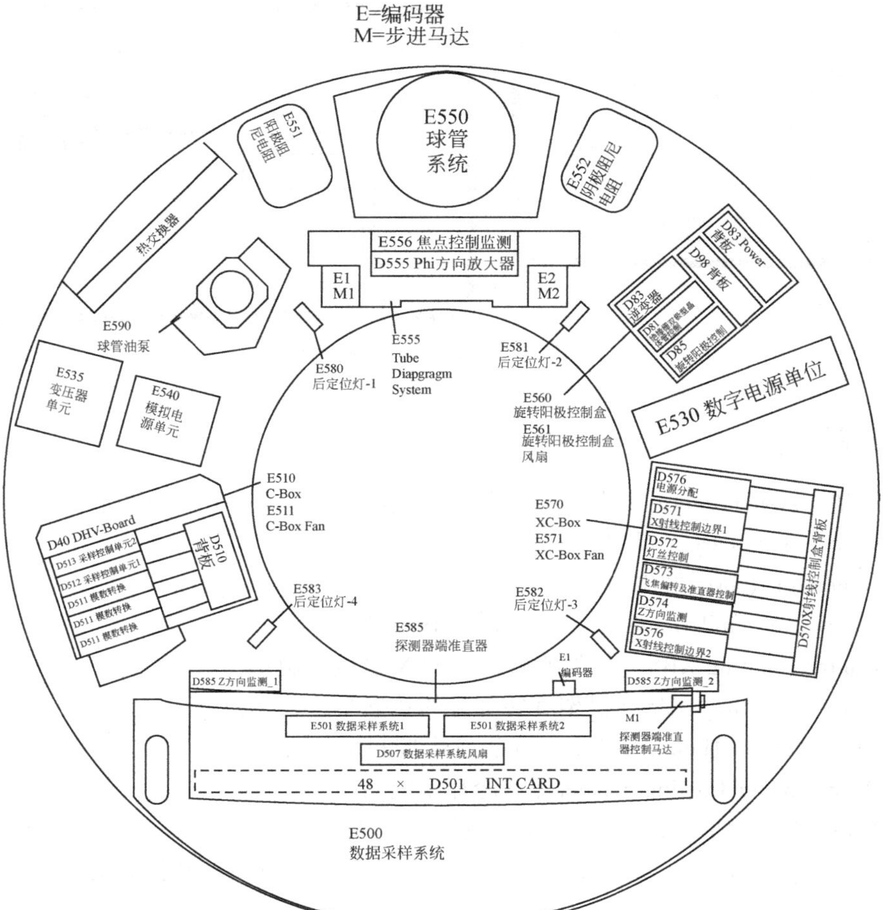

图 7. 1. 4　西门子 Somatom Plus CT 的机架内部部件名称

一、主计算机/控制台

主计算机/控制台（host/console）包含控制整个系统所需的所有部件，由以下部件组成（图 7. 1. 5）：

（1）主计算机；

（2）控制台，包括键盘、鼠标、显示器等；

（3）操作系统存储设备，包括硬盘、CD-ROM；

（4）图像存储及存档设备，包括 1 个或多个硬盘和 1 个可擦写光驱。

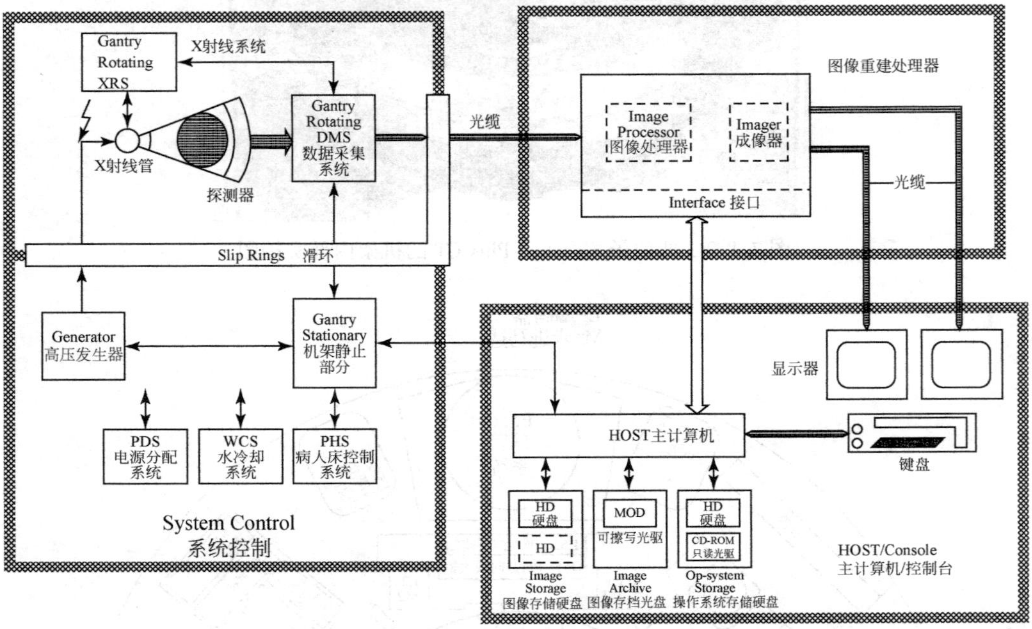

图 7. 1. 5　CT 硬件结构框图

二、系统控制

系统控制（system control）包含涉及数据测量的所有部件，由以下部件组成：

（1）Gantry Stationary（机架静止部分）；

（2）Generator（高压发生器）；

（3）X-ray Tube and Detector（X 射线管和探测器）；

（4）Gantry Rotating XRS（机架旋转部分的 X 射线控制系统）；

（5）Gantry Rotating DMS（机架旋转部分的数据测量系统）；

（6）PHS，Patient Handling System（患者床控制系统）；

（7）WCS，Water Cooling System（水冷却系统）；

（8）PDS，Power Distribution System（电源分配系统）；

（9）SlipRings（滑环），包括高压滑环、电源滑环、数据滑环和控制滑环。

三、图像重建处理器

图像重建处理器（SMI）包含涉及图像重建和处理的部件，由以下部件组成：

（1） Image Processor（图像处理器）；
（2） Imager（成像器）；
（3） Interface（接口及光缆、电缆）。

第二节　CT 的控制结构框图

CT 的控制结构框图参见图 7.2.1。

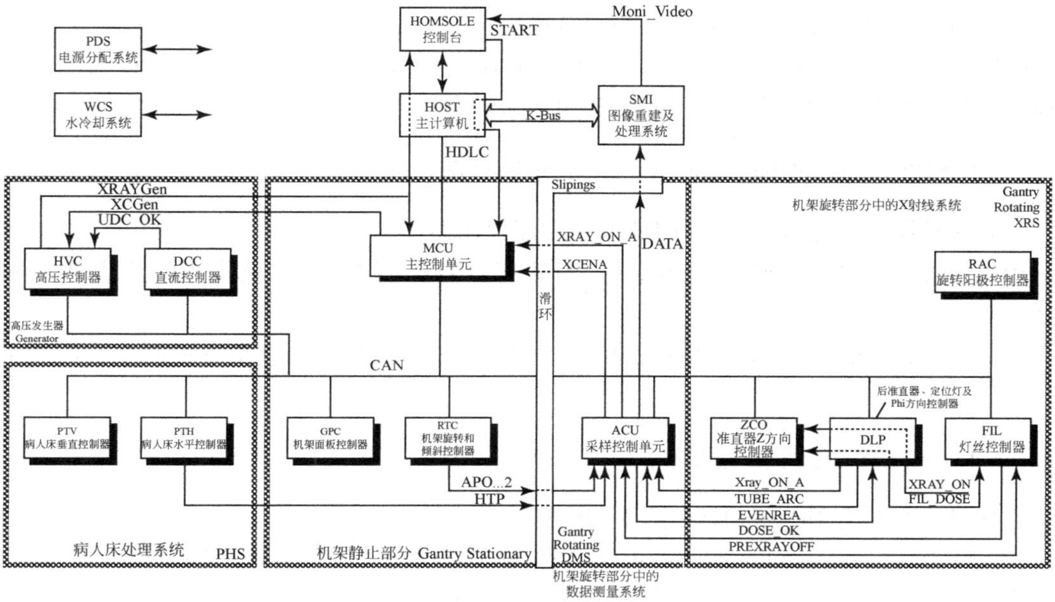

图 7.2.1　CT 的控制结构框图

一、基本概念

（1） 功能控制器（function controller）：整个系统的控制是按照分布式智能管理系统来设计的，即所有的功能控制必须由 1 个相应的 8 位功能控制器来处理。在整个系统中，每一个大部件都有自己的功能控制器，图 7.2.1 中每一个方框就是一个功能控制器，这些控制器负责执行相应的指令，并将执行状态反馈给其他部件的功能控制器。

（2） CAN 网络：所有的功能控制器是通过一种称为 CAN（control area network）的网络联在一起。CAN 网络由两根线组成，所有的参数、指令和错误信息都是通过这两根线来传送的。

（3） 硬线信号：有些需要即时响应的信号并不是通过 CAN 来传送的，而是通过与 CAN 平行的硬线来传送的，这些信号称为硬线信号。例如，XGEN（X-ray continuous generator）信号，它是用于关闭高压的；HTP（horizontal table pulse）信号，它用于在定位扫描或螺旋扫描过程中提供床的水平移动脉冲。以上这些信号都必须及时响应，因此宜采用硬线信号。系统中采用硬线连接的信号还有 START、XRAY_ GEN、UDC_ OK、XRAY_ ON-A、XCENA、TUBE_ ARC、DOSE_ OK、VENREA、PREXRAYOFF、XRAY_ ON、FIL_ DOSE 等（图 7.2.1）。

二、系统部件及其功能控制器

（一）Gantry stationary（机架静止部分）

机架静止部分包含 MCU、RTC 和 GPC 三个功能控制器。

MCU（master control unit）：MCU 是介于主计算机和其他功能控制器之间的接口控制器。主计算机和 MCU 之间是通过数据电缆通信的，通信协议为 HDLC（high-level data link control）。

RTC（rotating and tilt controller，机架旋转和倾斜控制器）：它负责根据用户的指令和不同的扫描模式，控制机架的旋转速度和倾斜角度。

GPC（gantry panel controller，机架面板控制器）：它负责接收用户从机架面板输入的控制命令，控制患者床的升降和进出，主要用于患者定位。

（二）PHS（patient handling system 患者床控制系统）

患者床控制系统包含 PTV 和 PTH 两个功能控制器。

PTV（patient table vertical controller，患者床垂直控制器）：它负责控制患者床的垂直升降。

PTH（patient table horizontal controller，患者床水平控制器）：它负责控制患者床的水平移动。

（三）Generator（高压发生器）

高压发生器包含 DCC 和 HVC 两个功能控制器。

DCC（direct current circuit controller，直流电路控制器）：它负责根据不同的扫描模式，控制产生不同的直流电压，送到逆变器，从而产生不同的高压输出。

HVC（high voltage controller，高压控制器）：它负责控制送给 X 射线管的高压。

（四）Gantry Rotating（机架旋转部分）

机架旋转部分包含 FIL、RAC、DLP、ZCO 和 ACU 五个功能控制器。

FIL（filament controller，灯丝控制器）：负责调控 X 射线管的灯丝电流和剂量。

RAC（rotating anode controller，旋转阳极控制器）：负责控制旋转阳极的转速和监视旋转阳极的工作状态。

DLP（diaphragm，light Marker and PHI controller，后准直器、定位灯和 PHI 控制器）：负责控制后准直器缝隙的宽窄，定位灯的开关以及焦点的偏转等功能。

ZCO（Z-controller，Z 控制器）：根据不同的焦点位置和扫描层厚，控制前准直器缝隙的宽窄。

ACU（acquisition unit controller，采样单元控制器）：负责控制数据的采样和传输功能。

（五）Host / Console（主计算机和控制台）

主计算机和控制台包含 Host 和 Console 两个功能控制器。

Host（主计算机）：它是整个 CT 设备的中央控制系统。

Console（控制台）：用户操作台，包括键盘、鼠标、显示器及一系列通信、控制接口。

(六) SMI (图像重建及处理系统)

它负责将扫描数据重建成图像，并将图像及指令转换成视频信号，送到操作台上的显示器显示出来。

(七) WCS (water cooling system，水冷却系统)

它负责系统的各大部件的冷却工作。

(八) PDS (power distribution system 电源分配系统)

负责为系统各大部件提供 220V 和 380V 的交流电压。

(九) SlipRings (滑环)

用于将高压电源和低压电源从机架的固定部分传到旋转部分，以及实现控制信号、数据信号在机架的固定部分和旋转部分之间的传递。

第三节　CT 设备的软件系统

软件系统参见图 7.3.1。主计算机的操作系统为 Unix 小型机操作系统，在 Unix 平台之

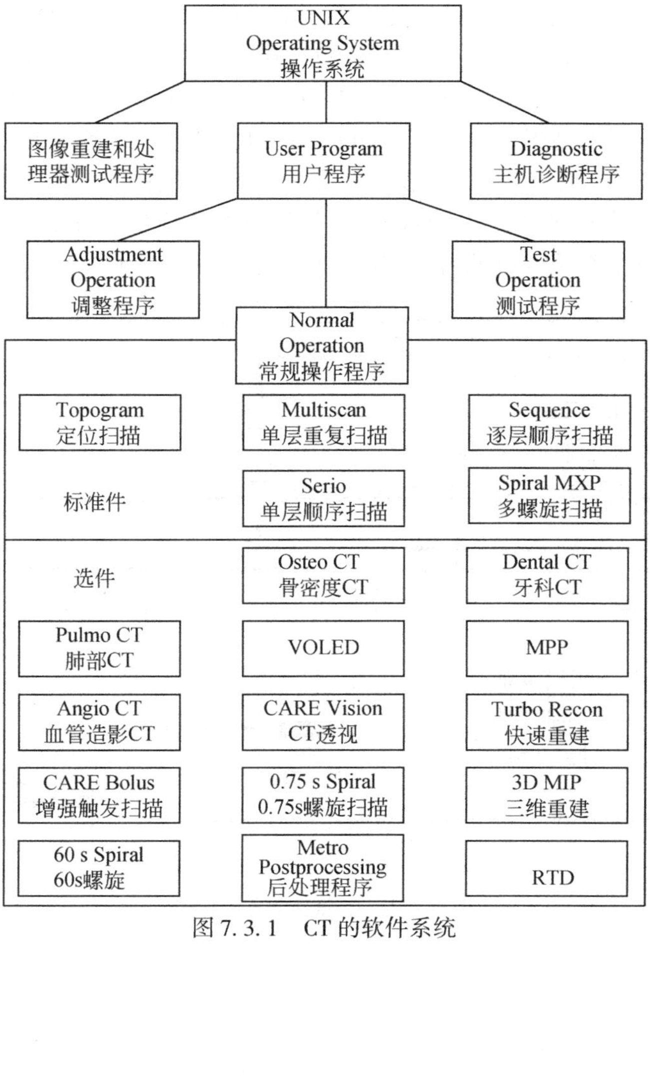

图 7.3.1　CT 的软件系统

上有专门为 CT 设备开发的系统诊断程序、图像重建及处理器测试程序和用于常规扫描的用户操作程序。其中系统诊断程序用于诊断主计算的软/硬件故障；图像重建及处理器测试程序用于图像处理器的软/硬件测试和故障诊断；用户操作程序就是一般用户平时所用的操作程序，它包括 3 个部分：常规操作程序、测试程序和调整程序。其中测试程序和调整程序需要密码才能进入，供维修人员使用；常规操作程序则是在开机后自动进入，供操作人员使用。包括了扫描、图像重建和处理、照相等所需的所有指令。常规操作程序所包含的功能见图 7.3.1 的下半部分，其中的 Topogram、Multiscan、Serio、Sequence、Spiral MXP 为标准件，随机器配置；而 Pulmo CT、Osteo CT、Dental CT、Angio CT、VOLED、MPR、Care Bolus、Csrt Vision、Turbo Recon、60s Spiral、0.75s Spiral、3D MIP、RTD、Metro Post processing 等为选购件，需要额外交费才能使用。

第四节　CT 设备主要部件的工作原理

一、电源分配系统工作原理

电源分配系统工作原理见图 7.4.1，整个系统的电源开或关是由位于控制台键盘上的三个控制按钮“SYS ON”、“EVA ON”和“OFF”来控制的。当按下“SYS ON”钮时，整个系统的所有部件都得到供电，供电范围见图 7.4.1 中的“SYS ON”框。当按下“EVA ON”钮时，只有计算机、图像处理器、控制台及 WCS 中为这些部件冷却的部分得到供电，其余部分的电源关闭。获得供电的范围见图 7.4.1 中的“EVA ON”框。这是用于不扫描，而仅仅是想观看和评估图像的情形。当按下“OFF”钮时，整个系统的电源被关闭。另外，为了确保机器和患者的安全，CT 设备中一般会设置一系列温度保护开关，分别位于计算机柜和机架内，这些温度开关分别组成两个环路。当计算机温度环路内的任何一个保护开关因过热保护或出故障时，整个系统的电源将被切断。此时也无法立即重新开机，必须等计算机内的

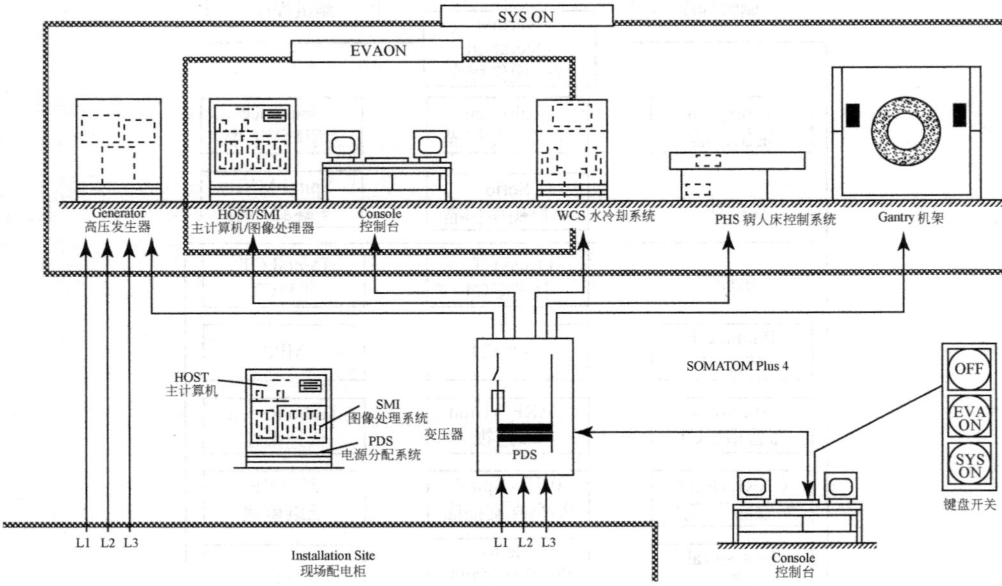

图 7.4.1　电源分配系统框图

温度降下来或温度环内的故障排除后，方能重新开机。当机架温度环内的保护开关过热保护或出故障时，整个机架的电源将被切断。此时，机架电源也无法立即重开，必须等机架内的温度降下来或温度环的故障排除后，才能重新开电。但机架温度环的故障仅影响机架本身，对计算机的开机无影响。

二、扫描架旋转控制系统工作原理

目前 CT 设备扫描架的旋转驱动方式主要有两种：皮带驱动方式和环形马达驱动方式。2000 年以前的 CT 大都采用皮带驱动方式，驱动电机和扫描架之间通过皮带来连接，这种方式不可避免地存在转速受限制和随着皮带的老化转速的稳定性下降的缺点。随着 CT 技术的发展，对扫描架的转速和稳定性要求越来越高，这种方式被逐渐淘汰，取而代之的是技术更为先进的环形马达驱动方式。环形马达的定子是由围绕着扫描架的 100 个三相励磁线圈组成，转子是由与扫描架旋转轴固定在一起的 100 个永久磁铁组成，转子与外界电源没有任何接触。这种方式可使扫描架达到很高的转速，而且转速十分稳定。图 7. 4. 2 是环形马达驱动方式的驱动控制原理图。

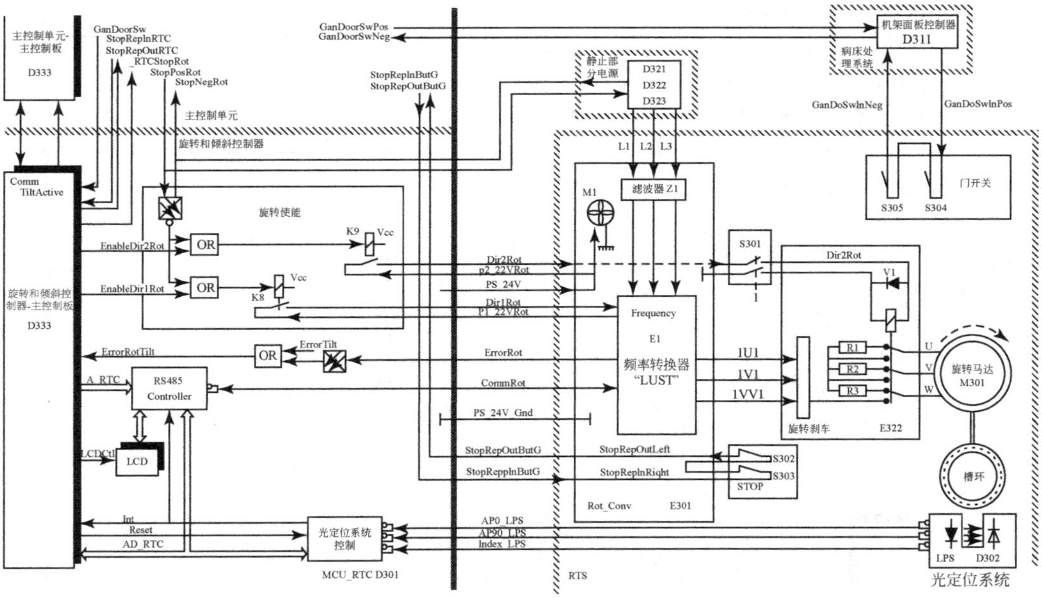

图 7. 4. 2　扫描架旋转驱动控制原理图

MCB 功能控制器负责主要的控制和通信任务。频率转换器负责将三相工频电压转换成三相高频电压，高频电压的电压值和频率受 MCB 功能控制器的控制，取决于所需要的转速。旋转刹车机构 E322 采用的是非机械式的无源方式，当扫描架需要减速时，三相驱动绕组与 3 个阻尼电阻相连，使能量泄放到阻尼电阻上。RS485 控制器用于 MCB 与频率转换器之间的内部通信，当选择某种扫描模式时，MCB 将所需的对应参数值通过 RS485 送到频率转换器。SlotRing 是一个开有 1440 个角度槽和 1 个索引槽的圆环，安装在扫描架的旋转部分，随扫描架一起旋转。LPS 是一个光发射和接收器，发射器和接收器分别装在槽环的两边，位于扫描架的固定部分。当槽环随扫描架一起旋转时，光路受槽环的作用，在 LPS 上输出 3 种类型的脉冲：AP0 脉冲、AP90 脉冲和索引脉冲。其中，AP0 脉冲和 AP90 脉冲的相位相差

90°，扫描架每旋转1圈将产生1440个AP0脉冲、1440个AP90脉冲和1个索引脉冲。LPS-CON控制器用于对上述3种脉冲进行监视和计数，从而测出扫描架的转向和转速，然后反馈给MCB控制器。

三、扫描床控制系统工作原理

扫描床的作用是将患者定位到适当的位置来进行扫描。一般CT的扫描床均可作升降和进出运动。有的高档CT为了方便进行CT介入等新功能的操作，除了床板可作进出运动外，床板的托架也可作进出运动。床板或托架的进出运动一般是利用直流电机通过齿条或齿条皮带来带动床板或托架。

床的升降有多种驱动方法，比较常见的是采用一种称为“剪刀”的装置。其原理是电机驱动螺杆，螺杆带动滑块，滑块带动“剪刀”的开、合，从而带动床的升、降。图7.4.3和图7.4.4是扫描床的工作原理图。

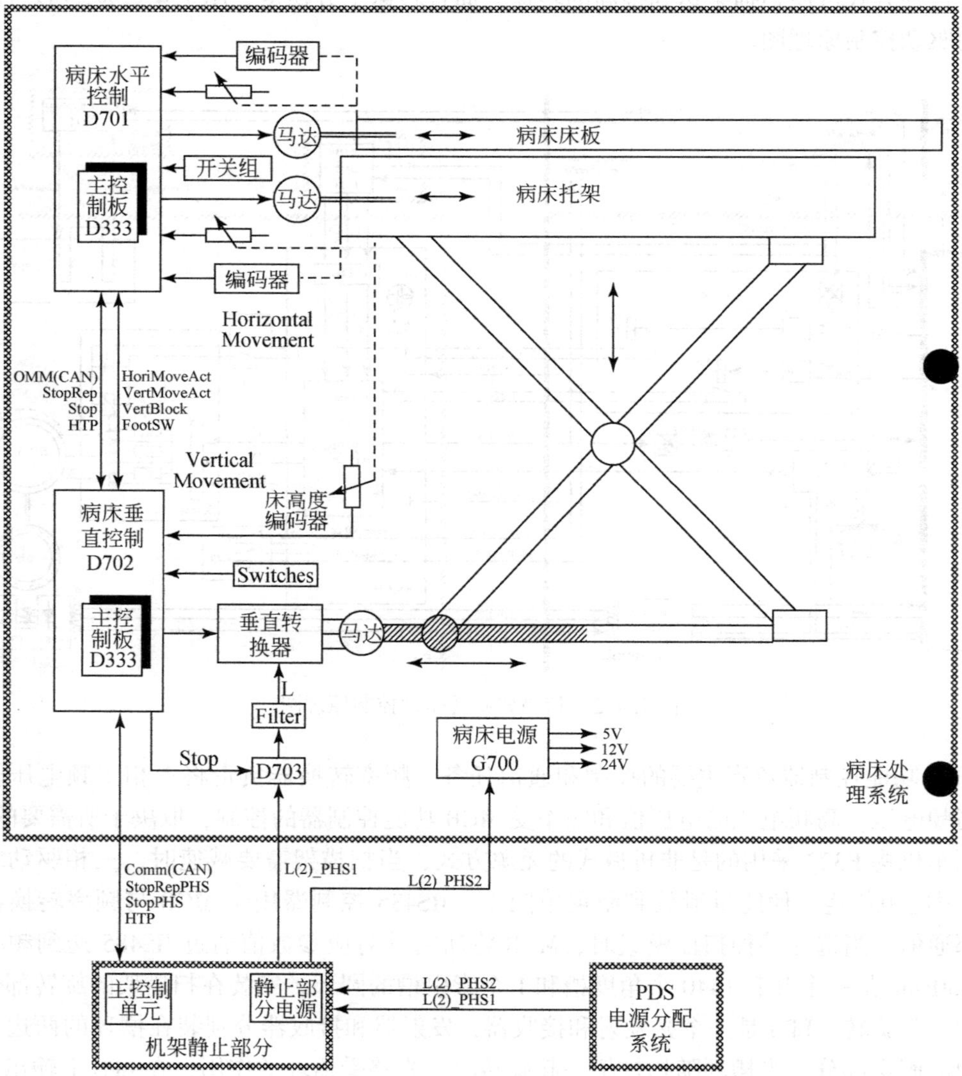

图 7.4.3　扫描床驱动原理图

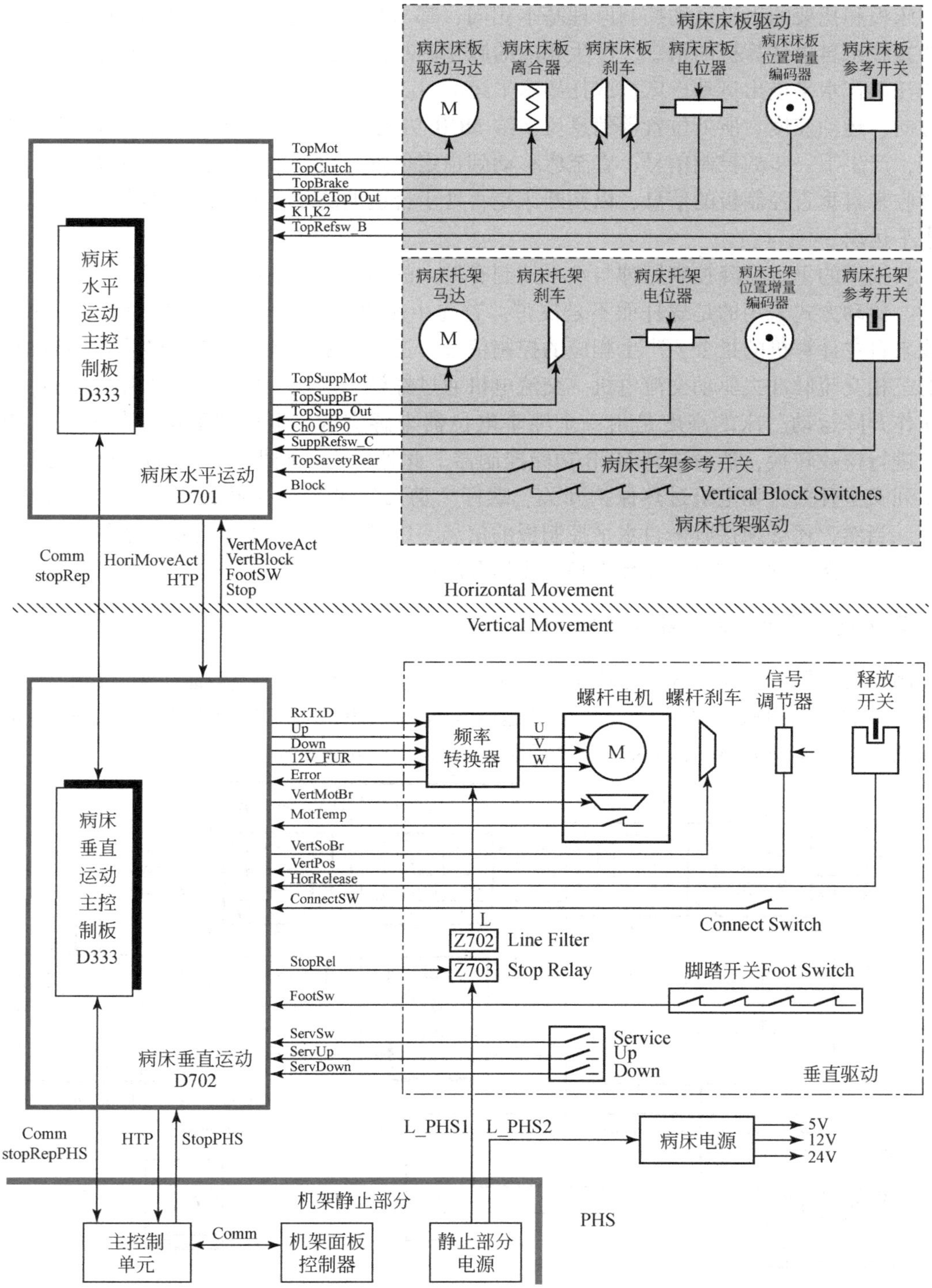

图 7.4.4　扫描床控制原理图

D701 负责控制扫描床上的床板和托架的水平进出运动，D702 负责控制扫描床的升降运动。床板、托架、升降螺杆分别由 3 个独立的电机驱动，它们还分别拥有自己的刹车装置、限位开关、位置电位器、位置增量编码器等。

床板和托架的水平运动控制原理基本相同，都采用直流电机驱动。首先由 MCB 功能控制器接收来自主计算机的指令，产生相应的脉宽调制信号，送到水平电机驱动模块，驱动床板或托架作水平进出运动。床板或托架水平运动时，位置电位器和位置增量编码器将床的运动方向、运动速度、所处位置等信息反馈给 MCB 功能控制器，将当前位置与目的位置进行比较，产生下一步的控制信号，直至床移动到指定位置为止。另外，在水平移动前，还必须先接收来自垂直控制板的信息，以判断床是否处于合适的高度，如果高度不合适，将禁止一切水平运动。

扫描床的垂直升降控制原理与水平控制有较大的不同，它采用交流电机而不是直流电机驱动，传动方式采用的是螺杆而不是皮带。首先由垂直控制板 D702 上的 MCB 功能控制器接收来自主计算机的指令，产生相应的控制信号，送给频率转换器，频率转换器输出相应频率的三相交流脉冲去驱动交流电机。交流电机通过螺杆、滑块、“剪刀”装置的传动，使扫描床作升降运动。床的高度是由一个绳牵电位器来感应的，电位器的电压值被送到 D702 板，进行模数转换，然后送到 MCB 功能控制器。此外，为了确保升降床的安全，还设置了一系列安全开关，如电机过热保护开关、螺杆“剪刀”装置连接开关、床升降受阻感应开关等。当然，还必须接收来自水平控制板的信息，以判断床是否处于合适的水平位置。只有当上述安全条件均满足时，才允许扫描床作升降运动。

四、高压发生器及控制系统工作原理

高压发生器（图 7.4.5）的功能是为 X 射线管提供直流高压，范围为 70 ~ 140kV，取决于所选择的扫描模式。高压发生器主要是由 3 大模块组成：直流电路 DCC（direct current circuit）、逆变器（main inverter）和高压变压器（H. V. transformer）。

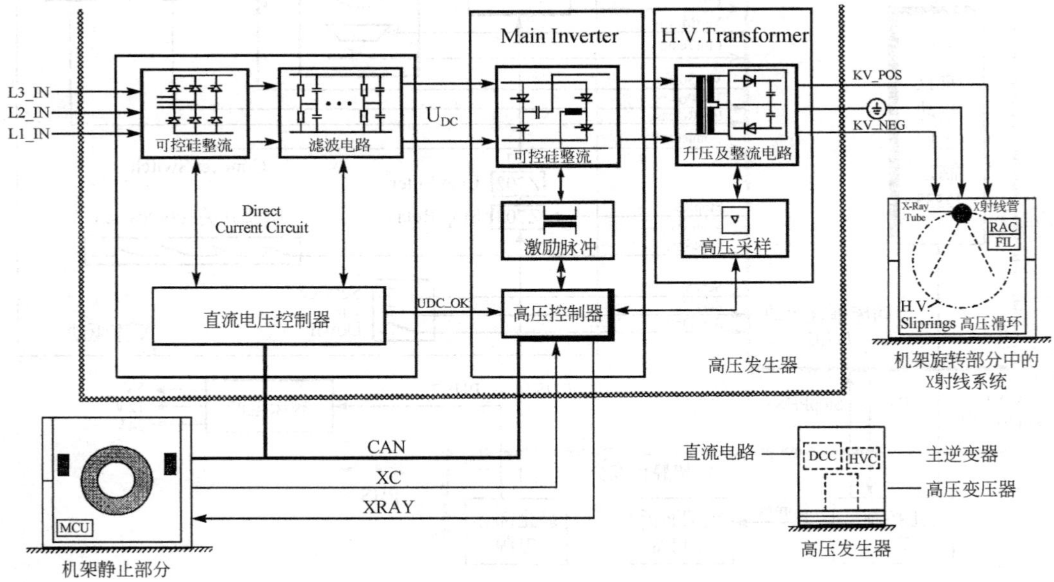

图 7.4.5　高压发生器原理图

直流电路 DCC：DCC 将三相 380V、50Hz 的交流电压通过可控硅整流和滤波后，转换成直流电压 UDC，而 UDC 的高低是由 DCC 控制器进行调节的，取决于各扫描模式所需的管电压 UT 和管电流 IT。当某种扫描模式被选择时，其电压、电流等参数通过 CAN 总线传送到

DCC 控制器，DCC 控制器产生相应的激励脉冲，控制 6 个可控硅的导通角和导通时间，从而控制直流电压 UDC 的高低。UDC 的输出电压范围为 160 VDC ~ 450VDC。

逆变器（main inverter）：逆变器将直流电压 UDC 通过可控硅桥式电路转换为高频交变电流，送到高压变压器的初级。可控硅的激励脉冲频率为 10 ~ 20kHz，受高压控制器的控制。

变压器（H. V. transformer）：高压变压器主要是由升压变压器、高压整流及滤波电路、高压采样电路组成。升压变压器和高压整流滤波电路，将来自逆变器的高频交变电流转换为正负高压 KV_ POS 和 KV_ NEG，根据不同的扫描模式，KV_ POS 和 KV_ NEG 的输出范围为±35 ~ ±70kV。高压采样电路对实际的管电压和管电流进行采样，然后反馈给高压控制器，以便对高压进行监测和调整。

五、X 射线管及其控制系统工作原理

X 射线管的作用是产生 X 射线，其结构及控制框图如图 7. 4. 6 所示。高压发生器产生的高压 KV_ POS 和 KV_ NEG 通过高压电缆、高压滑环和阻尼电阻分别送到 X 射线管的阳极和阴极。阻尼电阻的作用是在 X 射线管打火时限制管电流。灯丝控制器 FIL_ CON 为 X 射线管的大、小灯丝提供可变电压，以产生可变的灯丝电流，从而调整管电流和剂量率。旋转阳极控制器 RAC_ CON 为 X 射线管的旋转阳极电机提供可变的三相驱动电压，以控制旋转阳极的加速和减速。在 X 射线管的灯丝前，有 1 个焦点位置控制线圈 PHI_ COIL，由 DELPHI 多功能控制器控制，用于在扫描时根据所选的扫描模式调整焦点的位置。在 X 射线管的外壳上还装有 3 个传感器 B1、S2、S3，B1 是一个负温度系数的热敏电阻，用于测量 X 射线管的实时温度；S2 是一个温度保护开关，当 X 射线管的温度超过 80℃时，向计算机发出温度报警信号，终止曝光；S3 是一个压力保护开关，当 X 射线管内部的油压过高时，向计算机发出压力报警信号，终止曝光。X 射线管的冷却是通过一个“油→气”冷却系统来完成的。在这个系统中，油泵使绝缘的冷却油在 X 射线管和“油→气”热交换器之间循环，

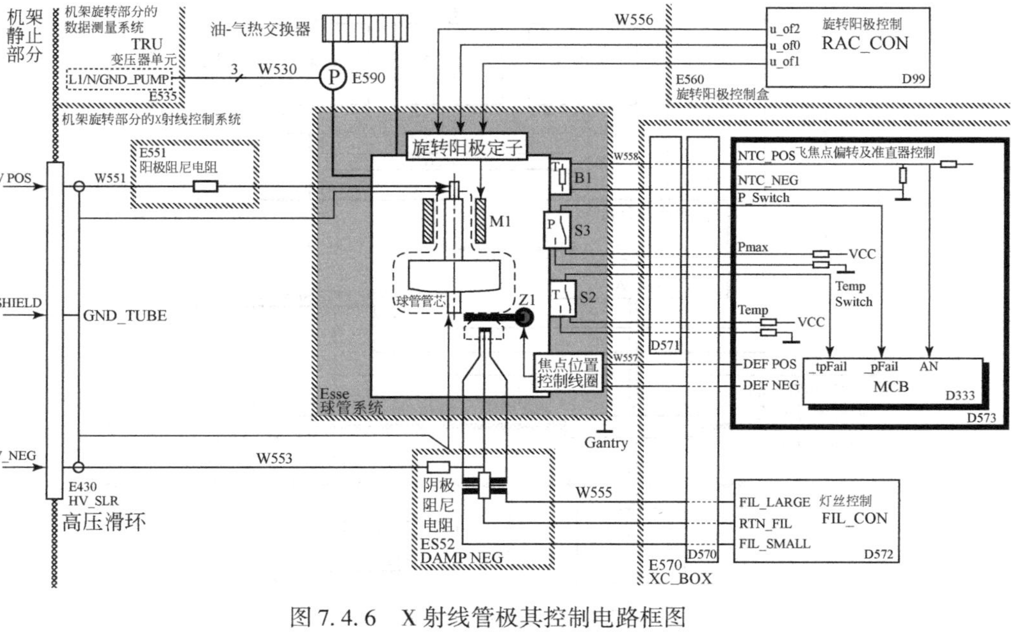

图 7. 4. 6　X 射线管极其控制电路框图

将 X 射线管内部的热量带出到热交换器上，热交换器上的热量再由风扇及水冷系统带走。

六、采样及控制系统工作原理

采样及控制系统的工作原理如图 7. 4. 7 所示，768 个探测器单元所接收到的信号被送到 48 块积分板，其中每块积分板中有 16 个双数据通道；而 48 块积分板又分为 3 组，每组 16 块，分别由 ADC1、ADC2、ADC3 负责进行模数转换，即每个模数转换器要负责 16 块积分板上的 256 个数据通道的模数转换工作。数字化的采样数据通过 16 位的数据总线分别送到 ACU_ 1 和 ACU_ 2 这两个采样单元。ACU_ 1 负责将并行信号转换成串行信号，然后通过

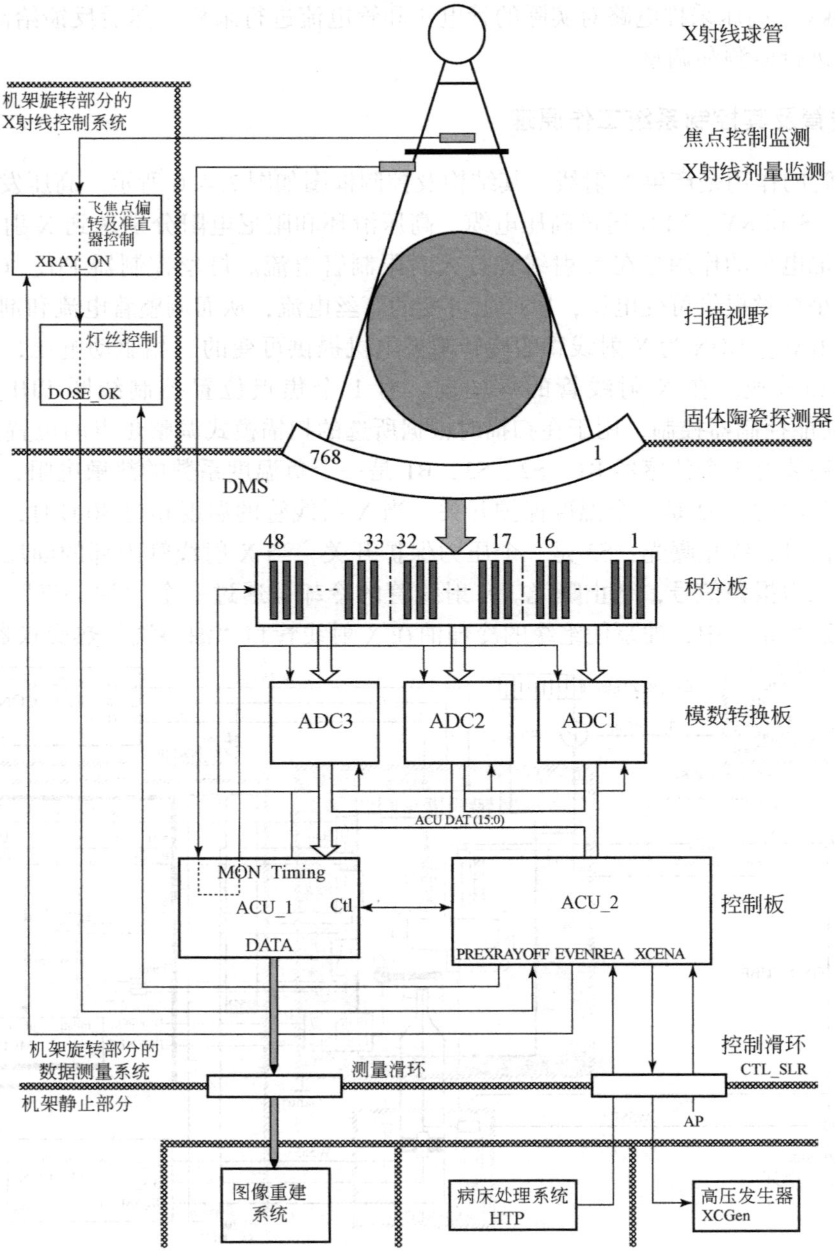

图 7. 4. 7　采样及控制系统框图

光缆和滑环送到图像重建处理器，进行图像重建。ACU_ 1 还负责产生一系列时序控制信号，控制积分板、模数转换器和串行数据传送等工作。ACU_ 2 负责产生和接收一系列控制信号，协调数据采样系统和 X 射线控制系统、高压发生器、扫描床等部分之间的工作。

七、图像重建系统工作原理

图像重建系统的工作原理如图 7.4.8 所示，采样系统采集的数据通过滑环和光缆送到图像重建系统的接收器，在接收器内将串行的光信号转成并行的电信号，然后对数据进行分类，将扫描数据和监控数据分开。预处理器接着对扫描数据进行预处理，它要做的工作主要有：纠正扫描过程中电路中的漂移、剂量的变化、X 射线的衰减及机械偏差等因素对图像重建的影响。预处理过的数据在 MAP-4 中被存储到特定的缓存中，然后被送到处理管线。数据在阵列处理器 AP-D 中进一步进行卷积处理，生成锐利的图像，然后在投影器 BP-4 中根据被扫描物体的吸收系数重建出图像矩阵。两个成像器 IMA-ML 将图像及一些相关信息（如文字、图形、感兴趣区、色彩等）相叠加，然后送到操作台上的显示器显示出来。相机接口板 Maxicam 将重建出来的图像送给数字照相机，它有 2 个并口、1 个串口和 1 个视频输出口。照相机转换器的作用是将数字信号和控制信号转换成光信号，然后通过光缆传送给数字照相机，以避免传输过程中的电磁干扰。

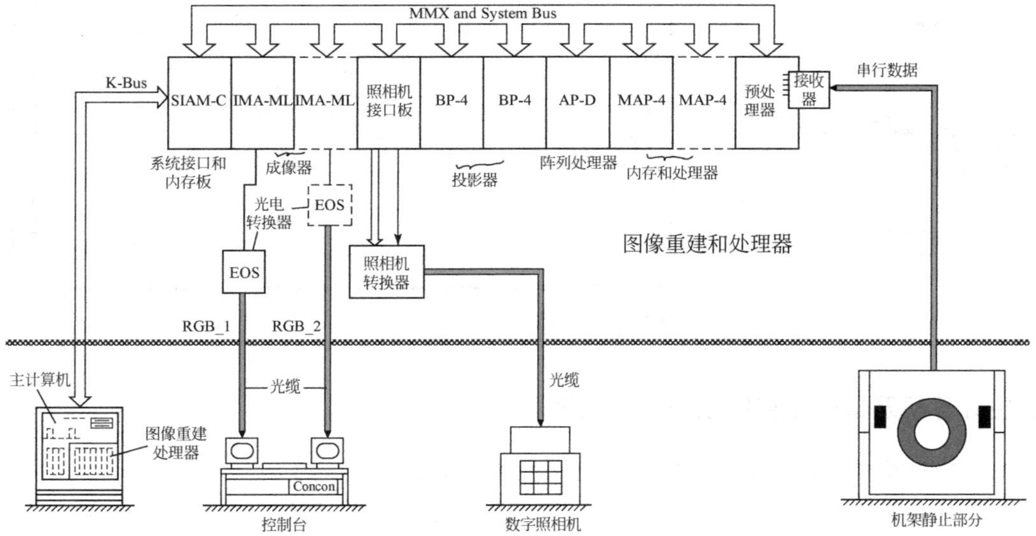

图 7.4.8　图像重建系统工作原理图

八、焦点及准直器控制系统工作原理

在 CT 设备中，层厚的控制是通过改变 X 射线管端的准直器和探测器端的准直器的缝宽来实现的，如图 7.4.9 所示。X 射线管端的准直器由 2 块平行的金属板组成，由 2 个步进电机分别驱动，步进电机受 MCB 处理器的控制，准直器的实际位置通过 2 个编码器反馈给 MCB 处理器。当用户选择某种扫描模式时，MCB 处理器将其层厚值与准直器的当前位置进行比较，根据偏差的大小对步进电机发出指令，调整准直器的位置。探测器端的准直器也是由 2 块平行的金属板组成，2 块平行的金属板由 1 根螺杆连在一起，螺杆由 1 个步进电机驱动，通过改变电机的转向，就可改变 2 块金属板之间的缝宽。探测器端准直器的控制和反馈原理与 X 射线管端准直器的原理基本相同，在此不再赘述。

为了提高采样的密度，西门子的 CT 采用一种“飞焦点”技术，即在 X 射线管和探测器与扫描架一起旋转的同时，X 射线管内的电子束也在不断偏转，从而形成 X 射线管内阳极的焦点位置也在不断地交替变换。“飞焦点”技术的好处是使采样数据在相同的时间内增加 1 倍，图 7.4.10 是焦点偏转控制原理图。焦点的位置是靠装在 X 射线管内部的一个偏转线圈产生的磁场来控制的，焦点实际位置的测量是通过一束狭窄的 X 射线束穿过 Phi 方向和 Z 方向的准直器后，射到焦点位置传感器 FOC_ MON 上，传感器的输出信号反馈给 DELPHI 控制板。在 DELPHI 控制板内，焦点实际位置信号 FOCACT 与焦点的正常位置信号 FOCREF 进行比较，产生的差值信号送给焦点调整电路 FOC_ REG，产生相应的控制电流给焦点偏转线圈，控制 X 射线管内的电子束的偏转，从而控制 X 射线管内阳极的焦点位置的变换。

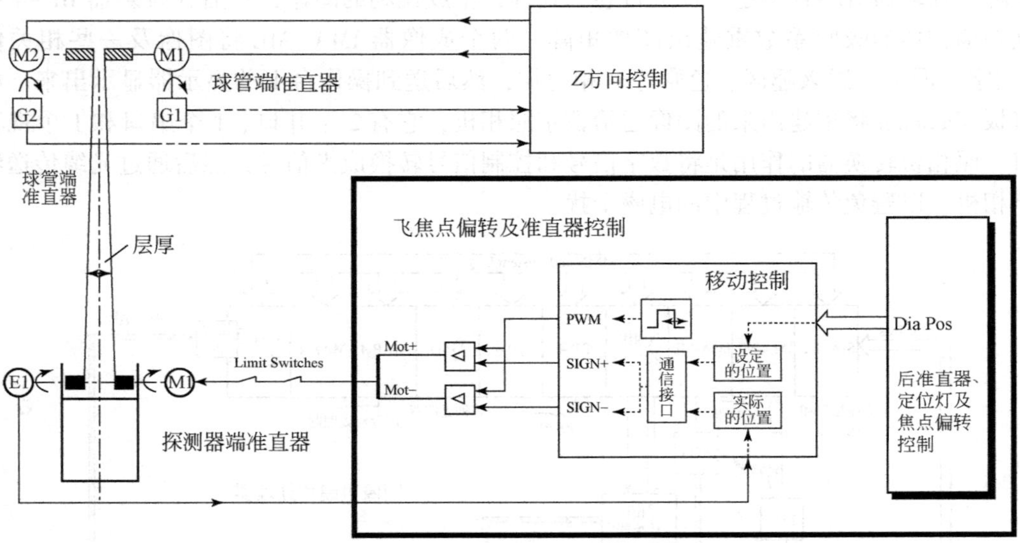

图 7.4.9　准直器控制原理图

九、主计算机及操作台控制系统工作原理

主计算机及操作台控制系统的结构见原理图 7.4.11。

（1）Host / Console 的功能：存储和运行软件，将图像存到硬盘或光盘，控制整个系统的所有部件。

（2）Host 的内核：Host 的内核是由一块 SPARC 板和一块 S_ CON 板组成，这两块板被固定在一个共同的托架上形成一块复合板。

（3）K-Bus：K-Bus 是主计算机和 SMI 之间的 32 位数据总线，通过这条总线，主计算机控制 SMI 的所有功能，包括数据接收、图像的计算、显示、评估和存储等。

（4）I/O Bus：I/O Bus 是实现主计算机访问控制台、机架及串行的外部设备。

（5）串行接口：SPARC 板上有两个串行口 Ser. A 和 Ser. B，以及专用的鼠标、键盘接口，用于实现主计算机和调制解调器、打印机，鼠标和键盘之间的连接。

（6）Audio 功能：用于实现操作人员与患者间的实时对话，以及根据不同扫描模式和扫描阶段，对患者发出相应的指示。

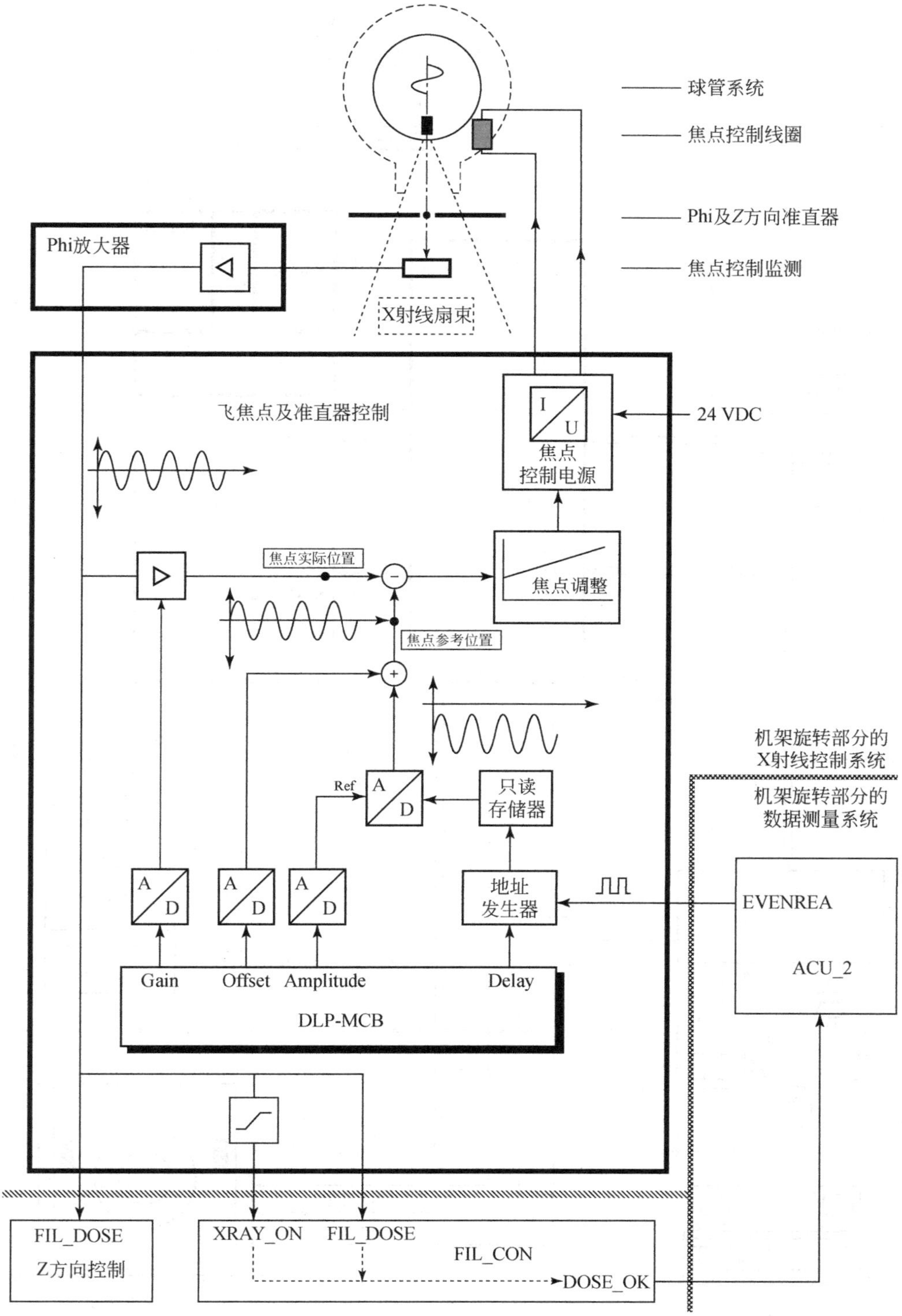

图 7. 4. 10　飞焦点控制原理图

（7） Host/console 的组成：

①使用 Unix 操作系统，工作内存一般为几百兆。

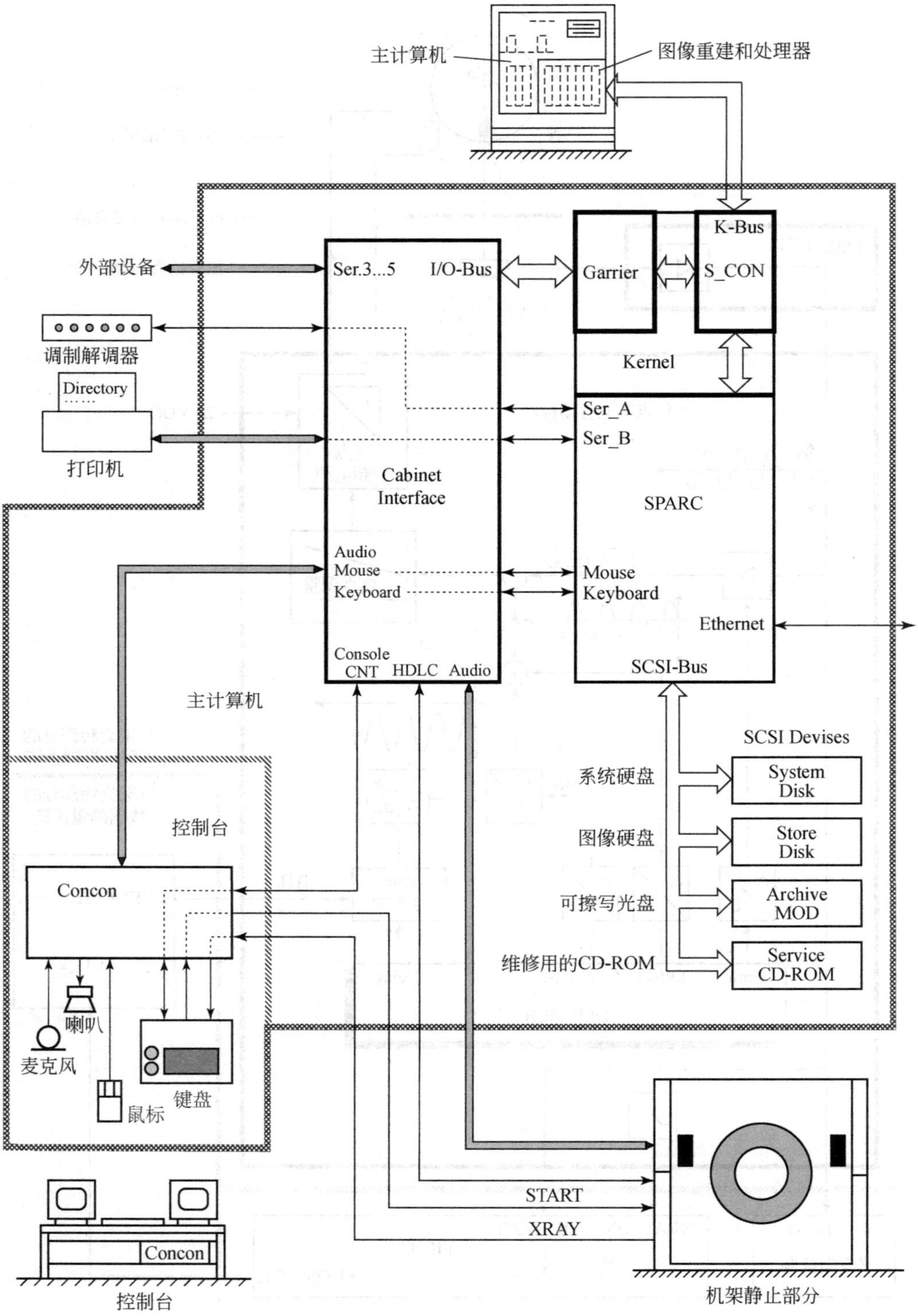

图 7.4.11　主计算机及控制台结构框图

②CPU 与硬盘和光驱等存储设备之间的连接一般采用 SCSI 总线，以便随时扩充存储设备。

③支持局域网（LAN）的以太网接口。

④1 个 1G 的硬盘用于存储操作系统和应用软件。

⑤1 个 660M 的 CD-ROM，用于后备软件和软件升级。

⑥1 ~2 个 2. 1G 以上的硬盘，用于存储图像，可存储几千张未压缩的512×512矩阵的图像或几百张图像的原始数据。

⑦1 个 5 1/4 的容量为 660MB 的可擦写光盘（MOD），每张光盘可存储 4400 张未压缩 256×256矩阵的图像和 1100 张未压缩512×512矩阵图像，如果实行压缩，每张光盘可分别存储 9600 / 2800 张256×256/ 512×512矩阵的图像。

⑧专用键盘、鼠标、显示器和接口板等。

十、碳刷及滑环控制系统工作原理（图 7. 4. 12）

自从西门子公司 1990 在世界上推出首台滑环结构的 CT 以来，CT 的发展进入了一个新时代，目前绝大部分的厂家均采用滑环结构的扫描架。在这种结构的 CT 中，扫描架的旋转部分和静止部分之间的高压电源、低压电源、控制信号和数据信号都是通过滑环和碳刷来传递的。滑环安装在扫描架的旋转部分，随扫描架一起转动。碳刷安装在扫描架的静止部分，当扫描架旋转时，碳刷在滑环上滑动，始终保持电接触。在西门子的 CT 中有以下 4 种滑环。

（1）测量滑环：由 3 道环组成，用于将串行的测量数据从采样系统传送到图像重建系统。

（2）控制滑环：由 6 道环组成，用于在扫描架的旋转部分和静止部分之间传递各种控制信号。

（3）电源滑环：由 6 道环组成，用于将 220V 交流电源、X 射线管的灯丝电源、探测器的加热电源等由扫描架的静止部分传递到旋转部分。

（4）高压滑环：由 3 道环组成，用于将高压直流电源从高压发生器传送到位于旋转部分的 X 射线管。

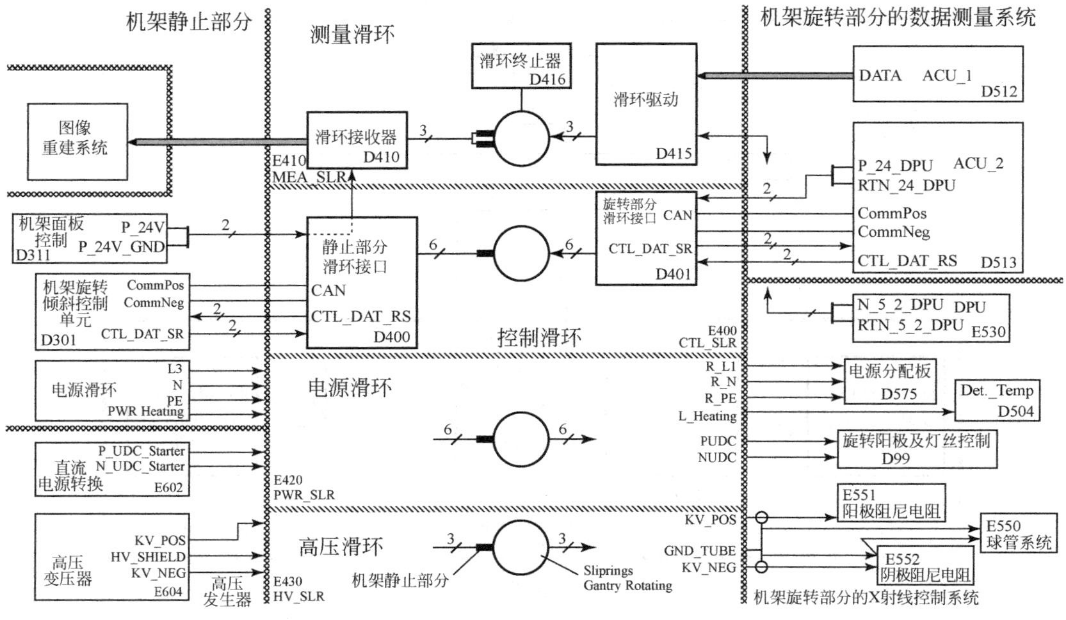

图 7. 4. 12 碳刷及滑环系统

十一、信息和指令环路通信系统（RAS loop）工作原理

CT设备按功能可分为几大部件，每部件都有自己的中心处理器，处理本部件内的数据信号和控制信号，同时与其他部件进行通信联络，因此，我们也将各大部件称为一个站(station)。将各个站之间用1对光缆连接起来组成的数据网络称为RAS loop，即信息和指令环路通信系统，如图7.4.13所示。从图上可以看出，整个CT系统分为5个站，各站之间用光缆连接起来组成一个封闭的通信环。在环内可任意设定一个站为主站，其余站为副站。主站负责在系统启动时对通信环进行初始化并协调通信环与系统之间的联络。信息和指令通过某种通信协议在各站之间进行传递。

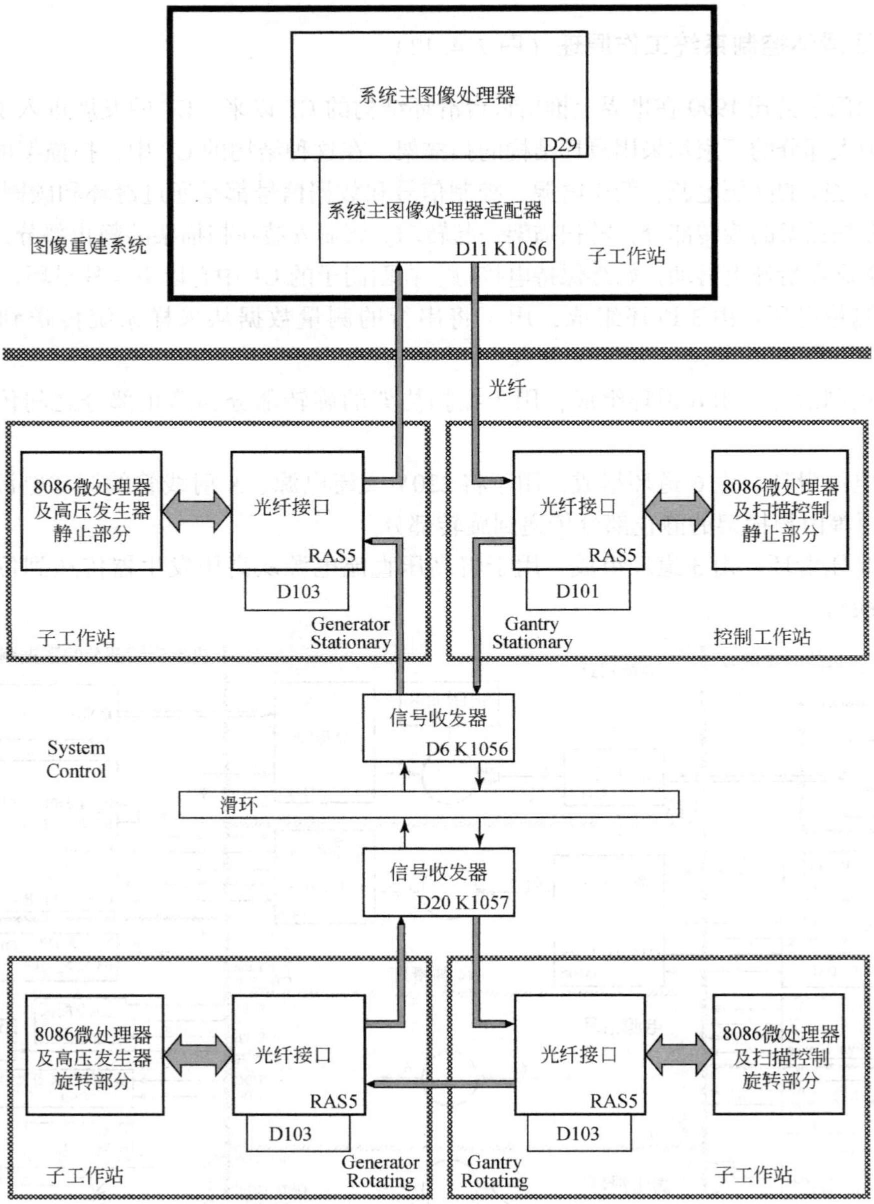

图7.4.13　信息和指令环路通信系统

十二、冷却系统工作原理

冷却系统中气路、油路、水路的走向见图 7.4.14。该冷却系统分为两大部分：电子柜冷却回路和扫描架冷却回路。

在电子柜冷却回路中，25℃的冷却水被分别送到计算机柜和高压发生器柜内的气→水热交换器，柜内的热气被风扇吹到气→水热交换器上进行冷却，然后被送回电路板。另外，在高压发生器内还有一套油→水热交换器，高压发生器产生的热量被循环油带出到油→水热交换器上，然后再由循环水带出机柜。

在扫描架冷却回路中，18～28℃的冷却水被送到扫描架内的两个气→水热交换器上，扫描架内的热气被吸到热交换器上进行冷却，然后吹回扫描架；给 X 射线管冷却的是一套气→油热交换器，X 射线管产生的热量被循环油带出到气→油热交换器上，然后由风扇将油冷却；扫描架内产生的热量最终由循环水带出去。

上述两个冷却回路产生的热量在冷水机柜（WCS）中由两个水→水热交换器进行冷却，最终将热量带出室外。水→水热交换器中运行的是两套相互独立的循环水，一套在 CT 设备内部循环，另一套是由外部冷水机提供的循环水，用于冷却内部循环水。

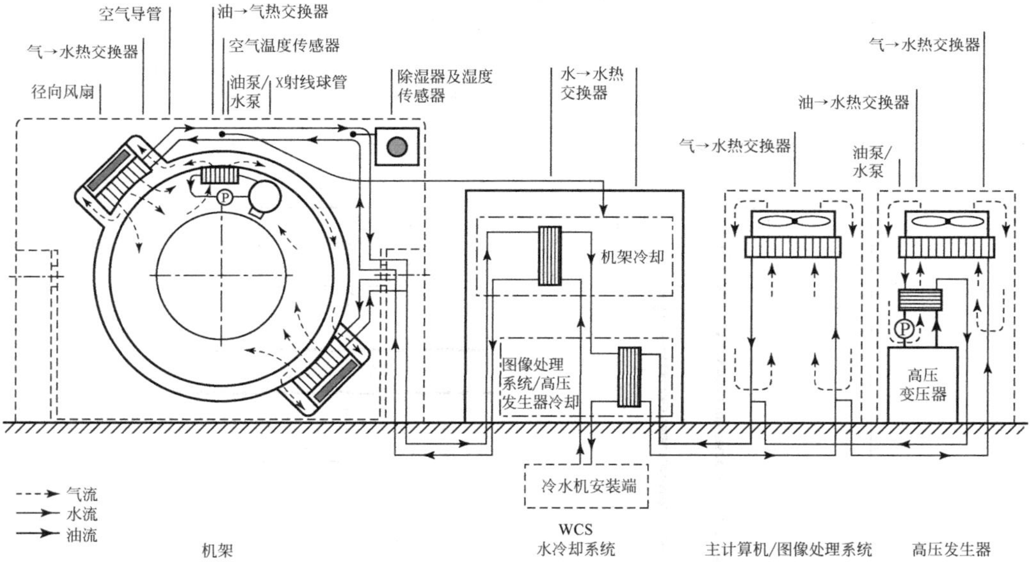

图 7.4.14　冷却系统框图

十三、照相机及其接口系统工作原理

照相机及其接口系统的工作原理如图 7.4.15 所示，CT 设备送来的图像信号并不是直接送到激光照相机，而是先送到一个控制器，这个控制器实际上是一台计算机，包括 CPU、硬盘、接收图像数据的并行口和网络口、与 CT 设备进行通信联络的串行口、将图像数据送到照相机的光缆接口等。

来自 CT 设备图像重建处理器的图像数据通过标准并行口、专用图像接口、光缆接口或视频接口等多种方式传送到控制器的输入板，输入板对图像数据和控制数据进行缓冲处理，然后送到 CPU 板进行进一步的处理；CPU 板对送来的图像按时间顺序进行排队生成队列表，并将图像文件暂时存储到硬盘。如果送来的图像的像素矩阵与照相机的输出矩阵不一致，控制器会自动用选定的插值算法对图像进行缩放，以适应照相机的输出矩阵。CPU 板将暂存在硬盘的图像数据按队列表的顺序逐个通过光缆接口传给激光照相机进行打印，打印结束后，激光相机会通过光缆接口回传一个“打印完成”的信号给 CPU 板，CPU 板收到信号后，将立即删除硬盘中已打印的图像文件。

激光相机通过光缆接口从控制器接受图像数据和控制数据，控制数据中包含图像大小、分辨率、幅面格式和尺寸等信息，激光相机的 CPU 板根据这些信息通过激光控制器控制激光头对胶片进行扫描，激光头扫描时每一点的激光强度由图像信号在相应点的亮度值进行调制，整张胶片扫描结束后，CPU 控制胶片传输机构将胶片送到收片盒储存或直接送到洗片机去冲洗。

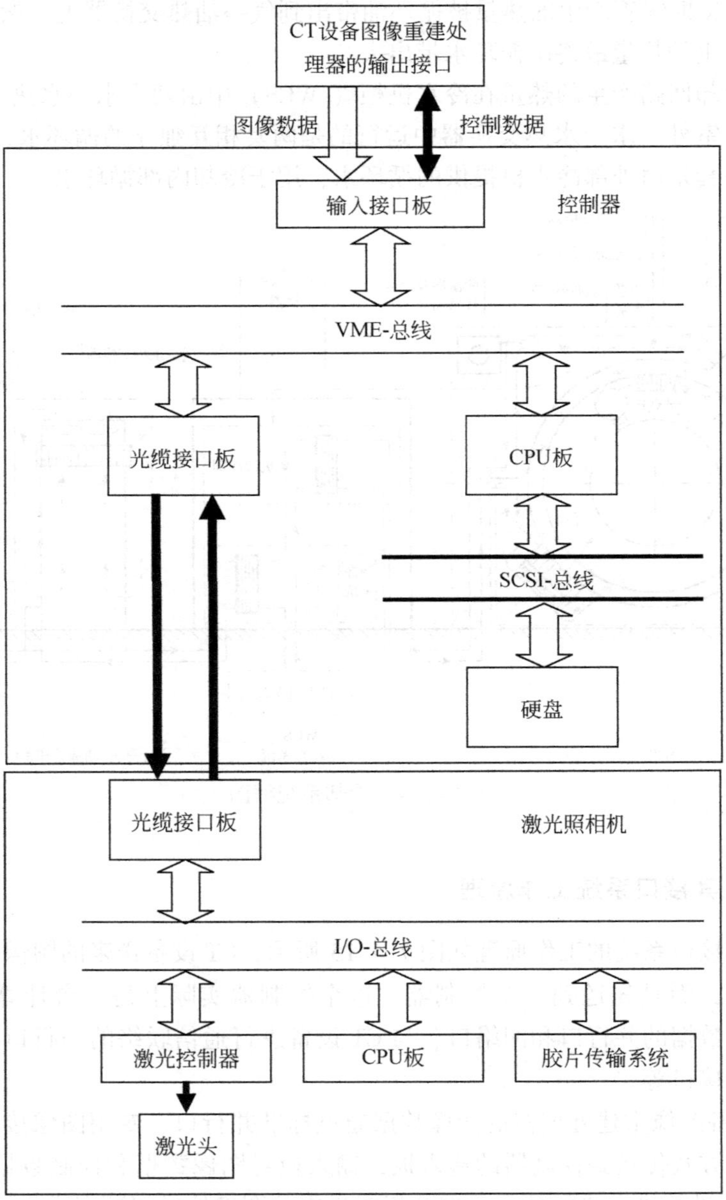

图 7.4.15　照相机及其接口系统

参 考 文 献

李铁，章宗穆．1999. 多层面 CT 扫描机．世界医疗器械，5（4）：18～23

马建华．2008. 锥束扇束 CT 优质重建算法研究．南方医科大学博士学位论文

戚永娟，余晓锷，王甜甜，等．2011. CT 机时间分辨力的体模测试方法．中国医学影像技术，27（11）：2322～2325

王甜甜，余晓锷．2012. CT 系统空间分辨率测量技术的改进．计量学报，33（2）：187～192

王鑫，刘飞，李明泽，等．2010. 多模式成像技术概述以及研究进展．国际生物医学工程杂志，33（2）：99～105

尉可道．1997. CT 剂量的测量及其表达．中华放射医学与防护杂志，17：347～351

余晓锷，冯晓刚．2000. CT 机机械参数的测量方法与分析．第一军医大学学报，5：426～428

余晓锷，李婵娟，陈武凡．2009. 运用混合插值法降低金属伪影．南方医科大学学报，（1）：29～31

余晓锷，卢广文．2005. CT 原理、结构与质量保证．北京：科学出版社

余晓锷，罗君芳，陈武凡．2009. 基于弦图的 CT 图像环形伪影校正．第四军医大学学报，30（3）：207～209

余晓锷，占杰，李萍．2006. 统计学方法在 CT 低对比度分辨力自动检测中的应用．第四军医大学学报，11，978～979

曾更生．2009. 医学图像重建入门．北京：高等教育出版社

张俊，李磊，张峰，等．2013. X 射线 CT 射束硬化校正方法综述．CT 理论与应用研究，22：195～204

周孝宽．1994. 实用微机图像处理．北京：北京航空航天大学出版社

朱翠玲．1990. 现代医学与现代医用仪器．北京：中国医药科技出版社

Achenbach S，Marwan M，Schepis T，et al. 2009. High-pitch spiral acquisition：a new scan mode for coronary CT angiography. J Cardiovasc Comput Tomogr，3：117～121

Allert K D，Vangala S，DiBianca F A. 2007. Novel materials for low-contrast phantoms for computed tomography. J. Xray. Sci. Technol.，15（1）：9～18

Ambrose J. 1975. A brief review of the EMI scanner. Proc. Br. Inst. Radiol.，48，605～606

American Association of Physicists in Medicine by the American Institute of Physics. 1993. Specification and acceptance testing of computed tomography scanner. Report. NO. 39，52～56

Amir O，Sabo-Napadensky I. Windmill artifacts analysis in MSCT. Proc. of SPIE，6142：61422H-1

Arenson J. 1995. Data collection strategies：gentries and detectors//in Medical CT and Ultrasound：Current Technology and Applications. Advanced Medical Publishing，Madison，WI，328～347

Aweda M A，Arogundade R A. 2007. Patient dose reduction methods in computerized tomography procedures：a review. International Journal of Physical Sciences，2（1）：1～9

Barrett H H，Swindell W. 1981. Radiological Imaging：The Theory of Image Formation，Detection，and Processing. New York：Academic Press

Barrett J F，Keat N. 2004. Artifacts in CT：Recognition and Avoidance. RadioGraphics，24：1679～1691

Beekman F J，Kamphuis C. 2001. Ordered subset reconstruction for X-ray CT. Phys. Med. Biol.，46：1835～1844

Boas F E，Fleischmann D. 2012. CT artifacts：causes and reduction techniques. Imaging Med.，4（2）：229～240

Bockenbach O，Knaup M，Kachelrieβ M. 2007. Implementation of a conebeam backprojection algorithm on the cell broadband engine processor. Proc. SPIE，6510：651056

Boedeker K L，Cooper V N，McNitt-Gray M F. 2007. Application of noise power spectrum in modern diagnostic MDCT：Part I. Measurement of noise power spectrum and noise equivalent quanta. Phys. Med. Biol.，52，4027～4046

Boone J M. 2000. X- ray production, interaction, and detection in diagnostic imaging//in Handbook of Medical Imaging, Vol. 1, Physics and Psychophysics. Bellingham: SPIE Press

Boone J M. 2007. The trouble with CTDI100. Med. Phys., 34: 1364 ~ 1372

Brenner D J, Elliston C D, Hall E J, et al. 2001. Estimated risks of radiation- induced fatal cancer from pediatric CT. Amer. J. Radiol., 176, 289 ~ 296

Brenner D J, Hall E J. 2007. Computed tomography—an increasing source of radiation exposure. New England J. Med., 357, 2277 ~ 2284

Brink J A, Heiken J P, Wang G, et al. 1994. Spiral (helical) CT: Principles and technical considerations. Radiographics, 14: 919 ~ 924

Buzug T M. 2008. Computed Tomography: From Photon Statistics to Modern Cone- Beam CT. Berlin: Springer

Carol M. Rumack. 2010. 2010 ACR Presidential Address: Patient- Focused Radiology: Taking Charge of Radiation Dose. J. Am. Coll. Radiol, 7 (11): 837 ~ 844

Churchill M, Pope G, Penman J, et al. 2007. Hardware- accelerated cone- beam reconstruction on a mobile Carm . Proc. SPIE, 6510: 65105S

Clavijo C A, Pelc N J. 2009. Image- quality optimization for dual energy computed tomography (DECT) three-material decomposition. Revista Ingenieria Biomedica, 1909-9762, 3: 33 ~ 42

Cody D D. 2002. AAPM/RSNA Physics Tutoria for Residents: Topics in CT. RadioGraphics, 22: 1255 ~ 1268

Coleman A J, Sinclair M. 1985. A beam-hardening correction using dual- energy computed tomography. Phys. Med. Biol., 30: 1251 ~ 1256

Crawford C R, King K F. 1990. Computed tomography scanning with simultaneous patient translation. Med Phys., 17: 967 ~ 982

Danielsson P E, Edmolm P, Seger M. 1997. Towards exact 3d-reconstruction for helical cone-beam scanning of long objects. a new detector arrangement and a new completeness condition. In Proceedings of the 1997 International Meeting on Fully Tree- Dimensional Image Reconstruction in Radiology and Nuclear Medicine, Pittsburgh, 141 ~ 144

Defrise M, Noo F, Clackdoyle R, et al. 2006. Truncated hilbert transform and image reconstruction from limited tomographic data. Inv. Prob., 22: 1037 ~ 1053

Defrise M, Noo F, Kudo H. 2000. A solution to the long- object problem in helical cone- beam tomography. Phys. Med. Biol., 45: 623 ~ 643

Despres P, Sun M, Hasegawa B H. 2007. FFT and cone- beam CT reconstruction on graphics hardware. Proc. SPIE, 6510: 65105N

Enderle J DBronzino J. 1997. Introduction to biomedical engineering. San Diego: Academic Press Erik L. 2004. Ritman Micro- computed tomography- current status and developments. Annu. Rev. Biomed. Eng., 6: 185 ~ 208

Engel L C, Kröpil P, Sidhul M S, et al. 2012. Effects of iterative reconstruction technique on image quality in cardiac CT angiography: initial experience. Journal of Biomedical Graphics and Computing, 2: 180 ~ 188

Feldkamp L A, Davis L C, Kress J W. 1984. Practical cone- beam algorithm. J. Opt. Soc. Am., A1: 612 ~ 619

Flohr T, Stierstorfer K, Bruder H, et al. 2003. Image reconstruction and image quality evaluation for a 16- slice CT scanner. Med Phys, 30: 862 ~ 845

Flohr T, Stierstorfer K, Ulzheimer S, et al. 2005. Image reconstruction and image quality evaluation for a 64- slice CT scanner with z- flying focal spot. Med. Phys., 32

Fox S H. 1995. CT tube technology//inMedical CT and Ultrasound: Current Technology and Applications. Advanced Medical Publishing, Madison, WI, 349 ~ 358

Ghadiri H, Ghafarian P, Zaidi H. 2013. Experimental assessment of the influence of beam hardening filters on image quality and patient dose in volumetric 64- slice X- ray CT scanners. Physica Medica, 29: 249 ~ 260

Grangeat P. 1990. Mathematical framework of cone- beam 3D reconstruction via the first derivative of the Radon transform//Mathematical Methods in Tomography, Lecture Notes in Mathematics. Berlin: Springer- Verlag, 66 ~ 67

Han X, Bian J, Eaker D R, et al. 2011. Algorithm- enabled low- dose micro- CT imaging. IEEE. Trans. Med. Imaging, 30: 606 ~ 620

Hara A K, Paden R G, Silva A C, et al. 2009. William PavlicekIterative reconstruction technique for reducing body radiation dose at CT: feasibility study. AJR, 193: 764 ~ 771

Hein I, Taguchi K, Silver M D, et al. 2003. Feldkamp- based cone- beam reconstruction for gantry- titled helical multislice CT. Med. Phys. , 30: 3233 ~ 3242

Hendee W R. 1983. the physical principles of Computed Tomography. Little Brown & Co

Herman G T. 1980. Image Reconstruction from Projections. New York: Academic Press

Hsieh J, Gurmen O E, King K F. 2000. Investigation of a solid- state detector for advanced computed tomography. IEEE Trans. Med. Imag. 19, 930 ~ 940

Hsieh J, Mayo J, Whittall K, et al. 1997. An algorithm for automatic prediction of optimal X- ray tube current. Radiology, 205, 352

Hsieh J, Toth T. 2008. Low-contrast detectability for X-ray computed tomography. Med. Phys. , 35: 2645

Hsieh J. 1996. A general approach to the reconsturction of x- ray helical computed tomography. Med. Phys. , 23: 221 ~ 229

Hsieh J. 2003. Analytical models for multi-slice helical CT performanceparameters. Med. Phys. , 30: 169 ~ 178

Hsieh J. 2009. Computed tomography: principles, design, artifacts, and recent advances. APIE Press monograph

Hu H. 1999. Multi-slice helical CT: scan and reconstruction. Med. Phys. , 26: 5 ~ 18

Huang J, Ma J, Liu N, et al. 2011. Sparse angular CT reconstruction using non- local means based iterative-correction POCS, Comput. Biol. Med. , 41: 195 ~ 205

Huda W, Atherton J V, Ware D E, et al. 1997. An approach for the estimation of effective radiation doses at CT in pediatric patients. Radiology, 203: 417 ~ 422

Jessen K A, Shrimpton P C, Geleijns J, et al. 1999. Dosimetry for optimisation of patient protection in computed tomography. Appl. Radiation and Isotopes, 50 (1): 165 ~ 172

Judy P F. 1995. Evaluating computed tomography image quality//in Medical CT and Ultrasound: Current Technology and Applications, Advanced Medical Publishing, Madison, WI, 359 ~ 377

Kachelrieβ M, Knaup M, Penβ el M, et al. 2006. Flying focal spot (FFS) in Cone- Beam CT. IEEE Trans. Med. Imag. , 53: 1238 ~ 1247

Kak A C, Slaney M. 1988. Principles of Computerized Tomographic Imaging. New York: IEEE Press

Kalender W A, King K. 1991. Physical performance scanning with simultaneous patient translation. Med. Phys. , 18: 910 ~ 915

Kalender W A, Wolf H, Suess C, et al. 1997. Dose reduction in CT by anatomically adapted tube current modulation: experimental results and first patient study. Radiology, 205: 471

Kalender W A. 2003. 计算机断层成像 . 北京: 人民卫生出版社

Kalender W A. 2005. Computed Tomography: Fundamentals, System Technology, Image Quality, applications. 2nd ed. Erlangen

Kalender W, Polacin A. 1991. Physical performance characteristics of spiral CT scanning. Med. Phys. , 18: 910 ~ 915

Katsevich A. 2002. Analysis of an exact inversion algorithm for spiral cone- beam CT. Phys. Med. Biol. , 47: 2583 ~ 2597

Katsevich A. 2002. Theoretically exact FBP- type inversion algorithm for spiral CT. SIAMJ. Appl. Math. , 62:

2012 ~ 2026

Kijewski M F, Judy P F. 1987. Noise power spectrum of CT images. Phys. Med. Biol. , 32 (5), 565 ~ 575

Kohl G. 2005. The evolution and state-of-the-art principles of multislice computed tomography. Proc. Am. Thorac. Soc. , 2: 470 ~ 476

Kyriakou Y, Kachelrieβ M, Knaup M. 2006. Impact of the z-flying focal spot on resolution and artifact behavior for a 64-slice spiral CT scanner. Eur Radiol, 16: 1206 ~ 1215

La Rivière P J, Billmire D M. 2005. Reduction of noise-induced streak artifacts in X-ray computed tomography through Spline-based penalized-likelihood sinogram smoothing. IEEE. Trans. Med. Imaging, 24: 105 ~ 111

LaRivière P, Pan X C. 2002. Longitudinal aliasing in multislice helical computed tomography: sampling and cone-beam effects. IEEE Trans. Med. Imag. , 21, 1366 ~ 1373

Lee W. 2007. Goldman Principles of CT: Radiation Dose and Image Quality. Journal of Nuclear Medicine Technology, 35: 4

Li J H, Udayasankar U K, Toth T L, et al. 2007. Automatic Patient Centering for MDCT: Effect on Radiation Dose. AJR: 188: 547 ~ 552

Li X H, Zhang D, Liu B. 2011. A practical approach to estimate the weighted CT dose index over an infinite integration length. Phys. Med. Biol. , 56: 5789 ~ 5803

Ma J, Hunag J, Feng Q, et al. 2011. Low-dose computed tomography image restoration using previous normal-dose scan. Med. Phys. , 38: 5713 ~ 5731

Ma J, Zhang H, Gao Y, et al. 2012. Iterative image reconstruction for cerebral perfusion CT using a pre-contrast scan induced edge-preserving prior. Phys. Med. Biol. , 57: 7519 ~ 7542

Maldjian P D, Goldman A R. 2013. Reducing radiation dose in body CT: a primer on dose metrics and key CT technical parameters. AJR, 200: 741 ~ 747

Mawlawi O, Erasmus J J, Pan T, et al. 2006. Truncation Artifact on PET/CT: Impact on measurements of activity concentration and assessment of a correction algorithm. AJR, 186: 1458 ~ 1467

Mayo J R, Leipsic J A. 2009. Radiation Dose in Cardiac CT. AJR, 192: 646 ~ 653

McCollough C H, Bruesewitz M R, Kofler J M, et al. 2006. CT dose reduction and dose management tools: overview of available options. RadioGraphics, 26: 503 ~ 512

McCollough C H, Lindell E P, Primak A N, et al. 2004. Early Experience with 64-slice CT and Z-axis Oversampling: Novel Applications and the Elimination of Helical Artifacts in Neuro CT//On-line Abstract Book of the 90th Scientific Assembly and Annual Meeting of the RSNA

McCollough C H, Primak A N, Braun N, et al. 2009. Strategies for reducing radiation dose in CT. Radiol Clin North Am. , 47: 27 ~ 40

McCollough C H, Zink F E. 1999. Performance evaluation of a multi-slice CT System. Med. Phys. , 26: 2223 ~ 2230

McCollough C H. 1995. Principles and performance of electron beam CT//in Medical CT and Ultrasound: Current Technology and Applications. Advanced Medical Publishing, Madison, WI, 487 ~ 518

McCollough C H. 2008. CT accreditation program: image quality and dose measurements. RSNA refresher course

McCollough C, BranhamT, Herlihy V, et al. 2011. Reference levels from the ACR CT accreditation program. Journal of the American College of Radiology, 8: 11

Michael F, Gray M. 2002. AAPM/RSNA Physics Tutorial for Residents: Topics in CT. RadioGraphics, 22: 1541 ~ 1553

Mori S, Endo M, Komatsu S, et al. 2006. A combination weighted feldkamp-based reconstruction algorithm for cone-beam ct. Phys. Med. Biol. , 51: 3953 ~ 3965

Mori S, Endo M, Obata T, et al. 2006. Properties of the prototype 256-row (cone beam) CT scanner. Eur Radiol, 16: 2100 ~ 2108

Mori S, Endo M, Tsunoo T, et al. 2004. Physical performance evaluation of a 256- slice CT- scanner for four-dimensional imaging. Med. Phys. , 31: 1348 ~ 1356

Moseley D J, Siewerdsen J H, Jaffraya D A, et al. 2009. The influence of bowtieFltration on cone- beam CT image. quality Medical Physics, 36: 1

Nakashima T, Morii H, Neo Y, et al. 2007. Application of CdTe photoncounting X- ray imager to material discriminated X-ray CT. Proc. SPIE, 6706: 67060C

Natterer F. 1986. The Mathematics of Computerized Tomography. New York: J. Wiley & Sons

Nickoloff E L, Lu Z F, Dutta A K, et al. 2008. Radiation Dose Descriptors: BERT, COD, DAP, and Other Strange Creatures. RadioGraphics, 28: 1439 ~ 1450.

Nievelstein P A J, van Dam I M, van der Molen A J. 2010. Multidetector CT in children: current concepts and dose reduction strategies. Pediatr Radiol, 40: 1324 ~ 1344

Noo F, Clackdoyle R, Pack J. 2004. A two- step Hilbert transform method for 2D image reconstruction. Phys. Med. Biol. , 49: 3903 ~ 3923

Noo F, Defrise M, Clackdoyle R, et al. 2002. Image reconstruction from fan- beam projections on less than a short scan. Phys. Med. Biol. , 47: 2525 ~ 2546

Polacin A, Kalender W A, Marchal G. 1992. Evaluation of section sensitivity profiles and image noise in spiral CT Radiology, 185: 29 ~ 35

Raman S P, Johnson P T, Deshmukh S, et al. 2013. CT dose reduction applications: available tools on the latest generation of CT scanners. J. Am. Coll. Radiol, 10: 37 ~ 41

Rothenberg L N, Pentlow K S. 2000. CT dosimetry and radiation safety//in Categorical Course in Diagnostic Radiology Physics: CT and US Crosssectional Imaging. Radiological Society of North America, Inc. , Oak Brook, IL, 171 ~ 188

Schaller S, Noo F, Sauer F, et al. 2000. Exact Radon rebinning algorithm for the long object problem in helical cone-beam CT. IEEE Trans. Med. Imaging, 19: 361 ~ 375

Schaller S. 1997. Spiral reconstruction for a multi row detector CT system. Radiology, 205 (P): 214

Schardt P, Deuringer J, Freudenberger J, et al. 2004. New X-ray tube performance in computed tomography by introducing the rotating envelope tube technology. Med. Phys. , 31: 2699 ~ 706

Schellinger D, Chiro G D, Axelbaum S, et al. 1975. Early clinical experience with the ACTA scanner. Radiology, 114: 257 ~ 261

Schilham A, van der Molen A J, Prokop M, et al. 2010. Overranging at multi- section CT: an underes- timated source of excess radiation exposure. Radio Graphics, 30: 1057 ~ 1067

Schmidtl T , Behling R. 2000. MRC: a successful platform for future X-ray tube development MEDICA MUNDI 44/2

Seeram E. 1982. Computed Tomography Technology. W. B. Sawders Company

Seeram E. 1994. Computed Tomography physical principles Clinical Applications & Quality Control. W. B. Saunders Company

Shope T B, Gagne R M, Johnson G C. 1981. A method for describing the doses delivered by transmission X- ray computed tomography. Med. Phys. , 8: 488 ~ 495

Sidky E Y, Zou Y, Pan X. 2005. Minimum data image reconstruction algorithms with shift invariant filtering for helical cone-beam CT. Phys. Med. Biol. , 50: 1643 ~ 1657

Sigal- Cinqualbre A B, Hennequin R, Abada H T, et al. 2004. Low- kilovoltage multidetector row chest CT in adults: feasibility and effect on image quality and iodine dose. Radiology, 231: 169 ~ 174

Silver M, Taguchi K, Heina I, et al. 2012. Windmill artifact in multi- slice helical CT. Proc. of SPIE, 5032: 1918 ~ 1927

Singh S, Kalra M K, Moore M A, et al. 2009. Dose reduction and compliance with pediatric CT protocols adapted to patient size, clinical indication, and number of prior studies. Radiology, 252: 200 ~ 208.

Smith B D, Chen J X. 1992. Implementation, investigation, and improvement of a novel cone-beam reconstruction method. IEEE Trans. Med. Imaging, 11: 260 ~ 266

Smith B D. 1985. Image reconstruction from cone- beam projections necessary and sufficient conditions and reconstruction methods. IEEE Trans. Med. Imaging, 4: 14 ~ 25

Sternberg S. 2007. Study: Unnecessary CT scans exposing patient to excessive radiation. USA Today

Taguchi K, Aradate H, Saito Y, et al. 2004. The cause of the artifact in 4-slice helical computed tomography. Med. Phys., 31: 2033 ~ 2037

Taguchi K, Aradate H. 1997. A new algorithm and evaluation for image reconstruction in multi- slice helical CT. Radiology, 205 (P): 390

Taguchi K, Aradate H. 1998. Algorithm for image reconstruction in multi- slice helical CT. Med. Phys., 25 (4): 550 ~ 561

Tam K C, Laurisch G, Sourbelle K. 2002. Filtering point spread function in backprojection cone- beam ct and its applications in long object imaging. Phys. Med. Biol., 47: 2685 ~ 2703

Tam K C, Samarasekera S, Sauer F. 1998. Exact cone- beam CT witha spiral scan. Phys. Med. Biol., 43: 1015 ~ 1024

Toth T, et al. 2007. The influence of patient centering on CT dose and image noise. Med. Phys., 34, 3093 ~ 3101

Utrup S, Brown K M. 2008. Quantification and elimination of windmill artifacts in muli- slice ct. Proc. SPIE Medical Imaging

Verdun F R, Bochud F, Gudinchet F, et al. 2008. Radiation risk: what you should know to tell your patient. RadioGraphics, 28: 1807 ~ 1816.

Wagenaar D J, Parnham K, Sundal B, et al. 2007. Advantage of semiconductor CZT for medical imaging. Proc. SPIE, 6707, 670701

Wallace A B, Goergen S K, Schick D, et al. 2010. Multidetector CT Dose: clinical practice improvement strategies from a successful optimization. Program J Am Coll Radiol, 7: 614 ~ 624

Wang G, Brink J A. 1994. Theoretical TWTM values in helical CT. Med. Phys., 21: 753 ~ 754

Wang G, Lin T H, Cheng P C. 1993. A general cone- beam reconsturction algorithm. IEEE Trans. on Med. Imag., 12: 486 ~ 496

Wang G, Vannier M W. 1994. Longitudinal resolution in volumetric X- ray CT- analytical comparison between conventional and helical CT. Med Phys., 21: 429 ~ 433

Wang G, Vannier M W. 1997. Optimal pitch in spiral computed tomography. Med. Phys., 24: 1635 ~ 1639

Wicky S, Rosol M, Hoffmann U, et al. 2003. Comparative study with a moving heart phantom of the impact of temporal resolution on image quality with two multidetector elecrocardiography- gated computed tomography units. J Comput Assist Tomogr, 392 ~ 398

Yang C C, Mok G S P, Law W Y, et al. 2011. Potential Dose Reduction of Optimal ECG- controlled Tube Current Modulation for 256-Slice CT Coronary Angiography. Acad Radiol, 18: 731 ~ 737

Yazdi M, Beaulieu L. 2008. Artifacts in Spiral X- ray CT Scanners: Problems and Solutions International. Journal of Biological and Life Sciences, 135 ~ 139

Ye Y, Zhu J, Wang G. 2004. Minimum detection windows, PI- line existence and uniqueness for cone- beam helical scanning of variable pitch. Med. Phys., 31: 556 ~ 572

Yen S Y, Yan C H, Rubin G D, et al. 1999. Longitudinal sampling and aliasing in spiral CT. IEEE Trans. Med. Imag, 18: 43 ~ 58

Yu L, Bruesewitz M R, Thomas K B. 2011. Optimal Tube Potential for Radiation Dose Reduction in Pediatric CT: Principles, Clinical Implementations, and Pitfalls. RadioGraphics, 31: 835 ~ 848

Zou Y, Pan X, Sidky E Y. 2005. Image reconstruction in regions-of-interest from truncated projections in a reduced fan-beam scan. Phys. Med. Biol., 50: 13 ~ 27

Zou Y, Pan X. 2004. An extended data function and its backprojection onto PI-lines in helical cone-beam CT. Phys. Med. Biol., 49: N383 ~ N387

Zou Y, Pan X. 2004. Exact image reconstruction on PI-line from minimum data in helical cone-beam CT. Phys. Med. Biol., 49: 941 ~ 959

http://mayoresearch.mayo.edu/ctcic/educationalresources.csm

http://jpkc.fimmu.com/yxcx/

http://mayoresearch.mayo.edu/CTCIC

http://medicalphysicsweb.org

http://www.aapm.org/publicgeneral

http://www.crcpd.org

http://www.hitachimed.com/

http://www.impactscan.org

http://www.inmarkcorp.com/xray/tips.html

http://www.medical.toshiba.com

http://www.philips.com/healthcare

http://www.siemens.com/healthcare

http://www.slaney.org/pct/pct-toc.html

http://www.sprawls.org/